SALZBURG 24.11.2014

Try be one
words that
you to
Love you

found
ll stop

believe

Die neue Dimension der Gesundheit

UNIV.-PROF. DR. GERHARD W. HACKER
URSULA DEMARMELS

Die neue Dimension
der Gesundheit

Ganzheitlicher Schutz
vor belastenden Umwelteinflüssen
Ein Ratgeber aus wissenschaftlicher
und spiritueller Sicht

Illustrationen von Albert Gruber

Mit einem Vorwort von Prof. H. Bankhofer

südwest

Inhalt

Das Leben war immer schon lebensgefährlich

Zusatzstoffe in Nahrungsmitteln, Antibiotika im Fleisch, Salmonellen in den Hühnereiern, eiskalte Klimaanlagen in Autos und Büros, bodennahes Ozon, Feinstaub, aggressive und gefährliche Sonnenstrahlen, elektromagnetische Strahlung: Eine Vielzahl von unliebsamen Umwelteinflüssen macht das menschliche Leben heute so gefahrvoll wie nie. Stimmt das? Stimmt überhaupt nicht. Das Leben war immer schon verdammt lebensgefährlich. Zugegeben: Früher hat man sich sehr naturnah ernährt, konsumierte Fleisch nur ein- bis zweimal die Woche. Das Getreide war selbstverständlich bio und wurde als Vollkorn verzehrt. Das war aber schon alles.

Da die Medizin früherer Zeiten mit Viren, Bakterien und Pilzen noch nicht recht umzugehen wusste, starben viele Menschen an einem banalen Schnupfen oder an einer winzigen Schnittverletzung. Allein das Trinken eines Glases Wasser war mit Todesgefahr verbunden, weil es zum Teil mit zahllosen Bakterien verseucht war. Und wenn man sich der leidenschaftlichen Liebe hingab, drohten tödliche Syphilis und andere gefährliche Krankheiten. Die Pest und andere Seuchen fegten über Europa hinweg und haben Berge von Leichen hinterlassen. Und doch haben Millionen von Menschen überlebt. Da es damals keine wirksamen Medikamente gab, war der wichtigste Schutz für viele Menschen Optimismus, gute Laune und ein starkes Immunsystem, das wieder durch eine positive Lebenseinstellung Kraft bekam. Körperliche und seelische Bereiche greifen nahtlos ineinander. Und daran hat sich bis heute nichts geändert.

Es ist von großer Bedeutung für unsere Gesundheit, dass wir uns regelmäßig bewegen, dass wir uns vernünftig, ausgewogen und vitalstoffreich ernähren, dass wir richtig atmen und so oft wie möglich die Natur aufsuchen, um mit ihr einen Lebensrhythmus zu finden. Doch es ist ebenso wichtig, dass wir im seelischen Gleichgewicht, voll innerer Harmonie leben, dass wir uns nicht von Neid, Missgunst und Hass lenken lassen. Denn das alles macht krank, erhöht das Risiko für Infektionen, für Herzinfarkt, ja sogar für Krebs, wie zahllose wissenschaftliche Studien inzwischen nachgewiesen haben. Das bedeutet: Wohlbefinden, Vitalität und Gesundheit können nur durch körperliche, seelische und geistige Kraft erhalten bleiben. Daran hat sich über Jahrtausende nichts geändert. Wir leben heute anders gefährlich als früher. Der Wiener Wissenschaftler und Labormediziner Prof. Dr. Jörg Birkmayer hat einmal errechnet, dass sich die Belastung durch Gifte und Schadstoffe für den Menschen innerhalb der letzten 30 Jahre um das 50-fache verstärkt hat! Unser Körper besteht aus 60 bis 80 Billionen Zellen. Jede Zelle wird unentwegt von hochaggressiven Umweltschadstoffen und Stoffwechselmüll attackiert. Damit wird die Dimension der Lebensgefahren sehr deutlich. Wir müssen sogenannte Antioxidanzien einsetzen, wenn wir nicht frühzeitig alt und krank werden wollen. Wir brauchen Stoffe wie Vitamine, Mineralstoffe, Enzyme und Bioaktivstoffe, die uns eine gesunde, natürliche Nahrung zur Verfügung stellt

Ich finde es grandios und auch mutig, dass die Autoren des vorliegenden Buches - Univ.-Prof. Dr. Gerhard W. Hacker und Ursula Demarmels - all diese Gefahren deutlich beim Namen nennen und auf viele heikle Themen eingehen, an die sich viele bisher nicht herangewagt haben: die elektromagnetischen Strahlen, die vielen Gifte und chemischen Schadstoffe in unserem täglichen Essen, die Aufzucht der Tiere für die »Massenware« Fleisch, aber auch den Feinstaub, die Mikrowellen und das weite Feld der Funkstrahlung vom Mobil-Telefon bis zu Fernseh-, Hörfunk- und anderen Strahlen, die ja nicht spurlos über uns hinwegagieren können.

Das Wunderbare an diesem Buch: Es werden Lösungen angeboten, meist sehr deutlich, oft aber sehr feinsinnig zwischen den Zeilen. Das bedeutet, dass man sehr aufmerksam lesen muss. Und dabei spielen viele Werte aus dem Bereich der Seele mit. Wir sollten uns im Interesse unserer Gesundheit viel mehr mit uns selbst befassen. Auch nach dem Motto: Nur wer sich selbst liebt, kann andere lieben und schätzen. Und wir sollten auch die Tatsache nicht verdrängen, dass der Tod unausweichlich ist.

Ich danke den Autoren im Namen der Leser, dass sie auch immer wieder auf die gesundheitsfördernde Nähe zur Natur hinweisen. Denn wer an einem Waldesrand steht und die Gabe besitzt, einem Regentropfen zu folgen, wie er an einem Blatt entlang rinnt, um dann im Waldboden zu versinken, der spart sich viele Medikamente – weil er mit sich im Reinen ist.

Tauchen Sie ein in ein Feuerwerk an wissenschaftlichen Fakten, Problemen und Lösungsvorschlägen! Vielleicht wird Sie das Buch an manchen Stellen verunsichern, erschrecken. Aber Sie werden auch Hoffnung und Hilfe finden. Für eine neue Dimension der Gesundheit.

Herzlichst, Ihr   *Hademar Bankhofer*

Prolog

Besondere Zeiten erfordern besondere Courage. Beim Schreiben dieses Buches über die Gesundheit in unserer herausfordernden Zeit habe ich mich immer wieder an meine verstorbene geliebte Mutter erinnert, die mir in vielem ein großes Vorbild war und ist. Sie war eine zierliche kleine Frau und immer wieder sehr krank. Aber sie besaß das, was man als innere Größe bezeichnen kann. Dazu möchte ich zwei Geschichten aus ihrem Leben erzählen:

Meine Mutter war Deutsche und im Dritten Reich Führerin im »Bund Deutscher Mädel« (BDM). Als im Zweiten Weltkrieg Polen besetzt war, wurden viele Gefangene zum Arbeiten in die deutschen Dörfer geschickt. Bei einer großen Tagung wurden den BDM-Führerinnen die Richtlinien für den Umgang mit den gefangenen Polen bekannt gegeben: Beispielsweise sollte mit ihnen nur das Notwendigste und ausschließlich in Befehlsform gesprochen werden. Ihr Essen sollten sie aus Näpfen auf dem

Boden einnehmen. Meine Mutter stand auf und teilte vor den zweitausend Anwesenden mit, dass sie das nicht einhalten werde; auch Gefangene hätten ein Recht auf menschenwürdige Behandlung. Diese Äußerung brachte ihr nach etlichen Verhören die Einweisung ins KZ ein. Kurz bevor sie hätte abgeholt werden sollen, wurde ihre Krankheit allerdings so schlimm, dass man davon absah. Ihre Lebenserwartung war ohnehin gleich null, sie wog nur noch 30 Kilo. Durch Fürsprache von hilfreichen Menschen wurde ihr plötzlich eine gute fachärztliche Betreuung in der Stadt ermöglicht. Ein Freund zog sie in einem Karren mitten durchs Kriegsgebiet dorthin, und sie wurde langsam wieder gesund.

Nach dem Krieg lernte sie in der Schweiz meinen Vater kennen, einen Witwer mit einem 13 Monate alten Baby. Seine erste Frau war bei der Geburt dieses Kindes gestorben. Es war eine Zangengeburt, von der das Mädchen einen Wasserkopf davontrug. Es war in einem Heim untergebracht. Meine Mutter bestand darauf, dieses Kind zu besuchen und nach Hause zu holen. Die Ärzte versuchten, ihr das auszureden, sie versicherten ihr, dass es nichts wahrnehmen könne und schon bald sterben werde. Sie aber sagte, jedes Lebewesen brauche Zuneigung und sei dafür empfänglich, auch wenn man das äußerlich nicht sehen könne. Sie nahm das Baby mit und betreute es liebevoll. Nach einem Jahr starb es, aber es hatte Liebe kennengelernt. Das Kind reagierte auf meine Mutter – nach einiger Zeit lächelte es sogar, wenn sie zu ihm ging!

Diese beiden Geschichten haben mich mein Leben lang begleitet und angespornt, auch in schwierigen Situationen zu mir zu stehen und Mut und Mitgefühl für Schwächere zu entwickeln. Ich wünsche mir, dass sie auch Ihnen dabei helfen, mutig und bewusst den Weg des Herzens zu Ihrer göttlichen Seele und zu wahrer Gesundheit zu gehen.

Ursula Demarmels

Gesunde Verbindung von Wissenschaft und Spiritualität

Die neue Dimension der Gesundheit baut auf uraltem Wissen auf. In jeder Epoche zeigt sie sich aufs Neue. Sie schlägt sich in weltlichen Entwicklungen, materiellen und medizinischen Erkenntnissen, in spirituellen Strömungen und vielen Religionen nieder. Dieses uralte Wissen ist unser Erbrecht. Es ist unabdingbarer Bestandteil der Entwicklung der Menschheit, geht aber stets aufs Neue verloren, weil sich die Menschen zu sehr in der weltlichen, materiellen Ebene verlieren. Immer wieder entdecken wir diese Dimension der Gesundheit aber neu – sie führt uns letztlich vom Weltlichen ins Spirituelle zurück zu unseren Wurzeln, dorthin, wo wir wahre Gesundheit finden werden.

Gesundheit wird häufig als unser kostbarstes Gut bezeichnet – zu Recht. Gesundheit heißt im Sinne dieses Buches auch Wohlbefinden, Harmonie und Ausbalanciertheit. Wir beziehen diesen Begriff auf die körperliche Gesundheit, die psychischen Belange, die seelische Ausrichtung und ebenso auf das soziale Umfeld sowie die Natur. Denn wirklich gesund kann ein Mensch nur in einer gesunden Umgebung sein.

Heute ist unsere Gesundheit und die unseres gesamten Planeten durch das hemmungslose Agieren der Menschen in einem Ausmaß bedroht, wie es das in der Geschichte der Menschheit noch nie gegeben hat. Durch Umweltverschmutzung und Raubbau sind wir dabei, die Ressourcen der Erde zu erschöpfen. Wir hören von einem Anstieg verschiedenster Krankheiten wie Krebs, Allergien und Depressionen. Wenn wir heute über Gesundheit sprechen, dann gilt vor allem eines: Mehr denn je bedarf es eines umfassenden Ansatzes, der alle Bereiche des Seins mit einbezieht, denn der Einzelne kann in einer kranken Welt, in einer untergehenden Welt, nicht überleben. Einem solch umfassenden Ansatz hat sich dieses Buchprojekt gewidmet – in aller Bescheidenheit und gedacht als eine Anregung zum weiteren Suchen und Finden. Viele Menschen stecken heute in einem »No-Future-Gefühl«, sie fühlen sich ohnmächtig und gelähmt im Angesicht der weltweit bedrohlichen Situation. Mit diesem Buch möchten wir Ihnen Möglichkeiten aufzeigen, was Sie trotz alledem bewusst und eigenverantwortlich für Ihre Gesundheit tun können. Und wir wollen Ihnen verdeutlichen, dass Sie damit gleichzeitig auch etwas für das Gesamtwohl, für andere Lebewesen und für unsere wunderbare Erde tun.

Kein Entweder-oder, sondern ein Sowohl-als-auch
Zunächst möchten wir uns vorstellen, da wir Ihnen als nicht gerade typisches Autorenduo etwas Außergewöhnliches anzubieten haben, das sich in unseren persönlichen Erfahrungen begründet. Damit Sie erkennen, von wem von uns die jeweiligen Beiträge stammen, sind diese mit den auf Seite 10 abgebildeten Symbolen gekennzeichnet.

Gerhard W. Hacker ist ein gefragter Naturwissenschaftler, der sich auf vielen Gebieten profiliert hat. Er ist Universitätsprofessor in Salzburg und verfügt über Gastprofessuren in den USA und der Volksrepublik China. Von seinen Studien in Salzburg und London her Biologe, Biochemiker, Philosoph und wissenschaftlicher Mediziner, absolvierte er universitäre Zusatzausbildungen in Medizinethik und Ernährungstherapie. Habilitiert für Histologie, Histochemie und Endokrinologie, baute er in Salzburg ein Spezialtechnikenlabor für molekular-morphologische Krebsdiagnostik auf. Mit den von ihm entwickelten »Immunogold Silver Staining«-Verfahren gelang es ihm weltweit erstmals, spezifisch einzelne Moleküle von Genen im Mikroskop nachzuweisen. Nach vielen Jahren erfolgreichen Forschens zu rein schulwissenschaftlichen Inhalten ging er dazu über, auch die Komplementärmedizin in seine Betrachtungen einfließen zu lassen. Schon immer lehnte er Tierversuche ab, und mehr und mehr öffnete er sich umfassenderen und auch spirituellen Betrachtungen. 2007 wurde ihm vom österreichischen Bundespräsidenten das Große Ehrenzeichen für Verdienste um die Republik Österreich verliehen.

Die Schweizerin Ursula Demarmels absolvierte ihre Ausbildungen in der Schweiz, Deutschland, Österreich und den USA. Ihre Arbeit umfasst universitäre Kurse in Stressmanagement, Entspannungstechniken und Motivationstraining. Vor allem widmet sie sich spirituellen Rückführungen in Vorleben und ins Zwischenleben als Seele. Sie ist Mitglied des »Dr. Michael Newton Institute for Life Between Lives Hypnotherapy« (TNI) in den USA und der »European Association for Regression Therapy« (EARTh). Als spirituelle Rückführungsexpertin begleitet und führt sie ihre Klienten mit speziellen Trancetechniken in Einzelsitzungen und Gruppen-Workshops in frühere Leben auf der Erde und in Sphären des Jenseits, der spirituellen Welt, in die wir jeweils nach unserem physischen Tod als ewig existierende göttliche Seele zurückgehen. Indem die Menschen in diese viel größeren Zusammenhänge eintauchen, gewinnen sie ein umfassenderes Verständnis, Vertrauen und Kraft, ihr aktuelles Leben in die richtigen Bahnen zu lenken. Mit ihrer besonderen Art der spirituellen Rückführungen wurde Ursula auch in Fernsehen, Radio und Presse bekannt. 2007 veröffentlichte sie ihr erstes Buch *Wer war ich im Vorleben?*

Wir beide haben uns gefunden – sowohl als Mann und Frau als auch als Partner für gemeinsame Projekte. Doch zunächst prallten Welten aufeinander! Wir haben uns über viele Jahre hinweg intensiv ausgetauscht und einen tiefen Einblick in die Erfahrungen und in die Arbeit des jeweils anderen bekommen. Gemeinsam haben wir lernen dürfen, dass diese vermeintlich so absolut unterschiedlichen Welten keinesfalls unvereinbar sind.

Die Verbindung zwischen Wissenschaft und Spiritualität mag sich für einige von Ihnen zunächst befremdlich anhören. Wie wir aus unserer persönlichen Erfahrung miteinander wissen, liegt aber gerade in dieser Verbindung ein großer und faszinierender Anreiz zur Weiterentwicklung. Letztlich geht es immer um die Integration der Gegensätze. Spiritualität bezieht sich auf keine

Religion und ist auch kein modischer Religionsersatz, sie ist das große Darüber. Sie kann nur im eigenen persönlichen Inneren erfahren werden.

Jeder Mensch, jedes Geschöpf und auch die Erde als Ganzes existieren in der physischen Form ebenso wie als Seele in der spirituellen Dimension. Daher ist es wichtig, beide Seiten zu beachten und in eine harmonische Verbindung zu bringen, wenn wir zu wirklicher Gesundheit gelangen wollen.

Der Versuch einer ganzheitlichen Synthese

Es hat uns so sehr fasziniert, über die Jahre diese unendlich vielen und sinnvollen Berührungspunkte unserer beiden Lebensanschauungen erfahren zu haben, dass wir uns inspiriert fühlten, gemeinsam dieses Buch zum Thema »Gesundheit« zu schreiben. Unseres Wissens gibt es das noch nicht, dass sich ein Wissenschaftler und eine spirituell ausgerichtete Therapeutin zusammengetan haben, um den Menschen ihre Ideen zur Gesundheit auf diesen unterschiedlichen Ebenen nahezubringen.

Das Thema »Gesundheit« ist ein unendlich vielschichtiges Gebiet. Wir werden hier ohne jeglichen Anspruch auf Vollständigkeit beispielhaft einige Bereiche herausgreifen, um unseren Ansatz von Gesundheit darzustellen. Speziell einbinden werden wir Aspekte, von denen wir glauben, dass Erklärungsbedarf besteht. Denn die wissenschaftlichen Werke versteht der Laie meist nicht, wenn er sie überhaupt findet. Zudem enthalten diese Werke, oft aufgrund einer einseitigen Betrachtungsweise, immer wieder auch Unsinniges. In populärer Literatur ist das noch viel ausgeprägter der Fall.

Sicher gilt die Aussage: *Wer hilft, hat recht,* aber für positive Wirkungen sollten keine pseudowissenschaftlichen Erklärungen herangezogen werden. Für Nicht-Fachleute ist es sehr schwer zu erkennen, was stimmt und was nicht. Sowohl in der populären Literatur als auch in der Fachliteratur geschieht es häufig, dass Autoren ungeprüft Behauptungen anderer übernehmen. Und so spuken falsche Schlussfolgerungen oder verzerrt dargestellte

Zusammenhänge oft über viele Jahre hinweg durch die Köpfe der Leser. Einiges davon werden wir richtigzustellen versuchen. Vor allem aber ist es uns ein Anliegen, mit diesem Buch das Thema »Gesundheit« auf eine viel höhere und umfassendere Ebene zu bringen, als es üblicherweise geschieht.

Da unzählige unterschiedliche Angebote und Meinungen kursieren, sind viele Menschen verunsichert, was ihre Gesundheit anbelangt. Sie wissen nicht, was sie für wahr halten sollen und wem sie vertrauen können. Viele glauben auch erst einmal gern, was so alles versprochen wird. Dabei werden uns so manche Gefahren auch nur deshalb eingeredet, weil sich damit die Wirtschaft ankurbeln lässt. Gesundheit ist die Hoffnungsbranche Nummer eins. Sehr viele springen hier auf alle möglichen, zum Teil berechtigten, zum Teil gänzlich absurden Trends mit auf.

Was Sie in diesem Buch erwartet

Vier Hauptbereiche aus dem täglichen Leben sollen Ihnen exemplarisch zeigen, wo Probleme liegen und was wir besser machen könnten. Dazu liefern wir wissenschaftlich fundierte Informationen, persönliche Erfahrungen und alltagstaugliche Strategien. Wir möchten Ihnen auch helfen, ein besseres Gespür für sich selbst zu entwickeln.

Wenn man ein Buch wie dieses schreibt, muss man sich sehr in Acht nehmen, um bei gewissen brisanten Themen keine Angriffsfläche für Interessensgemeinschaften zu bieten, die sich durch die dargestellten Aussagen finanziell bedroht fühlen könnten. Wir haben versucht, dem in diesem Buch Rechnung zu tragen und trotzdem unsere Meinung deutlich und mutig einzubringen. Wir hoffen, dass uns diese Gratwanderung geglückt ist.

Um eine Verbindung zwischen Wissenschaft und Spiritualität aufzuzeigen, werden wir nicht die Quantenphysik bemühen, die in den meisten populären Büchern derartig verfälscht und unverstanden abgehandelt wird, dass es zumindest einem Naturwissenschaftler graust. Es ist aber auch gar nicht nötig, so tief in die Physik einzudringen. Worum es uns hier geht, ist, das alltägliche Leben und das, was uns darin begegnet, besser verstehen und handhaben zu können. Alle für eine tiefere Betrachtung in diesem Buch ausgewählten Themen haben einen großen Einfluss auf unsere Gesundheit. Für jedes Kapitel hat Gerhard wesentliche Belange zusammengetragen, wobei er auf bedrohliche Probleme aufmerksam macht, die Gründe dafür erklärt und zugleich Lösungsansätze vorstellt. Vieles, was Sie zu diesen Bereichen lesen werden, können Sie auf andere Gebiete übertragen, die aufzuzeigen den Rahmen dieses Buches sprengen würde. Ausgesucht haben wir bestimmte Aspekte der Ernährung, den Themenkomplex »Atemluft, Umweltgifte und Feinstaub«, zudem Elektrosmog und Geopathie. Zu den meisten dieser häufig diskutierten Bereiche gibt es erstaunlich unzureichende, oftmals sogar falsche oder für viele Menschen nur schwer zugängliche Informationen.

Ursula geht aus der spirituellen Sicht auf diese Gebiete ein. Sie hebt das Thema auf eine höhere Ebene und stellt vielerlei Bezüge zur Ganzheitlichkeit dar. In einem zusätzlichen Kapitel wird sie seelische Aspekte der Gesundheit zusammenhängend vertiefen. Spezielle Übungen dienen der persönlichen Bewusstwerdung, Persönlichkeitsentwicklung und Selbstentfaltung. Sie können dazu beitragen, dass Sie die Bedürfnisse Ihres Körpers und Ihrer Seele deutlicher wahrnehmen, dass Sie Ihre Überzeugungen und Verhaltensweisen neu überdenken und so zu mehr Lebenssinn und Lebensfreude finden. Wem dies Schritt für Schritt gelingt, dem wird es insgesamt besser gehen – und zugleich wird er wie nebenbei einen wichtigen Beitrag für die Gesundheit aller, die Gesundheit des gesamten Planeten leisten.

In diesem Sinne wünschen wir Ihnen und damit auch uns von Herzen eine immer allumfassendere Gesundheit!

Ursula Demarmels und Gerhard W. Hacker

Aspekte der Ernährung

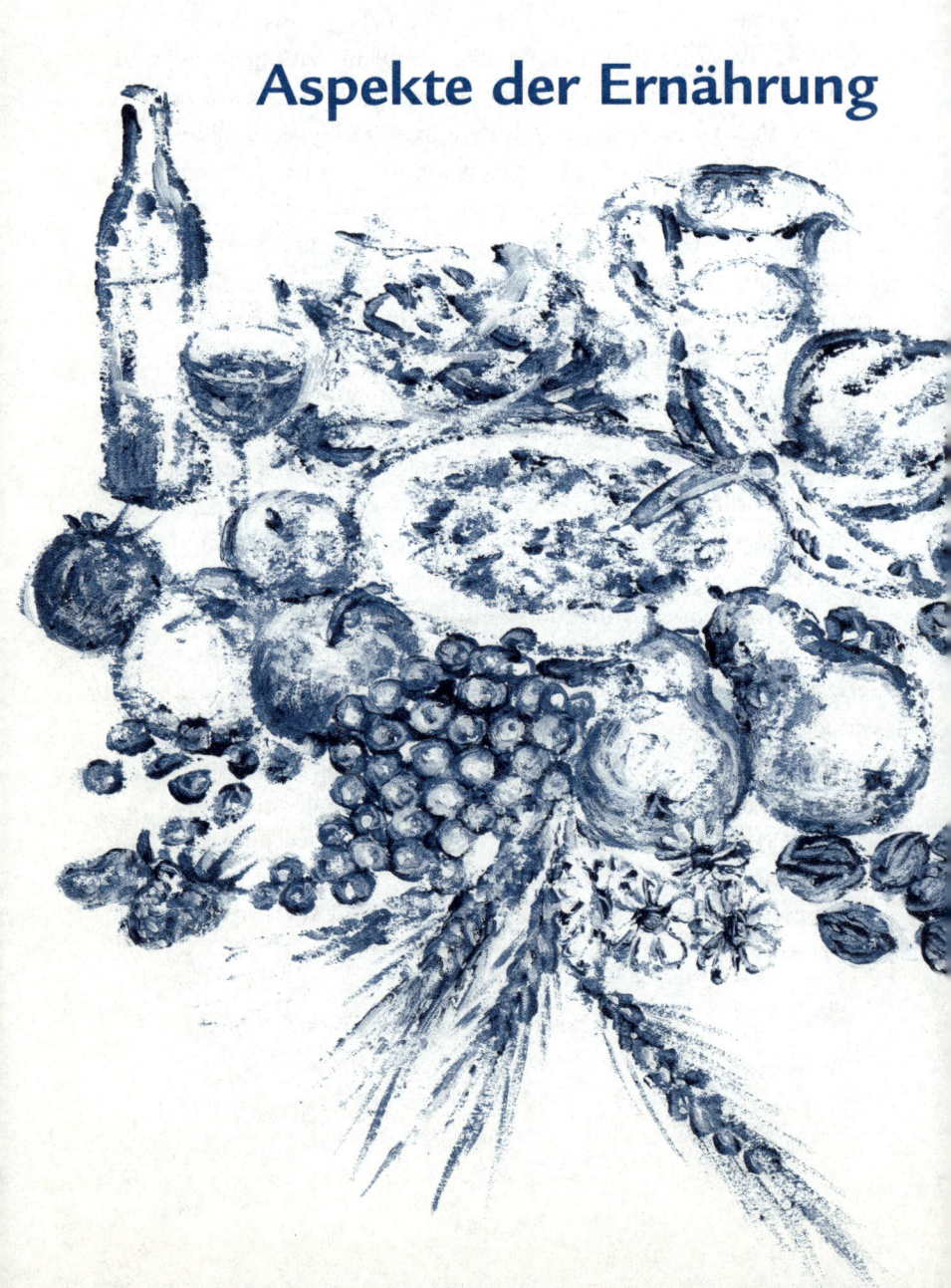

Vor 15 Jahren schleppte ich 25 Kilo Übergewicht mit mir herum. Mein Lebensinhalt war meine Arbeit als Wissenschaftler, und obwohl ich mich körperlich unansehnlich und nicht sehr wohlfühlte, schaffte ich es nicht, mein Gewicht zu reduzieren. Von gesunder Ernährung und bewusster Lebensführung wusste ich damals noch nichts – und ich wollte davon auch nichts wissen.

Das Leben ändern?

Irgendwann allerdings zeigten mir der Spiegel, mein allgemeines Unwohlbefinden und der schlappe Kreislauf, dass es so nicht mehr weitergehen durfte. Ich bat einen Kollegen, sich mein Blut genauer anzusehen: Die Fettwerte und das Cholesterin lagen um ein Vielfaches höher als der Grenzwert! Auch so manches andere deutete darauf hin, dass ich kurz vor einem Herzinfarkt stand – und das mit Mitte 30.

Ich bekam einen ordentlichen Schreck und begann, mich beim Essen ein wenig einzuschränken; vor allem stieg ich von normalem Bier auf Leichtbier um – das war meine Version einer gesundheitlichen Revolution. Und wirklich verlor ich relativ schnell acht Kilo, dann allerdings ging es nicht weiter. Es fehlte mir an der weiteren Motivation und auch an wirklicher Sachkenntnis.

Endlich bereit

Einige Zeit später lernte ich meine Frau Ursula kennen. Sie lud mich zu einer Bergwanderung ein. Obwohl ich vom Wandern damals nicht viel hielt, sagte ich total verliebt freudig zu.

Meine Vorstellung von einem Tag in den Bergen sah damals so aus: Man fährt mit dem Auto so weit wie möglich hinauf und spaziert dann zehn Minuten bis zur nächsten Almwirtschaft, in der man sich eine riesige Portion Speck, deftigen Almkäse, Brot und einen halben Liter Milch schmecken lässt – schließlich braucht man ja auch Energie für den Rückweg zum Auto. Mit Ursula kam es allerdings ganz anders. Gerade als wir kurz vor der Almhütte waren, zweigte sie plötzlich querfeldein und steil nach oben vom Weg ab! Ich merkte zu spät, worauf ich mich da eingelassen hatte. Nun konnte ich nicht mehr zurück, ich musste die Tour mitgehen! Das heißt, ich schleppte mich keuchend und mit rasendem Herzen hinter meiner Traumfrau her. Ich machte keine gute Figur, und es war mir sehr peinlich. Während dieser Wanderung wurde mir bewusst, wie sehr ich meinen Körper vernachlässigte. Einige Tage später besprach ich das Ganze mit einem Kollegen aus der Sportmedizin. Er hatte verschiedene Verbesserungsvorschläge für mich.

Beispielsweise die tägliche Flasche Bier: Auch wenn die fast jeder trinkt – die könnte ich doch weglassen. Und wie wär's mit regelmäßigem Sport und einer kompletten Ernährungsumstellung? »Da würde ich lieber sterben!«, antwortete ich trotzig. Es vergingen fünf stumme Sekunden, bis ich zutiefst erschrocken realisierte, was ich da gerade gesagt hatte. War ich eigentlich noch zu retten? Ich war noch so jung, hatte noch so viel vor mir – und war dabei, mein Leben zu ruinieren, weil ich mich von ein paar alten Gewohnheiten nicht verabschieden wollte, die ich als Genuss ansah.

Das Erlebnis saß so tief, dass ich von diesem Tag an jahrelang überhaupt kein Bier mehr trank und mich ab sofort intensiv um meine Gesundheit bemühte: viel Obst und Gemüse, kaum noch Fleisch und vor allem viel Bewegung in der Natur. Es dauerte ungefähr ein Jahr, bis meine Waage Normalgewicht anzeigte, und das tut sie bis heute. Ich liebe es nun, mich in der Natur zu bewegen, und habe gelernt, gesundes Essen zu schätzen und zu genießen. Manchmal »sündige« ich: esse Süßes, trinke mal ein Bier, aber das fällt nicht mehr ins Gewicht. Ich faste zweimal im Jahr und fühle mich rundum gesund und fit. Und ich habe nun auffallend gute Blutwerte.

Informationsflut
– und große Verunsicherung

»Gesunde Ernährung« ist in unserer Gesellschaft ein großes Thema. Wir werden geradezu überschwemmt mit Ratschlägen zu einer gesunden Ernährungsweise. Nicht nur Zeitschriften und Bücher, auch Verbraucherschutzverbände, Krebspräventions- und andere Organisationen geben uns verschiedenste Anweisungen zur gesunden Kost. Und nicht selten widersprechen sich viele dieser Angaben auch noch. Was soll man denn nun wirklich essen? Und wie viel? Und wie zubereitet?

Ernährung ist etwas sehr Individuelles – das kann man gar nicht stark genug unterstreichen. Manchen Menschen bereiten beispielsweise Getreide- oder Kuhmilchprodukte Probleme, andere vertragen diese gut. Es gibt einige grundsätzliche Regeln, die für jeden menschlichen Organismus gelten, alles Weitere ist jedoch von Mensch zu Mensch verschieden.

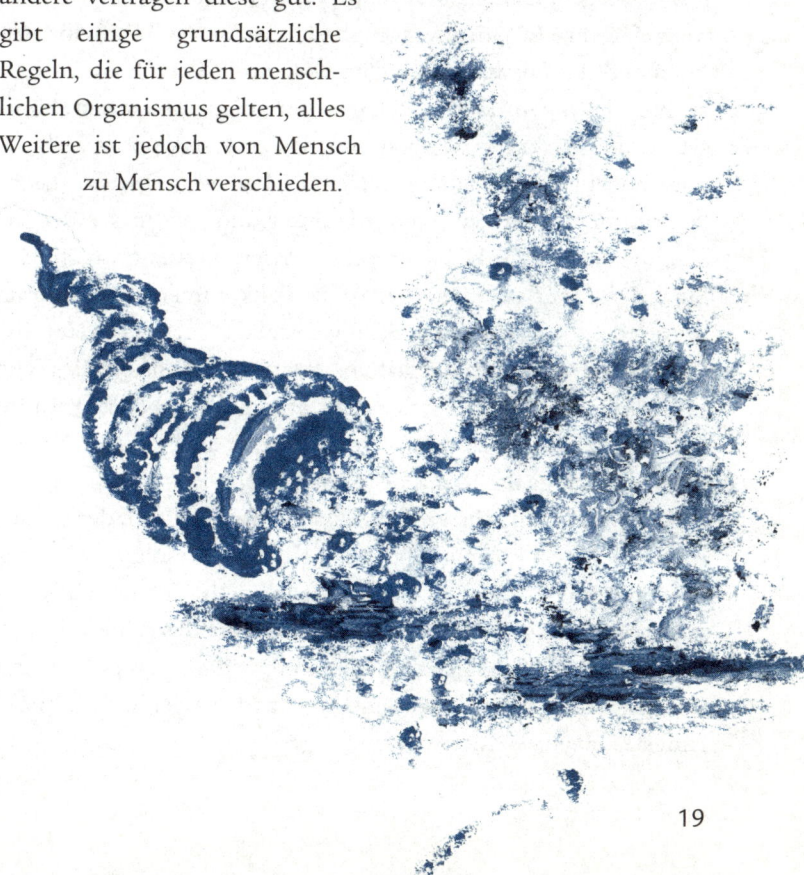

Ich kann und möchte im Rahmen dieses Buches nur wenig von dem wiederholen, was in Tausenden von Büchern und Zeitschriftenartikeln zur Ernährung bereits geschrieben wurde.[1] Worum es mir hier geht, ist, einige weniger bekannte Bereiche der Ernährung aufzuzeigen, die sich im Laufe meiner Arbeit und meines persönlichen Erlebens als wichtig herausgestellt haben. Anhand von Beispielen werde ich Möglichkeiten angeben, wie Sie wirklich gesunde von bloß als gesund angepriesenen Nahrungsmitteln unterscheiden können.

Freude am Essen
Alle Hinweise, die Sie in diesem Kapitel finden, sind als Ratschläge gedacht. Das gilt natürlich für das gesamte Buch, ganz besonders aber für die Ernährung. Vor allem ist mir wichtig, Ihnen ans Herz zu legen, niemals den Genuss außer Acht zu lassen. Selbst wenn Sie Ihre Ernährung komplett umstellen und an eine viel gesündere Lebensweise anpassen wollen, darf die Freude nicht zu kurz kommen. Vielleicht haben Sie solche Menschen schon erlebt, die sich dazu zwingen, nur das zu essen, was – wirklich oder angeblich – gesund ist. Nicht selten werden diese Leute griesgrämig, sie wirken irgendwie bitter und vorwurfsvoll gegen alle, die sich das Leben schmecken lassen. Das kann nicht der Sinn der Sache sein. Zudem ist es vollkommen in Ordnung, wenn man mal über die Stränge schlägt – außer wenn Ihr Gesundheitszustand angegriffen ist; nur sollte das eben nicht jeden Tag sein. Man kann sich gut an das alte, aber sehr wahre Sprichwort halten: Zu wenig und zu viel ist des Narren Ziel. Vieles ist eine Frage der Dosis, der Menge.

Wer gesundheitliche Probleme hat, sollte bezüglich der Ernährung einen Arzt konsultieren, der sich mit gesundem Essen und Fastenkuren auskennt. Damit meine ich nicht den üblichen Allgemeinmediziner oder Internisten, sondern die echten Ernährungsfachleute unter den Medizinern – dafür gibt es eigene Zusatzausbildungen. Auch entsprechend ausgebildete Ernährungstherapeuten unterstützen Sie gern.

Der Einfluss des Essens auf die Gesundheit

Ärzte gehen davon aus, dass eine ungünstige Ernährungsweise mindestens ein Drittel der Krankheitsursachen ausmacht. Bei bis zu 70 Prozent aller Krebsfälle dürfte ungesunde Ernährung die Entstehung begünstigt haben. Vor allem bei Bauchspeicheldrüsenkrebs, einer der aggressivsten Krebsarten überhaupt, weiß man, dass er oft eng mit einem hohen Fleisch- und Fettkonsum verknüpft ist. Man kennt einen solchen Zusammenhang aber auch bei Dickdarmkrebs und sogar Brustkrebs. Ebenso steht die Art der Ernährung bei den Herz-Kreislauf-Erkrankungen ursächlich an erster Stelle. Eine gesunde und ausgewogene Ernährung senkt das Risiko, Krebs und Herz-Kreislauf-Erkrankungen zu bekommen – diese beiden Haupttodesursachen in unseren Breiten kann man also durchaus über die Essgewohnheiten beeinflussen.

In verschiedenen, vor allem in US-amerikanischen Gefängnissen durchgeführten Studien zeigte sich, dass auch Verhalten und Ernährungsweise eng zusammenhängen: Eine falsche Kost – etwa zu viel raffinierter Zucker, zu viel weißes Mehl und zu viel Fleisch – kann aggressiver machen.

Was aber ist gesund?

Beginnen wir mit der Gegenfrage: Was ist nicht gesund? Die meisten Menschen in den Industrieländern essen heute zu viel, zu fettig, zu süß, zu salzig, zu schwer und zu hastig. Hier anzusetzen und sich nach gesünderen Alternativen umzusehen, lohnt sich sehr.

So unterschiedlich die Angaben mancher Ärzte, Heilpraktiker und Ernährungsfachleute teilweise sein mögen, einige Punkte haben fast alle gemein: Gesünder bleibt man durch eine ausgewogene, ballaststoffreiche Ernährung mit täglich frischem Obst und Gemüse und einem eingeschränkten Konsum an Fleisch, Wurst, Eiern, Süßigkeiten und Milchprodukten. Das bedeutet nicht, dass man auf diese als »eingeschränkt« vemerkten Dinge komplett verzichten muss, aber dass es förderlich wäre, sie zu reduzieren. Ein Umstellen auf Bio ist sehr empfehlenswert, aber auch hierbei kommt es auf die Auswahl, die Zusammenstellung und die Menge der Nahrungsmittel an.

Zu viel oder einfach falsch

Übergewicht – weder schön noch gesund

Dass die Menschen immer dicker werden, ist nicht mehr zu übersehen – und die gesundheitlichen Folgen reichen sehr weit. Mit dem Body-Mass-Index (BMI), einem Wert, der sich aus Gewicht und Körpergröße errechnet, wird heute eingeschätzt, ob das Gewicht eines Menschen gesund ist.[2] Ab einem BMI von 25 spricht man von Übergewicht. Einer Studie des Robert-Koch-Instituts zufolge lag der Anteil der übergewichtigen Männer in Deutschland im Jahr 2003 insgesamt bereits bei rund 65 Prozent, bei Frauen waren es etwa 52 Prozent. Als medizinisch fettleibig (adipös) gelten Menschen mit einem BMI von über 30 – diese wiegen also bei einer Körpergröße von z. B. 1,70 Meter mehr als 87 Kilogramm. Solchermaßen bewertet, waren im Jahr 2003 bereits 17,1 Prozent der Männer und 19 Prozent der Frauen in Deutschland als fettleibig einzustufen. Noch viel schlimmer ist die Situation in den USA. Laut OECD, der Organisation für wirtschaftliche Zusammenarbeit und Entwicklung, lag der Anteil fettleibiger Amerikaner im Jahr 2005 bei über 30 Prozent.[3]

Bei Kindern ist die Fettleibigkeit erschreckend stark im Kommen. Das ist aber nicht überall auf der Welt so: Wie ein Bericht der Kinderhilfsorganisation UNICEF zeigt, war im Jahr 2006 weltweit jedes vierte Kind untergewichtig – rechnerisch entspricht das einer Zahl von etwa 146 Millionen Kindern! Noch viel mehr Kinder sind mangelernährt. Im Vergleich dazu ist die Situation in den reichen Industrieländern spiegelverkehrt zu sehen: In den deutschsprachigen Ländern ist bereits jedes fünfte Kind zu dick. Und vor allem haben viele dieser Kinder nicht nur drei oder vier Kilo zu viel auf dem Leib, sondern gleich 20 oder

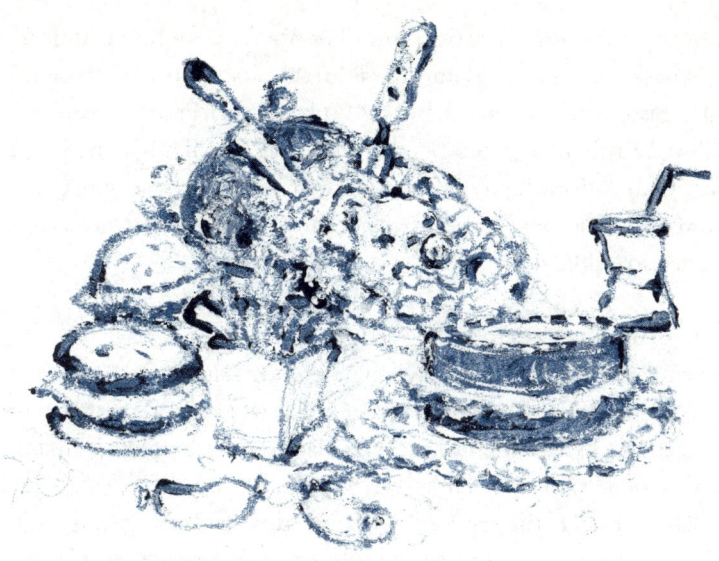

30. Viel zu wenige Eltern machen ihren Kindern attraktive Essensangebote und essen und trinken als Vorbild selbst gesund.

Starkes Übergewicht macht ganz allgemein krank, und es erhöht das Risiko für Herz-Kreislauf- und Krebserkrankungen. Es spielt zudem eine große Rolle bei Problemen im Verdauungstrakt und bei Diabetes Typ 2.

Wo liegen die Ursachen?

Die Ursachen für den modernen Hang zum Fett sind vielfältig: Erziehung zu ungünstigem Essverhalten, Stress, Frustessen, zu wenig Bewegung, Schlafmangel. Die meisten modernen Menschen müssten, um gesund zu leben, zuerst ihre Fettaufnahme reduzieren. Vor allem betrifft dies die tierischen Fette, die einen großen Anteil an gesättigten Fettsäuren enthalten. Solche Fette sind im Körper schwer abbaubar und haben zudem einen nachweislichen Einfluss auf die Krebsentstehung.

Der Geschmacksverstärker Mononatriumglutamat – der englische Name »Monosodiumglutamate« bezeichnet dieselbe Substanz – steht stark im Verdacht, den Appetit anzuregen und sogar Heißhungerattacken auszulösen. Glutamat scheint auch

Magenkrebs zu begünstigen und könnte für eine Reihe anderer gesundheitlicher Probleme zumindest mitverantwortlich sein.[4] Die Substanz ist vor allem in Wurstwaren, Fertigprodukten, Chips, Brühen und Suppenwürfeln, manchmal sogar in jenen aus dem Reformhaus, in chinesischem und japanischem Essen und teilweise sogar in den Gerichten von Restaurants der gehobenen Preisklasse zu finden.

Ist es eine Krankheit?

Oftmals wird die Fettleibigkeit, die Adipositas, als Krankheit und als vererbbar dargestellt. Aber selbst wenn eine entsprechende genetische Veranlagung vorliegt, ist es meist möglich, schlank zu bleiben, wenn man entsprechend isst.

Die Muster für Fettleibigkeit werden frühzeitig angelegt: Wenn sich eine schwangere Frau sehr ungesund ernährt, kann im Embryo bereits eine entsprechende Veranlagung vorbereitet werden. Und eine große Rolle spielt natürlich auch die Ernährungsweise in der Säuglingszeit und frühesten Kindheit. Aber auch ungünstig vorgeprägte Kinder können später zu einem gesunden Lebensstil und einem normalen Körpergewicht finden – für sie ist es nur schwerer. Wenn Eltern also irgendwann bemerken, dass sie hier einen falschen Weg eingeschlagen haben, ist es nicht zu spät, dies zu korrigieren. Oftmals steckt hinter dem Phänomen, dass Kinder so unreflektiert vollgestopft werden, ein vollkommen falsches Verständnis von Liebe und Fürsorge.

Untergewicht und Unterernährung

Auch starkes Untergewicht ist auf die Dauer gesundheitsschädigend. Man spricht davon, wenn ein Body-Mass-Index von weniger als 18,5 vorliegt. Untergewicht muss aber nicht gleichbedeutend mit Unterernährung sein, also mit einer unvollständigen Versorgung mit den lebensnotwendigen Stoffen. Solange eine ausreichende, »normale« Nahrungszufuhr vorhanden ist und keine Mangelerscheinungen auftreten, muss Untergewicht nicht unbedingt zu erkennbaren Symptomen führen. Es kann aber, speziell bei Fehlernährung, die Ausbildung von Osteoporose verstärken und langfristig den menschlichen Körper schwächen.

Die Körperfettmasse spielt für die Gesundheit eine entscheidende Rolle: Ein niedriger Body-Mass-Index allein wird daher grundsätzlich noch nicht als Anlass zur Beunruhigung gesehen, wenn das Verhältnis von Fett- und Muskelgewebe stimmt.[5] Statistisch gesehen ist die Sterblichkeit sowohl bei deutlichem Übergewicht als auch bei sehr niedrigem Gewicht erhöht. Das auch bei Untergewichtigen errechnete hohe Sterblichkeitsrisiko kann man zum Teil dadurch erklären, dass gerade in der niedrigeren Gewichtsklasse der Anteil an Rauchern sehr viel höher ist als bei Übergewichtigen. Außerdem dürfte es auch damit zusammenhängen, dass bestimmte chronische Erkrankungen wie Krebs häufig zu starker Gewichtsabnahme vor dem Tod führen.

Nahrungsmittelunverträglichkeiten
Nahrungsmittelunverträglichkeiten treten in der heutigen Zeit auffallend häufig auf. Es gibt eine Reihe unterschiedlicher Arten. Zwei davon basieren auf bestimmten Reaktionen des Immunsystems: Man bezeichnet sie als echte Nahrungsmittelallergie (IgE-Typ) und als Nahrungsmittelunverträglichkeit vom IgG-Typ. Darüber hinaus gibt es Formen von Nahrungsmittelunverträglichkeiten, die durch eine unzureichende Funktion oder das Fehlen bestimmter Abbauenzyme und andere Mechanismen bedingt sind.

Hyperpermeabilität der Darmwand
Einer Hypothese zufolge dürfte einer der Gründe für bestimmte Formen von Nahrungsmittelunverträglichkeiten eine übermäßige Durchlässigkeit der Darmschleimhaut für bestimmte Nahrungsmittelbestandteile sein. Dabei entstehen im Dünndarm winzig kleine, nur im Mikroskop sichtbare Verletzungen, wenn dieser ständig mit zu viel, zu saurer und zu süßer Nahrung konfrontiert wird. Die Darmschleimhaut wird verstärkt permeabel, also durchlässig für Stoffe, die sie in dieser Form eigentlich nicht

durchdringen dürften. Noch unverdaute Nahrungsbestandteile könnten so direkt zu den Zellen des Immunsystems gelangen.

Dieses bildet dann Antikörper gegen jene Nahrungsmittelbestandteile aus – spezielle Eiweißmoleküle, mit denen der Körper gezielt versucht, diese Stoffe abzuwehren. Zwei Antikörpertypen spielen hier eine besondere Rolle: Immunglobulin E (IgE) bei Allergien und Immunglobulin G (IgG) bei verzögert auftretenden Reaktionen.

Die echte Nahrungsmittelallergie

Nimmt jemand ein Nahrungsmittel zu sich, gegen das er allergisch ist, kommt es sehr plötzlich zu einem starken Anstieg von IgE-Antikörpern. Innerhalb kürzester Zeit, oft schon nach Minuten, reagiert der Körper dann mit bestimmten Symptomen – mit Schwellungen u. Ä., die im schlimmsten Fall zum Tod führen können, beispielsweise durch Ersticken aufgrund geschwollener Luftwege. Echte Nahrungsmittelallergien sind deshalb ein sehr ernstes Problem und lassen sich am besten in Allergiezentren feststellen und behandeln.

Nahrungsmittelunverträglichkeiten vom IgG-Typ

Eine andere Form von Nahrungsmittel-Unverträglichkeit, die keine Allergie im eigentlichen Sinne ist, basiert auf dem Antikörpertyp IgG. Wenn diese Form nicht mit einer echten Allergie vergesellschaftet ist, treten Symptome meist erst nach Tagen auf und lassen sich deshalb nur schwer einzelnen Nahrungsmitteln zuordnen.

Mit dem Cytolisa-Testverfahren[6] kann man durch eine Blutuntersuchung prüfen, ob ein Mensch auf Bestandteile von Nahrungsmitteln mit spezifischen IgG-Antikörpern reagiert. Zusammen mit anderen Befunden kann aus den Ergebnissen des Tests ein detaillierter, individuell angepasster Ernährungstherapieplan zusammenstellt werden. Der Patient erfährt, welche Lebensmittel(gruppen) er zumindest für einige Zeit meiden sollte, weil sie in seinem Körper IgG-Abwehrreaktionen hervorrufen.

Milchprodukte – oft nicht vertragen

Ein recht großer Teil der Erwachsenen verträgt Milchprodukte nicht oder nicht so gut, wie es die meisten von uns glauben. Eine mögliche Art der Milchunverträglichkeit basiert wiederum auf IgG-Antikörpern gegen Milchprodukte – und so etwas betrifft dann meist nicht nur Kuhmilch-, sondern oft auch Ziegen-, Schafs- und Stutenmilchprodukte. Als Ersatzprodukte bieten sich Sojamilch, Reismilch oder Hanfmilch an.

Vollmilch ist für die Betroffenen am kritischsten, vermutlich, weil die in ihr enthaltenen Milcheiweiße noch relativ unverändert vorliegen. Von den Käsesorten werden einige besser vertragen, andere schlechter. Je stärker »vorverdaut« die Milcheiweiße sind, umso bekömmlicher sind sie. In den verschiedenen Schritten der Erzeugung von Käse, Joghurt und dergleichen werden die Milchproteine unterschiedlich stark zerlegt. Roquefort, ein französischer Edelschimmelkäse aus roher Schafsmilch, ist meiner Erfahrung nach in Bezug auf potenzielle IgG-Antikörperbildung eine der verträglichsten Käsesorten.

Bei Milchunverträglichkeiten treten unterschiedliche Arten von Symptomen auf, etwa Magen-Darm-Beschwerden, ständige Verschleimung oder Hautreizungen. Ob man eine Milchunverträglichkeit hat, lässt sich erst einmal leicht prüfen, indem man ein oder zwei Wochen lang alle Milchprodukte weglässt. Vielleicht verschwinden die Symptome in dieser Zeit. Nimmt man danach wieder Milchprodukte zu sich, kann man beobachten, ob die Symptome beispielsweise an der Haut (oft erst nach Tagen oder Wochen) wiederkommen. Dies wäre ein erstes Indiz dafür, dass eine Unverträglichkeit vorliegt. Mit dem Cytolisa-Test könnte nun über Blutuntersuchungen genauer überprüft werden, ob Abwehrreaktionen in Form spezifischer IgG-Antikörper gegen Milchprodukte vorhanden sind.

Relativ viele Menschen können wegen eines Mangels an dem Verdauungsenzym Laktase den in Milchprodukten enthaltenen Milchzucker, die sogenannte Laktose, nicht oder nur schlecht verdauen. Von diesem Typus der Milchunverträglichkeit sind in

Deutschland Schätzungen zufolge mindestens 15 Prozent der Menschen betroffen, in Österreich sollen es rund 25 Prozent sein, in der Schweiz rund zehn Prozent, in Schwarzafrika, Südostasien und China mehr als 90 Prozent, in Schweden jedoch nur drei Prozent.[7] Ab dem fünften Lebensjahr kann man natürlicherweise eine Abnahme der Bildung des Enzyms Laktase beobachten – der Grad der Abnahme ist jedoch individuell unterschiedlich. Die Nahrungsmittelindustrie hat sich darauf eingestellt: Eigens dafür gekennzeichnete laktosefreie Produkte – also Milchprodukte und andere Nahrungsmittel, die mit Sicherheit keinen Milchzucker enthalten – kann man bereits in vielen Supermärkten kaufen.

Interessanterweise treten bei Babys und Kleinkindern bestimmte Hauterkrankungen wie Rötungen, Jucken oder Ekzeme seltener auf, wenn sie mit »Biomuttermilch« – Muttermilch von Müttern, die vorwiegend Biomilchprodukte zu sich nehmen, Produkte aus Massentierhaltung jedoch vermeiden – gestillt worden waren.[8] Möglicherweise hängt dies mit der bei Biomilch optimaleren Fettsäurezusammensetzung zusammen.[9]

Die Nahrungsmittelindustrie – eine Giftküche?

Heute stehen in den meisten Bereichen unseres Lebens wirtschaftliche Interessen derart überragend im Vordergrund, dass gesundheitliche und ethische Fragen ein kümmerliches Schattendasein führen. Die meisten Produkte werden so billig wie möglich erzeugt – meist auf Kosten von Mensch, Tier und Umwelt. Viele Unternehmer und Firmenmanager gehen davon aus, dass ethisches Verhalten ein Luxus sei, den man sich in einer von harter Konkurrenz geprägten Wirtschaft nicht leisten könne. Dies ist jedoch extrem kurzsichtig gedacht, wenn wir Menschen auf diesem Planeten weiterhin leben wollen.

Allein für unsere Gesundheit in mittelfristiger, aber auch für unser gesamtes Überleben in längerfristiger Hinsicht ist eine

ethische, umweltfreundliche und
auf Gesundheit bedachte
Grundhaltung unentbehrlich.
Es geht nur im Miteinander!
  Michael Aufhauser, der
Gründer und Leiter des
Tierparadieses Gut
Aiderbichl, sagt dazu
sehr treffend: »Am
Umgang mit den Tie-
ren kann man den
Zustand einer Gesellschaft
erkennen, ob sie noch über
Werte wie Toleranz, Verant-
wortung und Nächstenliebe
verfügt. Außerdem ist recht
verstandener Tierschutz immer
auch Menschenschutz.«[10] Die folgenden
Ausführungen in diesem Kapitel und im gesamten Buch werden
die Stimmigkeit dieser Aussage bestätigen.

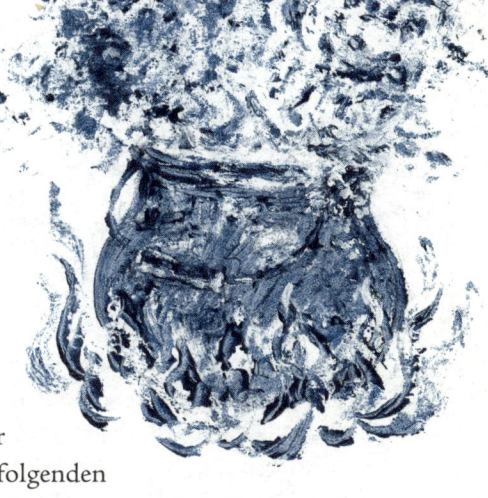

Hormone, Medikamente und andere Chemikalien
Nachdem ich mich intensiver mit gesunder Ernährung befasst
hatte, bin ich ganz auf biologische Produkte und solche aus artgerechter Tierhaltung umgestiegen. Sie sind sehr viel gesünder,
denn »konventionell« konsumieren wir bei pflanzlichen Nahrungsmitteln meist auch einen Cocktail aus Pestiziden und
anderen Chemikalien mit. Tierische Produkte aus Massentierhaltung – etwa Fleisch, Wurst, Eier und dergleichen – enthalten
oftmals Medikamentenrückstände, ja sogar Hormone und Substanzen, die von den Tieren bei Stress und Angst ausgeschüttet
werden. Wenn Sie Fleisch, Eier und Milchprodukte essen möchten, sollten Sie deshalb unbedingt auf biologische Wirtschafts-
weise und Freilandhaltung achten. Diese kommt den natürlichen Bedürfnissen der Tiere möglichst nahe.

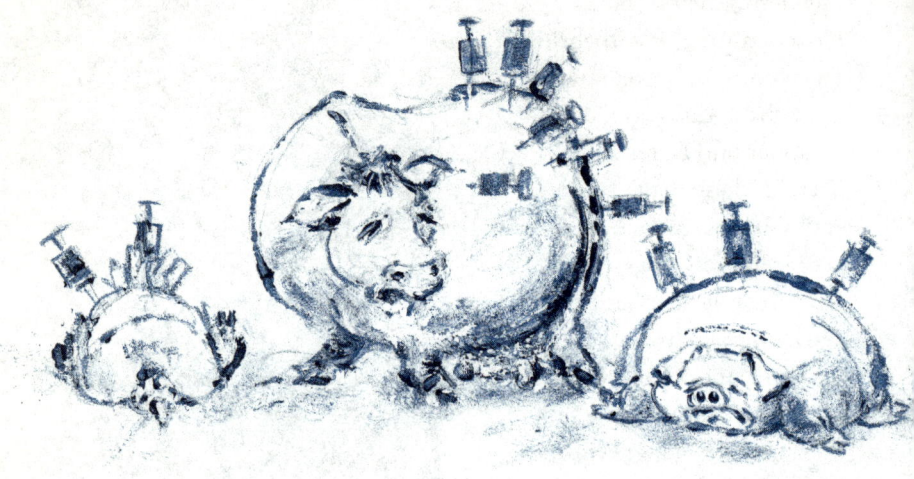

Ich persönlich esse überhaupt kein Fleisch mehr, und ich merke, dass mir das gesundheitlich noch besser bekommt. Meine Hauptmotivation dafür liegt allerdings im Ethischen: Ich möchte damit meinen Beitrag zum Tierschutz leisten. Die vielen unsäglichen Gräuel, die Tieren in der Massentierhaltung angetan werden, sind in meinen Augen gesetzlich erlaubte, grausame Verbrechen! Wer sich näher damit befasst, wird mir recht geben und auch bemerken, dass es heute sehr viele gute und gesunde Alternativen gibt.

Fleischproduktion
– ein wahrhaft grausiges Kapitel
Beginnen wir mit der unmittelbaren Wirkung auf unsere Gesundheit: Wenn man sich beispielsweise eine Hühnerfarm ansieht, in der die Tiere so eng zusammengepfercht »leben« müssen, dass sie sich gegenseitig blutig hacken würden, wenn man ihnen nicht als Küken vorsorglich die Schnabelspitzen abschneiden würde, oder auch »nur« die Anbindehaltung, bei der etwa Rinder oftmals ihr ganzes Leben an einer kurzen Kette angebunden sind, muss man schon extrem abgestumpft und

blind sein, wenn man die daraus entstehenden Produkte als gesund erachtet! Daran ändern auch staatliche »Gütesiegel« nichts, die solche Produkte als qualitativ hochwertig kennzeichnen. Kennt man die Hintergründe, kann einem der Appetit ganz leicht vergehen.

Auch Lebendtiertransporte verursachen unermesslich großes Leid, das eigentlich niemand in der Bevölkerung befürwortet, das aber dennoch von der EU erlaubt und sogar mit Steuergeldern gefördert wird. Auch hierbei geraten die Tiere in extreme Angst- und Schockzustände, die auch auf der körperlichen Ebene nicht ohne Folgen bleiben, letztlich natürlich auch nicht für den Konsumenten, der solches Fleisch dann zu sich nimmt.

Truthähne, Hühner, Schweine, Kaninchen, Fische – diese Tiere könnte man in Massentierhaltung niemals auf sehr engem Raum ohne Medikamente halten. Und so verabreichte man ihnen nach Angaben des Bundesverbandes für Tiergesundheit im Jahr 2005 allein in Deutschland rund 784 Tonnen Antibiotika[11] – deren Rückstände Sie mitessen. Schmeckt's Ihnen noch?

Doch nicht nur im Fleisch finden sich immer wieder solche Rückstände, auch im Grundwasser und anderen Bereichen der Natur. Forscher der Universität Dortmund berichteten in ihrer Studie »Tierarzneimittel in Böden«, dass Schweine, die mit einem bestimmten Antibiotikum behandelt werden, einen großen Teil des Wirkstoffs wieder ausscheiden. Über die Gülle gelangt dieser dann in den Boden, in Pflanzen und damit möglicherweise auch in die menschliche Nahrung. Eine recht beunruhigende Nachricht erschien in der renommierten Zeitschrift *Science:* Forscher der »Harvard Medical School« in Boston, USA, fanden kürzlich Bakterienstämme, die sich von Antibiotika regelrecht ernähren. Diese Bodenbakterien könnten sogar Gene, die für Antibiotikaresistenzen verantwortlich sind, auf menschliche, tierische und pflanzliche Krankheitserreger übertragen und damit die beobachtete Tendenz noch verstärken, dass immer mehr Bakterien resistent gegen Antibiotikabehandlung werden.[12]

Damit nicht genug: Es erhalten viele Tiere, vor allem die sehr sensiblen Schweine, regelmäßig Beruhigungsmittel und andere Psychopharmaka. Sie sollen die durch die katastrophalen Lebensbedingungen ausgelösten Aggressionen dämpfen oder die Tiere vor den Transporten ruhigstellen. Bei Kälbern ist zudem die Gabe von Hormonen bekannt – nicht in allen Ländern legal, aber durchaus Realität.

Kranke Organe als Spezialität

Unbegreiflicherweise ist es nach wie vor Mode, sogar extra krank gemachte Organe zu verzehren, beispielsweise Leber, für die der Konsument gierig unsägliches Tierleid in Kauf nimmt. Bei Enten- und Gänsestopfleber führt man sich eine höchst ungesunde Fettleber zu – ein Organ, das also kurz vor der Leberinsuffizienz, dem Leberversagen, stand. Die Tiere, von denen die Leber stammte, sind krank gemästet worden, durch Zwang und mit brutalsten Methoden. Ich finde es traurig, dass es viele Restaurants gibt, die heute noch Stopfleber servieren; meist sind es sogenannte Haubenlokale. Man bekommt Stopfleberprodukte aber auch in Feinschmeckerläden und Delikatessenabteilungen von Kaufhäusern. Die betreffenden Lokale und Geschäfte importieren die Stopfleber übrigens meist aus Ungarn, Frankreich und Israel, weil das Stopfen bei uns längst verboten ist – nicht aber die Einfuhr solcher Produkte.

Viele Tiere werden so gezüchtet, dass sie innerhalb kürzester Zeit extrem schnell heranwachsen und unnatürliche, verkrüppelte Organproportionen entwickeln, wie es etwa beim »Turbohuhn« der Fall ist. In Qualzuchten werden solche Tiere in nur vier Wochen schlachtreif. Man züchtet ihnen so viel Brustfleisch an, dass sie kaum noch stehen können.

Das Umdenken beginnt

Fakt ist, dass sich die Massentierhaltung in keiner Weise mit einer gesunden, geschweige denn ethischen Lebenseinstellung vereinbaren lässt. Es gibt jedoch erfreuliche Alternativen: biologische Produkte aus artgerechter Tierhaltung. Ein Umdenken geschieht an vielen Orten, zum Teil auch bei der katholischen Kirche. In den »Leitlinien zur Schöpfungsverantwortung«[13] vom Januar 2007 schreibt die Erzdiözese Salzburg, dass es sich »verbietet, Tiere zu quälen, unter nicht tiergerechten Bedingungen zu halten und nur als Dinge und Produktionsfaktoren ohne Eigenwert zu betrachten ... Die Erzdiözese Salzburg setzt sich für tiergerechte Haltungs- und Transportbedingungen ein und verpflichtet sich, Produkte zu vermeiden, von denen bekannt ist, dass sie unter nicht tiergerechten Bedingungen erzeugt wurden.«[14] Politik und Wirtschaft sollten endlich nachziehen.

Giftstoffe in der pflanzlichen Nahrung

Um in der Pflanzenzucht die heute extrem hohen Erträge gewährleisten zu können, werden Unmengen an Pestiziden und anderen Wirkstoffen versprüht. Seit Kurzem ist in den deutschsprachigen Ländern zur Bekämpfung von Feuerbrand unter bestimmten Umständen sogar die Ausbringung von Antibiotika erlaubt.

Der Einsatz sogenannter Pflanzenschutzmittel hat sich in den letzten zehn Jahren mehr als verdoppelt, jährlich werden in Europa 300 000 Tonnen eingesetzt – das sind 300 Millionen Kilogramm –, und weltweit sind es sogar 5 000 000 Tonnen![15] Rückstände davon bleiben oftmals im Obst und Gemüse enthalten. Abwaschen hilft zwar, aber nur teilweise, denn viele dieser Stoffe lagern sich im Inneren der Pflanzen ab. Selbst in Muttermilch und in der gekauften Babynahrung finden sich immer wieder solche Substanzen.

Nur ein Beispiel für die Brisanz dieser Belastungen: Erdbeeren sind sehr beliebt und an sich auch gesund. Konventionell angebaut sind sie aber fast immer mit Pestiziden belastet.[16] Verschiedene Untersuchungen von Konsumentenschutzorganisationen fanden Pestizidrückstände, beispielsweise im Jahr 2003 in 97 Prozent der untersuchten Proben.[17] Eine von Greenpeace durchgeführte Pestizidanalyse von Früherdbeeren kam zu ähnlichen Ergebnissen: In 67 Prozent der Proben waren sogar gesundheitlich besonders bedenkliche Mehrfachbelastungen mit bis zu fünf Pestiziden pro Produkt nachweisbar. In den untersuchten Proben aus biologischem Anbau konnten keine Rückstände nachgewiesen werden.[18]

Die Folgen

Der Gesetzgeber hat auch hier Grenzwerte festgelegt – und wenn die Rückstände von Pestiziden, Antibiotika und anderen Medikamenten in der pflanzlichen oder tierischen Nahrung unterhalb dieser Werte liegen, dann sind sie in den offiziellen Angaben nicht vorhanden. Auswirkungen allerdings haben sie dennoch: Die zunehmende Unmöglichkeit, bakterielle Erkrankungen bei Menschen und Tieren wirkungsvoll zu behandeln, ist Aussagen von Ärzten und Wissenschaftlern zufolge darauf zurückzuführen, dass wir zu viele Antibiotika verwenden, Antibiotika und Pestizide in die Umwelt bringen und Rückstände davon mit der Nahrung zu uns nehmen.

Ein typisches Beispiel ist die Tuberkulose, der man in den USA heute kaum noch Herr wird: Die Menschen sterben an einer Krankheit, die man schon fast besiegt geglaubt hatte, einfach weil sich bakteriell resistente Keimvarianten gebildet und die behandelbaren Tuberkelbakterien verdrängt haben. Auch in Ländern der EU, die sich verstärkt der Massentierhaltung widmen – hier sind England, Holland, Belgien zu nennen –, ist das Problem hinsichtlich der Nicht-Behandelbarkeit bestimmter bakterieller Erkrankungen bereits enorm groß, und es scheint auf ganz Europa überzugreifen. Immer neue Arten antibiotikaresistenter Bakterien treten auf, etwa der sogenannte Methicillin-resistente *Staphylococcus aureus* (MRSA), ein Bazillus, der zu Hautinfektionen, aber auch zu schwersten Erkrankungen wie Lungenentzündung oder Sepsis führen kann.

Worauf sich die in der Landwirtschaft eingesetzten Medikamente und Pestizide insgesamt gesundheitlich auswirken, ist längst nicht im Detail erforscht. Ich habe oft das Gefühl, dass man es gar nicht so genau wissen will. Manchmal lassen überraschende Gerichtsprozesse aufhorchen. So klagten beispielsweise 2007 in Nicaragua Tausende Männer gegen eine bekannte Bananenfirma, sie seien durch die Pestizide, die sie beim Anbau versprühen mussten, steril geworden. Auch über weitere riesige Gesundheitsprobleme bei Bananenarbeitern wurde berichtet. Man kann sich also denken, dass Rückstände in den Früchten auch bei den Konsumenten Auswirkungen haben dürften.

Das Ökosystem Erde und der Fleischkonsum

Medikamente aus der Massentierhaltung kommen nicht nur in die Nahrungskette, sondern auch in den Abwasserkreislauf. Ebenso in die Umwelt geraten die unnatürlich großen Mengen an Gülle, produziert von Unmengen von Nutztieren. Über Nahrungsmittel und teilweise sogar über das Trinkwasser gelangen auf diese Weise immer wieder vermehrt Nitrate und Nitrite in den menschlichen Körper, wo sie sich zu krebserregenden Nitrosaminen umbilden können. Gleichzeitig wirken die sowohl in Gülle als auch im Kunstdünger enthaltenen Stoffe eutrophierend – sie zerstören die Wasserqualität von Seen, Fließgewässern und Grundwasser. Eine Veränderung des Ernährungsverhaltens zieht also sehr viele Veränderungen regional und sogar global nach sich, wie auch die Zusammenstellung auf Seite 36 zeigt.

Köstliche und gesunde Alternativen
zu Fleisch und Wurst

Eine vegetarische Ernährungsweise ist in vielerlei Hinsicht als positiv zu bewerten.[19] Wer sich fleischlos ernähren will, sollte aber nicht einfach nur das Fleisch weglassen, sondern gleichzeitig seine Palette an Nahrungsmitteln erweitern, um seinen kompletten Bedarf an Eiweiß, Fetten, Vitaminen und Mineralstoffen zu sichern.

Mittlerweile gibt es eine breite Auswahl an vorzüglichen Fleisch- und Wurstalternativen. Manche dieser Produkte sind von Geschmack und Kaugefühl auch von Fleischkennern nicht

Welternährung und Ökologie [20]

◻ Der Fleischkonsum stieg zwischen 1970 und 2002 in den Industrieländern um etwa 30 Prozent an, in den Entwicklungsländern auf mehr als das Doppelte.

◻ Ein Rind liefert etwa 200 Kilogramm Fleisch, genug für 1500 Mahlzeiten. Das für seine Aufzucht benötigte Futter (beispielsweise Soja und Getreide) würde, wenn es direkt vom Menschen verzehrt würde, 18 000 Mahlzeiten ermöglichen. Dieser »Umweg« ist Mitverursacher eines großen Teils des Hungers in der Welt.

◻ Allein die in den USA gehaltenen Nutztiere produzieren 130 Mal mehr Exkremente als die gesamte menschliche Weltbevölkerung.

◻ 18 Prozent des Treibhausgasausstoßes weltweit kommt von den Tieren. Anders formuliert: Nach Expertenaussagen sind die Beiträge der Rinderhaltung zum Treibhauseffekt heute ähnlich hoch wie die des Autoverkehrs. Neben Gesundheitsrisiken und Übergewicht spricht also auch der Klimawandel gegen den übermäßigen Verzehr von Fleisch.

◻ Weltweit werden immer mehr Anbauflächen für Tierfutter gebraucht – dafür werden große Teile des ohnehin stark gefährdeten Regenwaldes gerodet.

mehr vom »Original« unterscheidbar. Acht geben sollte man hier aber, dass die verwendeten Eier aus Freilandhaltung und nicht etwa aus Batterie- oder Bodenhaltung stammen. Vieles wird aus Soja hergestellt, anderes aus Seitan, einem Eiweißprodukt aus Weizen, oder auch aus Quorn [21], erzeugt aus Freilandeiern und Pilzfäden.

Fisch
Fisch an sich ist gesund. Doch drei Viertel aller Fischbestände weltweit gelten als überfischt. In vielen Regionen ist die Lage bereits dramatisch. Beispielsweise steht der Dorsch aus der

Nord- und Ostsee kurz davor, ausgerottet zu werden. Manche Fischarten – etwa der Blauflossen-Thunfisch, ein roter Thunfisch, der vor allem für Sushi verwendet wird – sind weltweit extrem vom Aussterben bedroht. Offiziell gibt es zwar Fangquoten, aber viele Länder und Fischereiunternehmen halten sich nicht daran. Seit Kurzem gibt es eine Art Gütesiegel für Produkte aus nachhaltiger Fischereiwirtschaft, das vom »Marine Stewardship Council« ausgestellt wird.[22]

Auch der Bestand wild lebender Garnelen – Shrimps, Scampi, »Nordseekrabben« – ist seit Jahren weltweit rückläufig. Zudem existiert ein extremes Beifangproblem: Pro Kilogramm Shrimps gehen fünf bis zehn Kilo anderer Meerestiere ins Netz, die man üblicherweise »entsorgt«.

Nachhaltig – Bioaquakulturen

Massentierhaltung gibt es auch bei Fisch und Meeresfrüchten. In den Zuchtanlagen, auch bei solchen im Meer, werden die Tiere meist auf extrem engem Raum gehalten. Es ist dasselbe wie bei den Tierfabriken zu Lande: Auch bei Wassertieren ist dies nur durch Zugabe von Massen an Antibiotika möglich. Für die Zucht von Shrimps werden Mangrovenwälder gerodet, und durch die Medikamente werden die betroffenen Gewässer immer mehr verseucht.

Greenpeace hat auch hier vorbildliche Arbeit geleistet.[23] Auf den Webseiten dieser Organisation findet man genaue Übersichten, welche Wassertierarten aus welcher Gegend oder Haltung vertretbar gegessen werden können. Allgemein gesagt sind Fische, Garnelen und Muscheln aus Bioaquakulturen am empfehlenswertesten. Dort wird nachhaltig gewirtschaftet. Die Tiere haben viel mehr Raum zur Verfügung; aus diesem Grund kommen auch keine Medikamente vorbeugend zum Einsatz.

Bio im Vergleich zu konventionell

Zahlreiche Untersuchungen zeigen, dass Stoffe, die unser Körper braucht, in biologisch erzeugter Nahrung in höherer Konzentra-

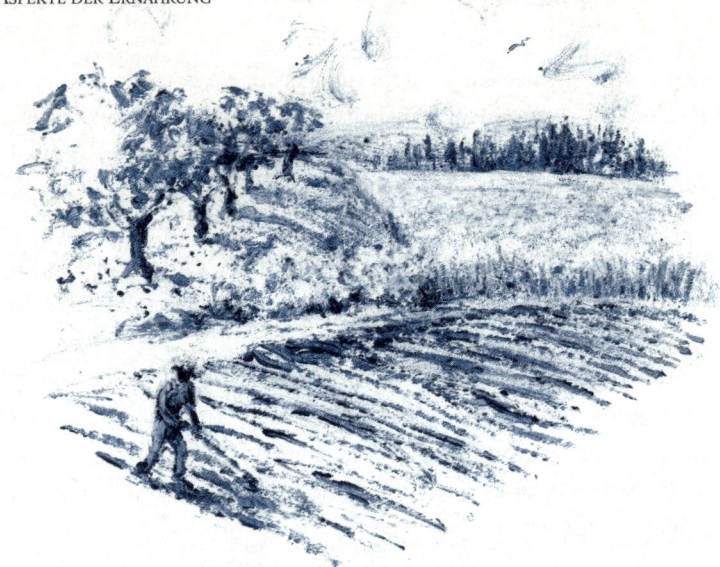

tion vorhanden sind. Jene Stoffe hingegen, die weniger gesund oder sogar schädlich sind, findet man vermehrt in den konventionellen Nahrungsmitteln. Biologisch erzeugtes Essen enthält weniger bzw. keine Schadstoffe oder Medikamentenrückstände, dafür aber oftmals mehr Vitamine, Mineralstoffe und Antioxidanzien. Das Nährstoffprofil ist bei Bio also eindeutig besser als bei herkömmlichen Produkten.

In der Biobranche finden überdurchschnittlich viele Kontrollen statt, mit denen auch manchmal ein Fall von Bioschwindel aufgedeckt wird. Fakt ist, dass sich jeder, der hauptsächlich Bio kauft, in Summe gesünder ernährt – auch wenn er vielleicht einmal eines der seltenen, nicht wirklich rein biologisch erzeugten Produkte erwischt. Ein generelles Misstrauen ist sicher nicht angebracht und für manche nur eine bequeme Ausrede.

Zur sinnvollen Auswahl unserer Nahrungsmittel gehört auch, die Herkunft der einzelnen Produkte zu beachten. Pflanzliche Biokost aus der eigenen Region ist in vielerlei Hinsicht am besten geeignet, wenn man gesundheitlich und ethisch einwandfrei handeln will: Es fallen die umweltbelastenden, manchmal enorm langen Transportwege weg, die Früchte und Gemüse sind ausgereifter und kommen frisch in den Verkauf, und man unterstützt die lokalen, nachhaltig wirtschaftenden Biobauern. Zudem ist unser Immunsystem für die Nahrung aus der eigenen Gegend optimal eingerichtet.

Die Macht des Konsumenten ist riesig, und gerade im Bio-bereich ist sie deutlich zu erkennen. Bio ist teurer – aber nur kurzfristig gesehen –, und viele Menschen sind sich das wert. Der Preis für Bionahrung ist ein »ehrlicher«: Man bezahlt das, was tatsächlich für die Produktion investiert wird. Die Menschen kaufen vielleicht weniger – meist essen wir alle ja ohnehin zu viel –, dafür aber bessere Produkte. Besser in jeder Hinsicht: ethisch unbedenklicher, gentechnikfrei, stärker kontrolliert, umweltver-träglich, geschmacksintensiver und gesünder.

Was braucht der Mensch eigentlich?

Welche Nahrungsmittel unserem Organismus üblicherweise zuträglich sind, und wie Nahrungsmittel auch als Gesundma-cher und Naturarzneien fungieren können, finden Sie in zahlrei-chen gut verständlich aufbereiteten Büchern zum Thema »Ernährung«, etwa bei Professor Hademar Bankhofer oder im *Großen Brockhaus Ernährung* (siehe S. 233f.). Auch die Website der Deutschen Gesellschaft für Ernährung ist in einigen Bereichen eine gute Quelle für fundierte Informationen.[24]

Im Folgenden gehe ich auf bestimmte Themen ein, die einer genaueren wissenschaftlichen Auseinandersetzung bedürfen oder in der Literatur zu kurz kommen.

Nahrungsergänzungsmittel
Nachdem die Menschen in Mitteleuropa täglich meist nur die Hälfte der Menge an Obst und Gemüse essen, die anzuraten wäre, glauben viele, dies durch Nahrungsergänzungsmittel auf-wiegen zu können. Es gibt sie mittlerweile in jeder Drogerie, Apotheke und sogar in Supermärkten. Sie versprechen, unserem Körper in konzentrierter Form das zuzuführen, was ihm wirk-

lich guttut. Überprüfungen etwa des Bayerischen Landesamtes für Gesundheit und Lebensmittelsicherheit ergaben allerdings bei dieser Warengruppe eine hohe Beanstandungsquote – sehr viele dieser Produkte enthielten irreführende Angaben auf der Verpackung, und zum Teil fand man auch unzulässige Zusatzstoffe in den Präparaten. Manche Anbieter wollen den Verbrauchern einreden, Gemüse und Obst enthielten zu wenig an gesunden Inhaltsstoffen. Und zum Teil haben sie damit sogar recht, denn für Nicht-Bionahrungsmittel ist so etwas immer wieder nachweisbar. Wieder scheint Bio die einzig sinnvolle Alternative zu sein.

Ein Grundprinzip, das gerade auch bei Nahrungsmittel-Ergänzungsstoffen zum Tragen kommt, ist, dass die sogenannte Reinsubstanz entweder chemisch erzeugt oder auch hoch gereinigt aus Nahrungsmitteln extrahiert wird. Damit aber kann sie nur selten die gleiche Wirkung aufweisen wie der gleiche Stoff im natürlichen Nahrungsmittel. Besonders »mild« hergestellte Nahrungsmittelextrakte haben daher teilweise ihre Existenzberechtigung. Ersatz- und Ergänzungsmittel können eine gesunde Ernährung jedoch niemals auf Dauer ersetzen.

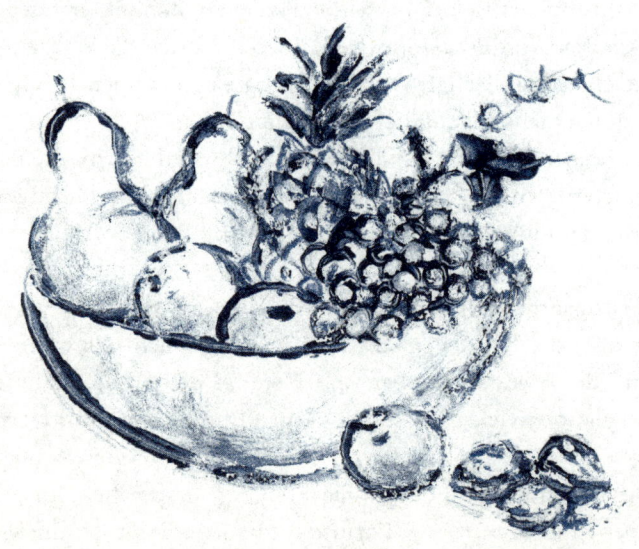

Vitamine – aus dem Obst oder in Tablettenform?

Es ist heute eine echte Unsitte geworden, allen möglichen und unmöglichen Produkten Vitamine zuzugeben, beispielsweise Fruchtsäften und Milchprodukten. In Wirklichkeit aber tut man den Menschen damit nichts allzu Gutes.[25] Deshalb kritisieren einige Wissenschaftler die Hersteller, die mit teils äußerst aggressiver Werbung allein die positiven Wirkungen der Präparate betonen.

Auch ich halte Vitaminzugaben und Vitaminpillen in nicht wenigen Fällen für unnötige Geschäftemacherei. Wer sich ausgewogen und vorwiegend biologisch ernährt, sollte alles haben, was er an Vitaminen braucht. Es ist nur selten nötig, da noch Vitaminzusätze zu schlucken – das sollte man nur bei wirklichem Bedarf auf ärztlichen Rat hin tun. Auch die Deutsche Gesellschaft für Ernährung (DGE) schreibt, dass eine zusätzliche Zufuhr von Vitaminen in den meisten Fällen nicht erforderlich ist. Es gibt jedoch auch Ausnahmen: Zu den wenigen Vitaminen, bei denen eine unzureichende Versorgung vorliegen kann, gehören Folat – insbesondere bei Frauen vor und zu Beginn einer Schwangerschaft –, Vitamin D bei älteren Menschen und in manchen Fällen Vitamin E. Bei diesen Stoffen sind Mangelzustände mehr die Regel als die Ausnahme.

Die Einnahme von Vitamin-C-Präparaten ist sehr umstritten, soll jedoch speziell bei Infektionsanfälligkeit dazu beitragen, das Immunsystem zu stärken. Auch hier kann der Bedarf allerdings mit Früchten wie Zitronen oder Kiwis auf natürliche Weise gedeckt werden. Bei bestimmten Erkrankungen verordnen Ärzte jedoch zu Recht hoch dosierte Vitamine als Zusatztherapie.

Multivitaminpräparate können auch allergische Wirkungen hervorrufen, wie ich selbst erlebt habe: Weil auch ich der allseits präsenten Werbung geglaubt hatte, nahm ich vor einigen Jahren ein bekanntes Multivitaminpräparat ungefähr zwei Monate lang täglich ein. Irgendwann entwickelte sich an meinem ganzen Körper ein heftiger Juckreiz, dessen Ursachen die Hautärzte nicht klären konnten. Sie fragten mich damals zwar, ob ich irgendwelche Medikamente nehme, an Vitamintabletten allerdings dachten dabei weder sie noch ich. Man entnahm mir zur Abklärung sogar eine Hautprobe – auch ohne Erfolg. Der Juckreiz blieb, und die Ärzte hatten keine bessere Idee, als mir Cortison zu verschreiben. Dann war ich für einige Tage auf Reisen und hatte das Vitaminpräparat vergessen. Nach zwei Tagen war der Ausschlag verschwunden. Ich dachte mir allerdings nichts dabei und nahm das Mittel einige Tage später wieder ein: Der Ausschlag kehrte zurück, und ich begriff den Zusammenhang.

Nun bat ich einen Forscherkollegen, mich genauer zu untersuchen, denn ich wollte verstehen, was hier geschehen war. Der in solchen Dingen erfahrene Professor stellte in meinem Blut starke Abwehrreaktionen auf Vitamine der B-Gruppe fest. Ich reagierte also allergisch auf etwas, was mein Körper eigentlich essenziell benötigt. Die Ursache dafür lag in der Übervitaminisierung, die ich ihm einige Wochen lang zugemutet hatte. Mein Immunsystem hatte begonnen, die Vitamine abzustoßen. Eine solche Veränderung im körpereigenen Abwehrsystem ist kaum mehr wegzubekommen – Gedächtniszellen im Immunsystem merken sich so etwas vielfach ein Leben lang.

Spurenelemente

Im Unterschied zu den meisten Vitaminen erscheint die Einnahme von Spurenelementen als Nahrungsergänzungsmittel tatsächlich sinnvoll. Spurenelemente sind bestimmte Mineralstoffe, von denen der Körper kleinste Mengen unbedingt braucht, um ordnungsgemäß funktionieren zu können. Fehlen sie, führt das zu schweren physiologischen Schäden. Die bekanntesten Mangelerscheinungen sind die Blutarmut (Anämie) bei Eisenmangel und die Bildung eines »Kropfes« an der Schilddrüse bei Jodmangel. Trotzdem ist Vorsicht geboten: Eine überhöhte Aufnahme von Spurenelementen kann sogar Vergiftungen bewirken, denn einige dieser Stoffe sind hoch toxisch.

Häufig ist ein Mangel an Magnesium, Selen, Zink oder Kalium vorhanden. Eine unausgewogene und ungesunde Ernäh-

Einige Mineralstoffe und Spurenelemente [26]

☐ Chrom: Vorkommen in Weizenkeimen, Bierhefe, Käse, Vollkorn, schwarzem Tee. Aktiviert Enzyme und Hormone (z. B. Insulin); wichtig für Blutzucker- und Cholesterinspiegel.

☐ Eisen: Vorkommen in Hülsenfrüchten, grünem Gemüse, Vollkorn, Eiern, Fleisch. Ist Bestandteil des roten Blutfarbstoffs (Hämoglobin) und zahlreicher Enzyme; wichtig für Sauerstofftransport und Gehirnleistung.

☐ Fluor: Vorkommen in Meeresfischen, Soja, Kartoffeln, schwarzem Tee. Stabilisiert Zähne und Knochen, schützt vor Karies, gut für Muskeln, Haare, Haut.

☐ Jod: Vorkommen in Fisch, Eiern, Milchprodukten, jodiertem Speisesalz. Ist Bestandteil der Schilddrüsenhormone; wichtig für Stoffwechsel und Fruchtbarkeit.

☐ Kupfer: Vorkommen in Nüssen, Hülsenfrüchten, Vollkorn, Fisch. Wichtig für rote Blutkörperchen, Sauerstofftransport, Wundheilung und Nervensystem.

☐ Selen: Vorkommen in Vollkorn, Hülsenfrüchten, Seefisch, Eiern, Steinpilzen, Fleisch. Aktiviert Enzyme, schützt vor Umweltgiften und Oxidanzien, gut für Immunabwehr und Elastizität des Bindegewebes.

☐ Silizium: Vorkommen in Hirse, Hafer, Weizen, Kartoffeln, Algen. Wichtig für Knochenbau, Bindegewebselastizität, Haare und Fingernägel sowie für Wundheilung und Immunabwehr.

☐ Zink: Vorkommen in Vollkorn, Nüssen, Fisch, Bohnen, Fleisch, Austern. Aktiviert viele Enzyme, schützt vor Umweltgiften und Oxidanzien. Wichtig für Immunabwehr, Wundheilung, Haarwuchs und Fruchtbarkeit.

rungsweise ist einer der Gründe dafür. Durch den heute üblichen Massenanbau sind aber auch die Böden oftmals derart »ausgelaugt«, dass die angebauten Pflanzen letztlich zu wenig an Mineralstoffen enthalten, um den Bedarf der Menschen decken zu können. Bioprodukte sind auch hier zu empfehlen, da es dort strengere Vorschriften bezüglich der wiederholten Nutzung von Anbauflächen gibt.

Bei vielen Menschen kommt es immer wieder zu einem Magnesiummangel. Muskelzucken und der typische Wadenkrampf können Anzeichen dafür sein. Wenn Sie so etwas bei sich bemerken, hilft es meist bereits, für ein oder zwei Tage Magnesiumpräparate zu sich zu nehmen. Eine längere Einnahme sollte unbedingt zuvor mit einem Arzt abgesprochen werden: Zu viel Magnesium kann Ihrem Körper enorm schaden; es kann beispielsweise Nierenschäden hervorrufen.

Ein anderes wichtiges Spurenelement ist das Metall Selen. Mittlerweile gilt es als wissenschaftlich belegt, dass die zusätzliche Einnahme von Selen das Immunsystem stärken, die Krebshäufigkeit mindern und das Leben verlängern kann. Man weiß aber bis heute nicht genau, welche Menge tatsächlich förderlich ist: In den vorliegenden Studien werden unterschiedliche Mengen empfohlen, und die Diskussion darüber ist noch nicht abgeschlossen.

Zink ist ein weiteres Spurenelement, das man bei ausgewogener Bioernährung zwar in genügend großer Menge zu sich nimmt, von dem aber in konventionell erzeugten Nahrungsmitteln meist zu wenig enthalten ist. Wir brauchen es als Bestandteil vieler Enzyme und für das reibungslose Funktionieren unseres Gehirns. Bei nachgewiesenem Mangel können Tabletten das Defizit wieder ausgleichen. Ob eine vorbeugende Einnahme hilft oder sogar schadet, ist bislang jedoch nicht geklärt.

Sekundäre Pflanzenwirkstoffe

Ein Verkaufsschlager der Nahrungsmittel-, Kosmetik- und Pharmaindustrie sind die sekundären Pflanzen(wirk)stoffe. Bis heute weiß man recht wenig darüber, wie diese in höherer Dosis wirken. Einige davon sind bereits relativ gut untersucht, beispielsweise Lycopen, ein Carotinoid, das in größerer Menge in Tomaten und Hagebutten vorkommt. Es gab schlüssige Hinweise darauf, dass Lycopen helfen könnte, Prostatakrebs zu verhindern. Neuere Studien mit sehr viel höheren Fallzahlen konnten eine solche Wirkung jedoch nicht bestätigen. Bei einer verwandten Substanz, Beta-Carotin, beschrieben manche Forscher inzwischen, dass diese, in Reinform als »Ergänzungsstoff« zu sich genommen, sogar das Risiko für Prostatakrebs erhöhen könnte. Was soll man jetzt glauben? Ich habe die beiden Beispiele absichtlich gewählt, um Ihnen vor Augen zu führen, dass auch bei den sekundären Pflanzenwirkstoffen die Werbung immer wieder Unhaltbares verspricht und dass auch hier großer Nachholbedarf an fundierten wissenschaftlichen Studien besteht. Abwechslungsreiche Bioernährung ist meiner Meinung nach ein sehr viel verlässlicherer und natürlicherer Schlüssel zur Gesundheit als jegliche Ergänzungsstoffe.

Ballaststoffe

Alle sprechen immer wieder über ballaststoffreiche Ernährung, kaum jemand kann allerdings genau sagen, worum es sich dabei eigentlich handelt. Der Begriff »Ballaststoffe« stammt noch aus einer Zeit, in der man glaubte, es handele sich bei diesen Bestandteilen der Nahrung um unnötigen Ballast. Er umfasst all die pflanzlichen Substanzen, die von unseren Verdauungsorganen nicht oder nur schwer abgebaut werden können. Obwohl unser Dünndarm sehr effiziente Verdauungsmechanismen bereitstellt, bleiben diese Stoffe als unverdauter Rest übrig, gelangen so in den Dickdarm und werden mithilfe von Bakterien erst dort und nur zum Teil aufgespalten.

Chemisch gesehen handelt es sich bei den meisten dieser Substanzen um Polysaccharide – also um polymerisierte Formen bestimmter Zuckermoleküle. Der bekannteste Ballaststoff ist die Zellulose – eine spezielle, großmolekulare Form von Traubenzucker. Technisch kann man sie aus Holz gewinnen, man nennt sie dann Zellstoff – und das ist der wichtigste Grundbestandteil von Papier. Wiederkäuer und Pferde können Zellulose direkt verdauen, wir Menschen aber nicht. Als Bestandteil der Zellwand von Pflanzenzellen ist Zellulose die einzige Ballaststoffart, die in allen pflanzlichen Nahrungsmitteln vorkommt – wenn man sie nicht durch Verarbeitungsprozesse daraus entfernt hat.

Andere Ballaststoffe, etwa die Pektine und die Lignine, findet man vor allem in Obst wie Äpfeln und Zitrusfrüchten, in Gemüse und Samen. Für eine besonders ballaststoffreiche Ernährung empfehlen sich Kleie, Hülsenfrüchte, Nüsse, getrocknete Früchte und Vollkornbrot.

Ballaststoffreiche Nahrung macht schneller satt und hilft auf diese Weise mit, schlanker zu bleiben. Dieser Effekt wird dadurch verstärkt, dass die Stoffe von unserem Körper energetisch nicht oder kaum genutzt werden können. Vermehrte Ballaststoffaufnahme kann auch dazu beitragen, mehr Fett auszuscheiden. Auch eine Senkung des Cholesterinspiegels wurde in diesem Zusammenhang beobachtet. Eine ballaststoffreiche Ernährung soll zudem vor Herz-Kreislauf-Erkrankungen und Dickdarmkrebs schützen, und man weiß, dass Ballaststoffe die Bakterienflora im Dickdarm positiv beeinflussen. Bei gesunden Menschen werden auch der Blutzuckergehalt und der Insulinspiegel positiv beeinflusst.

Weil Ballaststoffe große Mengen an Wasser binden können, kommt es zu einer verbesserten Darmpassa-

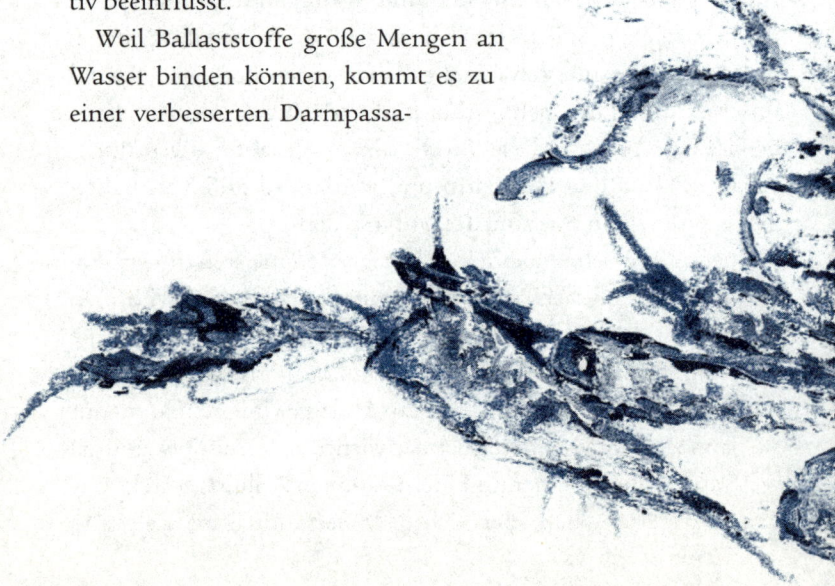

ge. Die Dickdarmbeweglichkeit verstärkt sich, der Stuhlgang funktioniert besser. Eine ballaststoffreiche Ernährung kann auch vor Diabetes Typ 2 schützen. Einige Ballaststoffe sollen sogar dazu in der Lage sein, das Immunsystem zu stimulieren. Sie scheinen also wichtige Gesundmacher in unserer Nahrung zu sein.

Nicht verschweigen möchte ich einige Nebenwirkungen: Ballaststoffe können zu Blähungen führen, und außerdem kann durch sie die Aufnahmerate von Spurenelementen wie Eisen, Magnesium, Kalzium und Zink verringert werden.

Die richtige Zubereitung der Speisen

Der gesundheitliche Wert von Speisen wird entscheidend über die Art der Zubereitung mitbestimmt. Roh, gedünstet oder gebraten – das wird oft als generalisierende Frage gestellt. Ich würde hier sagen: Die Mischung macht's, nichts sollte übertrieben werden. Neben den gesundheitlichen Vorteilen ist es auch genussvoller, wenn man seine Speisen abwechslungsreich zubereitet. Obst sollte nicht nur häufig, sondern auch möglichst frisch und roh gegessen werden, da dann noch alle Vitamine und sekundären Pflanzenwirkstoffe in nativer Form enthalten sind. Viele Gemüsesorten können ebenfalls roh verzehrt werden. Auch

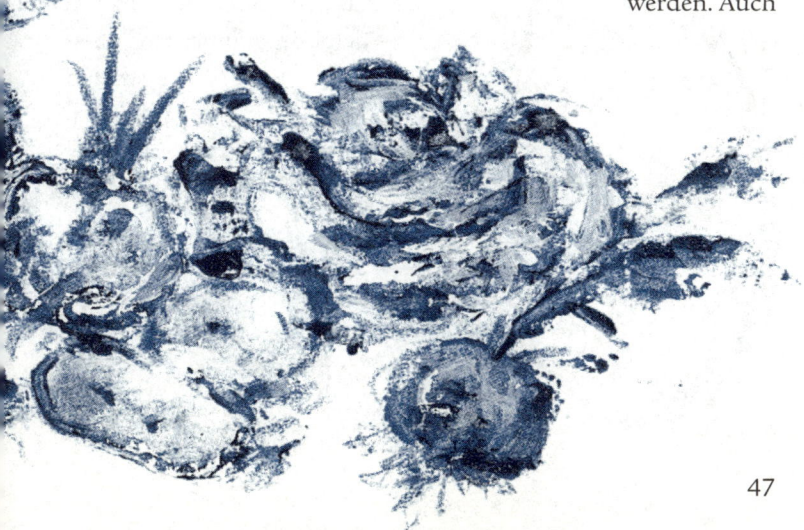

gedünstetes oder anderweitig zubereitetes Gemüse kann sehr bekömmlich sein, denn viele der wertvollen Inhaltsstoffe gehen beim Erhitzen nicht verloren.

Wenn Öle und Fette ranzig geworden sind oder wenn sie zu stark erhitzt werden, bilden sich freie Radikale und krebsfördernde Stoffe. Gegrilltes, Gebratenes und Fettgebackenes sollte daher nur die Ausnahme sein, auch Geräuchertes wie Speck sollte nur selten konsumiert werden.

Der Flüssigkeitshaushalt – Wasser und andere Getränke

Getränke, insbesondere Wasser, sind wichtiger Bestandteil unserer Ernährung und für unseren Körper lebensnotwendig. Ein Ratschlag, den man allerorten liest und hört – und der unbedingt seine Berechtigung hat: viel trinken.

Für das gesunde Funktionieren jeder einzelnen Zelle und des gesamten Organismus ist Wasser von größter Bedeutung. Es ist nicht nur unser wichtigstes Lebensmittel, sondern auch das heilsamste Medium, um den Körper innerlich zu reinigen und Krankheiten vorzubeugen. Besonders im Sommer sollten Sie pro Tag etwa zwei bis drei Liter Flüssigkeit und möglichst viel davon in Form von reinem Wasser zu sich nehmen – entsprechend der Menge an Flüssigkeit, die man in der warmen Jahreszeit täglich mit Harn und Schweiß abgibt.

Die Eigenheiten des Wassers

Unterschiedliche Wässer wirken auch unterschiedlich auf den Menschen. Es gibt Wässer unterscheidbarer »energetischer Qualitäten«. Woran das liegt, kann man bis heute nur vermuten – für die Richtigkeit der meisten in unzähligen Internetseiten und Büchern nachzulesenden Erklärungsversuche gibt es noch keinen naturwissenschaftlich schlüssigen Beweis, aber zumindest gewisse Hinweise.

Wasser ist physikalisch und chemisch gesehen eine höchst bemerkenswerte Substanz. In vielerlei Hinsicht verhält es sich ganz anders, als man es von seinem chemischen Aufbau her und aus Vergleichen mit anderen Flüssigkeiten erwarten würde.

Chemisch gesehen ist jedes Wassermolekül aus zwei Atomen Wasserstoff und einem Atom Sauerstoff zu H_2O aufgebaut. Physikalisch betrachtet sind diese drei Atome im Molekül so angeordnet, dass sich lokale Ladungsdifferenzen ergeben; dadurch entstehen sogenannte Dipolmoleküle. Die einzelnen Wassermoleküle sind außerdem durch ladungsenergetische Kräfte, sogenannte Wasserstoffbrücken-Bindungen, vernetzt.

In flüssigem Wasser sind die H_2O-Dipolmoleküle möglicherweise nicht nur, wie man glauben würde, zufällig gleichmäßig verteilt und durcheinandergemischt angeordnet, sondern es entstehen – so vermuten einige Physiker – Aggregate, sogenannte Cluster. Diese scheinen relativ instabil zu sein: Sie zerfallen wahrscheinlich ganz schnell wieder und bilden ständig neue Cluster. Bei diesem Zerfall soll, je nach Geschwindigkeit des Vorgangs, mehr oder weniger Energie frei werden – und diese »Information« scheint sich über bis heute unbekannte Mechanismen auf umliegendes Wasser zu übertragen, also in gewisser Weise auch auf den menschlichen Körper.

Zusammensetzung und Geschmack

Nicht nur die »energetische« Qualität des Trinkwassers ist wichtig, sondern auch die Zusammensetzung und Menge der im Trinkwasser enthaltenen Stoffe.

Das Trinkwasser in den deutschsprachigen Ländern stammt zu mehr als zwei Dritteln aus Quell- und Grundwasser und weist regional sehr große Unterschiede auf: Die chemische Beschaffenheit des jeweiligen Quell- und Grundwassers ist von den geologischen Gegebenheiten des durchströmten Untergrunds abhängig. Es kann auf verschiedenartigste Weise gefährdet und beeinträchtigt werden – auch hier spielt wieder der Mensch die Hauptrolle. Trinkwasser, das aus staatlich kontrollierten Reservoirs in Ihren Wasserhahn kommt, ist meist »aufbereitet« – vorgereinigt, filtriert, belüftet, entsäuert und abschließend mit Desinfektionsmitteln behandelt. Um das Wasser von Keimen und Krankheitserregern zu befreien, verwendet man üblicherweise Chlor-, Natrium-, Kalzium- und Magnesiumverbindungen sowie Ozon. Die Verwendung von Chlor zur Trinkwasserdesinfektion ist umstritten, aber nicht verboten und auch nicht verbindlich vorgeschrieben.

In manchen Gegenden und bei bestimmten Arten von Verkeimung scheint Chlorierung jedoch ein – meist nur vorübergehend angewandtes – notwendiges Übel zu sein. US-amerikanische Studien erbrachten Hinweise für ein erhöhtes Krebsrisiko durch chloriertes Trinkwasser, und eine spanische Studie kam zu dem Ergebnis, dass sich dadurch speziell das Risiko für Blasenkrebs erhöhen könnte. Die Stärke der Trinkwasserchlorierung, bei der dieser Effekt eintrat, ist in manchen Gegenden durchaus üblich. Krebserzeugende Wirkungen des chlorierten Wassers entstanden sowohl durch Trinken als auch durch Duschen, Baden und Schwimmen.[27] Durch Kochen kann man Chlor und Chlorverbindungen aus dem Trinkwasser ausscheiden.

In den meisten deutschsprachigen Gegenden ist das Trinkwasser aber als unbedenklich und sogar als sehr gut einzustufen. Wo das nicht der Fall ist – etwa weil zu viel Chlor beigesetzt werden muss –, sollte man auf stilles Mineralwasser setzen. Auch Tafel- und Quellwasser ist durchaus zu empfehlen. Mineralwasser aus der Flasche, dem man Kohlensäure (CO_2) zugesetzt hat, damit es interessanter schmeckt, trägt nach Aussagen von Ernährungsexperten jedoch dazu bei, dass unser Körper noch mehr übersäuert wird, als wir ihm das ohnehin schon zumuten. Hie und da ein Glas sprudelndes Mineralwasser ist aber sicherlich kein Problem.

Wie gesund sind Kaffee und Tee?
Eines ist unbestritten: Ein Zuviel an Kaffee, schwarzem oder grünem Tee schadet. Man fühlt, dass man nicht nur aufgeweckt, sondern aufgeregt und nervös wird. Kaffee, schwarzer oder grüner Tee sowie generell jeder Tee und andere Getränke, denen schwarzer oder grüner Tee beigemischt ist, sollten wie jedes Genussmittel nur in kleinen Mengen konsumiert werden. In größeren Mengen genossen, kann Kaffee die Entstehung von Magengeschwüren fördern. Nicht allein das Koffein ist daran schuld, sondern auch andere beim Röstprozess entstandene Substanzen. Der Magen scheidet dadurch zu viel an zersetzender Magensäure und Enzymen aus, wodurch die Magenschleimhaut geschädigt werden kann. Koffein bewirkt auch eine Steigerung der Herztätigkeit und einen Blutdruckanstieg.

In Maßen genossene biologisch erzeugte Kräuter- und Früchtetees sowie Fruchtsäfte sehe ich dagegen als gesundheitsfördernd an. Abwechslung ist auch hier geboten: Zu viel davon wirkt wie Medizin und kann dafür sorgen, dass sich Magenschmerzen und andere Symptome entwickeln. Hier muss sich jeder durch vorsichtiges Herantasten seine eigenen Richtlinien setzen, denn jeder Körper reagiert anders.

Teein im Tee?
Ein weitverbreiteter Irrtum ist, dass Tee kein Koffein, sondern eine Substanz namens Thein oder Teein enthalten würde. Tatsache ist, dass Koffein sowohl in Kaffee als auch in schwarzem und

51

grünem Tee enthalten ist. Koffein aus Kaffee regt schneller an und lässt auch rascher wieder nach, Koffein aus Schwarztee und Grüntee hingegen bewirkt eine mildere Anregung, die länger anhält. Der geringere Koffeingehalt von Tee ist nur einer der Gründe; ein anderer ist, dass Koffein aus Tee aufgrund seiner Bindung an Gerbstoffe und Aminosäuren nicht vollständig vom Organismus aufgenommen wird. Je länger man den Tee ziehen lässt, desto höher der Anteil an Gerbstoffen.[28] Spricht man von Teein, so meint man damit das Gemisch aus Koffein und Gerbsäure. Schwarzer und grüner Tee und auch Kaffee enthalten zusätzlich zu Koffein auch geringe Mengen an Theobromin und Theophyllin – zwei Substanzen, die auch als Arzneimittel eingesetzt werden, etwa gegen Asthma. Je nachdem, wie lange man den Tee ziehen lässt, sind die abgegebenen Mengen dieser Substanzen unterschiedlich hoch. Nach zwei Minuten sind vorwiegend Koffein, Theobromin und Theophyllin enthalten, die Wirkung ist nun »anregend«. Je länger die Blätter aber im heißen Wasser bleiben, umso mehr Gerbstoffe werden freigesetzt und umso bitterer wird der Geschmack. Die nun vermehrt vorhandenen Gerbstoffe wirken blutstillend, leicht antibakteriell sowie schmerzlindernd und helfen auch bei Durchfall.

Schwarzer und grüner Tee

Schwarzer Tee und grüner Tee werden aus derselben Teepflanze hergestellt, allerdings auf unterschiedliche Art und Weise: Während man Schwarzteeblätter fermentiert, ist das bei Grünteeblättern in Japan nicht der Fall oder wird – in China – nur leicht angewandt. Laut vorliegender Medizinliteratur können beide Teesorten dazu beitragen, gesund zu bleiben; sie könnten sogar krebsvorbeugend wirken.

Bei all den berichteten positiven Wirkungen darf man die gleichzeitig vorhandenen negativen nicht übersehen: Für kreislaufstabile Menschen, speziell solche mit hohem Blutdruck, und auch für nervöse Menschen sollten diese Teesorten eher die Ausnahme bleiben. Auch ergibt sich bei Tee heute generell das Problem, dass beim Teeanbau zumeist sehr große Mengen an Pestiziden verwendet werden – Bio ist also auch hier unbedingt vorzuziehen.

Während meiner Zeit als Gastprofessor an chinesischen Universitäten habe ich immer wieder erleben dürfen, wie die Chinesen ihren Grüntee zubereiten. Morgens gießt man die ganzen oder zerkleinerten Teeblätter heiß auf. Ich war erstaunt darüber, dass man dort meist relativ große Mengen an Teeblättern für den ersten Tee am Morgen verwendet. Den Tee trinkt man dann und gießt gleichzeitig immer wieder heißes Wasser nach, auf die gleichen Blätter, die bis zum Abend im Teepott verbleiben. So lösen sich nach und nach immer mehr Bitterstoffe aus dem Tee, der Tee wird immer weniger anregend, bis er zum Abend hin schließlich sogar beruhigend wirkt. Man verwendet und genießt dabei bewusst die ganze Palette an Wirkstoffen, die im Tee enthalten sind.

Alkohol – erst einmal die schlechten Seiten

Eine unumstößliche Tatsache: Alkoholiker haben nicht nur ein Suchtproblem, sondern auch ein eindeutig höheres Risiko für Herz-Kreislauf- und Krebserkrankungen. Hier sind vor allem Speiseröhrenkrebs, Leberkrebs, Rachenraumkrebs und auch Brustkrebs zu nennen. Alkohol selbst löst keinen Krebs aus; bei seinem Abbau im Körper allerdings entstehen Azetaldehyd und weitere Stoffe, die dafür verantwortlich sein dürften, dass sich durch Alkoholkonsum die Gefahr für Krebs und andere Erkrankungen erhöht.

Es geht aus medizinischer Sicht nun nicht darum, dass man überhaupt keinen Alkohol trinken soll; vielmehr kommt es auch hier auf die Menge an. Ab wann aber ist ein Mensch, der regelmäßig Alkohol zu sich nimmt, gefährdet? Die Menge, die Ärzte hier nennen, erscheint erschreckend gering. Medizinisch gesehen sind diese Zahlen allerdings wirklich relevant: So vervielfacht bereits ein Liter Bier pro Tag das Risiko, die genannten Erkrankungen zu bekommen.[29] Ärzte und Wissenschaftler raten daher

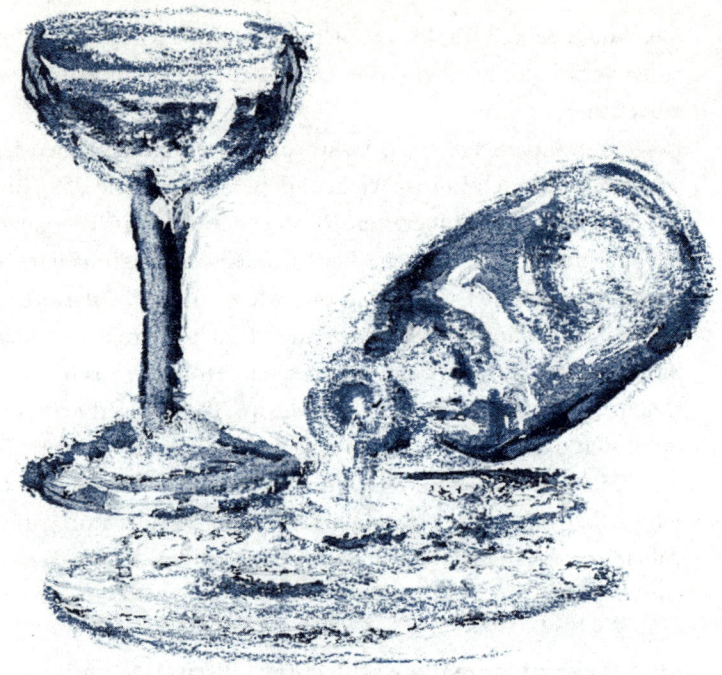

dazu, dass Männer pro Tag maximal einen halben Liter Bier oder ein Viertel Wein trinken sollten, Frauen nur die Hälfte davon. Frauen vertragen nämlich nur kleinere Mengen an Alkohol als Männer: Ihnen steht weniger an Alkohol-Dehydrogenase zur Verfügung – das Enzym ist für den Abbau von Alkohol im Körper zuständig. Auch die gesunde Alkoholpause müsste für beide Geschlechter länger sein, als die meisten vermuten: Um den Körper regenerieren zu können, ist es nötig, einmal im Jahr eine durchgehende siebenwöchige totale Alkoholabstinenz einzuhalten.[30] All diese Angaben gelten nur für gesunde, nicht suchtgefährdete Menschen.

Die guten Seiten von Bier und Wein
Bier an sich ist nicht ungesund. Im Gegenteil: Es hat sogar gesundheitsfördernde Eigenschaften, wenn es nach dem Reinheitsgebot gebraut ist und nur in kleinen Mengen konsumiert wird. Mittlerweile gibt es auch Biobier.

Auch Rotwein gilt bei vielen Menschen als gesund. Da ist tatsächlich etwas Wahres dran: Bei der Rotweingärung wird Resveratrol aus der Traubenhaut gelöst, ein Stoff, der stark antioxidativ und krebsvorbeugend wirkt. Resveratrol wird sogar als Anti-Aging-Substanz gehandelt. Allerdings ist dieser Stoff nur dann in nennenswerten Mengen im Rotwein enthalten, wenn die Trauben natürlicherweise einen Schutz gegen Pilz- und Parasitenbefall entwickelten. Dies tun sie im Allgemeinen auch: Gerade die Verpilzung ist ein großes Problem beim Weinanbau, gegen das sich die Pflanzen bis zu einem gewissen Grad selbst wehren. Die Substanz ist also eine Art natürliches Antimykotikum.

Ein gewisser Gesundheitsschutz
Wird der Wein allerdings gegen Verpilzung gespritzt, bilden die Trauben diesen Schutz nicht so stark aus, und der aus ihnen entstehende Wein enthält dann auch weniger Resveratrol. Man konnte nachweisen, dass in biologisch angebautem Wein zehn-, manchmal sogar hundert- bis tausendmal mehr von diesem gesundheitsfördernden Stoff enthalten ist als in konventionell angebautem Wein. Außer in der Haut roter Weintrauben ist Resveratrol übrigens auch in Himbeeren, Maulbeeren und Erdnüssen enthalten, und Granatäpfel bilden eine chemisch verwandte, sogar noch stärker antioxidativ wirkende Substanz.

Aus Erfahrung wissen viele Ärzte, dass Rotwein auch mithelfen kann, die Blutfettwerte niedrig zu halten. Gut untersucht ist ferner die Beeinflussung von LDL-Cholesterin, das durch bestimmte Inhaltsstoffe im Rotwein vor Oxidation geschützt wird. Dadurch kommt es weniger leicht zu der gefürchteten Arteriosklerose. Einige dieser Substanzen – sogenannte Polyphenole, zu denen auch das bereits erwähnte Resveratrol gehört – hemmen auch das Verklumpen von Blutplättchen und schützen daher zu einem gewissen Grad vor Herzinfarkten. Das alles heißt natürlich nicht, dass man Rotwein in großen Mengen trinken sollte, denn die negativen Auswirkungen des Alkohols bleiben bestehen.

Säure-Basen-Haushalt und Fastenkuren

Immer wieder ist zu hören, dass es eine Übersäuerung des Körpers gar nicht geben kann, weil dieser diesbezüglich sowieso alles regeln würde. Diese plakative Aussage ist zwar grundsätzlich richtig – sie stimmt allerdings nur, solange wir unseren Körper nicht überfordern. Aber wer kann das ehrlich von sich behaupten? Aus eigener Erfahrung bin ich absolut davon überzeugt, dass Übersäuerung und die damit verbundene Ablagerung von »Giftstoffen« krank machen. Dabei handelt es sich normalerweise nicht um echte Toxine, sondern um Stoffe verschiedenster Art, die unser Körper gewissermaßen zwischenlagert: Dazu gehören etwa bestimmte Salze, Proteinat-Komplexe und Säuren wie Harnsäurekristalle.

Solche im Volksmund als Schlacken bezeichnete Stoffe sind in der Physiologie des Menschen normale und sinnvolle Produkte des Stoffwechsels. Sie werden in der Regel über die Leber, die Nieren und die Haut ausgeschieden. Im Körper verbleiben sollten sie nicht. Bestimmte Bedingungen wie Übersäuerung fördern die Ablagerung jedoch. Besonders in den Gelenken kann dies sehr schmerzhaft sein und einem das Alltagsleben vermiesen. Entschlackungs- und Fastenkuren können unserer Gesundheit einen enormen Dienst leisten und helfen auch, schmerzende Ablagerungen wieder loszuwerden.

Wodurch entsteht Übersäuerung? Viele Faktoren spielen hier eine Rolle: Neben der direkten Zufuhr von Säure über die Nahrung, etwa in Form von Essig, Gerbsäure aus schwarzem und grünem Tee sowie Bohnenkaffee, entstehen Säuren auch im ganz normalen Stoffwechsel: Im Eiweißstoffwechsel werden Phosphor- und Schwefelsäure gebildet, Kohlensäure entsteht im Zellstoffwechsel und bei der Atmung. Falsches Ernährungsverhalten kann zu chronischer Darmgärung führen. Zu hoher Fleischkonsum lässt vermehrt Harnsäure entstehen, und Muskeltätigkeit geht mit der Produktion von Essig- und Milchsäure einher. Auch viele Medikamente können Übersäuerung fördern.

Dem gegenüber stehen basische Einflüsse, die man durch eine vorwiegend pflanzliche Ernährung und eine eventuell zusätzliche Zufuhr von basischen Mineralsalzgemischen, sogenanntem Basensalz, fördern kann. Grundlage eines ausgeglichenen Säure-Basen-Haushalts ist eine ausgewogene Ernährung.[31]

Durch Entschlackungskuren und speziell durch strikte Fastenkuren ermöglichen wir es unserem Körper, sich wieder von den zu viel eingelagerten Schlackenstoffen zu reinigen. Weil durch die dabei auftretende chemische Zerlegung dieser »Abfälle« Wasserstoffionen, also Säuren, frei werden, sollten wir gerade in solchen Zeiten unsere Nieren durch die gleichzeitige Aufnahme basischer Salzmischungen schützen.

Im Selbstversuch habe ich während und nach Fastenkuren immer wieder mein Blut und meinen Urin untersuchen lassen. Schon ein bis zwei Tage nach Beginn der Kur war – wenn ich kein Basenpulver nahm – der pH-Wert des Urins sehr viel saurer als üblich. Im Blut kam es bei mir insbesondere zu einem sehr starken Anstieg der enthaltenen Harnsäure – ein Zeichen dafür, dass die Entgiftung voll im Gange war. Je nach Dauer der Fastenkur ging dann der Harnsäuregehalt langsam zurück, und einige Tage nach der Kur zeigte das Blutbild bei der Harnsäure und anderen Anzeigeparametern wahrhafte Bilderbuchwerte.

Fasten und Entschlacken

Wenn man ein Gefäß voll schalem Wasser hat, wird man nicht immer wieder frisches Wasser zugießen. Man wird das abgestandene Wasser zuerst komplett ausleeren, das Gefäß ordentlich reinigen und dann frisches Wasser einfüllen. Das Gleiche passiert beim Fasten: Erst werden Schlacken ausgeschieden, der Körper wird gründlich gereinigt, dann kann man neue, gesunde Nahrung aufnehmen.

Ich verstehe unter einer Fastenkur, dass man jedes Jahr mindestens drei Wochen lang nur Flüssiges in Form von etwa einem halben Liter an frisch gepressten oder milchsauer vergorenen

Säften und zusätzlich mindestens zwei Liter Kräutertees und Wasser täglich zu sich nimmt. Erlaubt sind auch dünne pürierte Gemüse- und Kartoffelsuppen. Sie sollten salzarm sein, für Menschen mit niedrigem Blutdruck ist ein wenig Salz aber zu empfehlen. Täglich sollte auch ein Kaffeelöffel reiner Bienenhonig eingenommen werden.

Der Körper stellt sich dabei sehr schnell um. Dennoch ist es sinnvoll, eine Fastenkur behutsam einzuleiten: Gerade für Menschen, die sich von sehr viel Fleisch, Süßem und Fettem ernähren, bietet es sich an, nicht von Hundert auf Null zu gehen. Besser wäre es, erst einmal eine Woche lang sehr reduziert zu essen, vegetarisch mit viel Gemüse und Obst und etwas Getreide oder Reis. Diese Vorbereitungszeit zählt dann aber nicht zu den drei Wochen der eigentlichen Fastenkur.

Hat man die ersten Fastentage geschafft, wird das Fasten von Tag zu Tag leichter. Die Gelüste verschwinden allmählich, das Wohlbefinden nimmt dagegen immer mehr zu. Was man physisch loslässt, zeigt auch auf der psychischen Ebene positive Wirkungen. Oftmals sind Ess- und Trinkgelüste nur etwas, was unsere wahren Bedürfnisse verdeckt. Sehr vieles mag einem hier bewusst werden und dabei helfen, neue Weichen in unterschiedlichen Lebensbereichen zu stellen.

Darüber hinaus lernt man durch bewusstes Fasten, das Essen wieder mehr zu würdigen. Man bemerkt, dass es keine Selbstverständlichkeit ist, welche Menge und Vielfalt an Nahrungsmitteln uns zur Verfügung stehen. Die Stärkung der Selbstdisziplin, die das Fasten ebenfalls bewirkt, lässt sich auch auf andere Lebensbereiche ausdehnen.

Natürlich ist auch eine kürzere Fastenzeit hilfreich. Tiefer greifende gesundheitliche Ergebnisse – besonders bei bereits bestehenden Krankheitssymptomen – lassen sich aber erst bei einer durchgehenden Kur von mindestens drei Wochen erzielen. Als vorbeugende Maßnahme sollte eine Fastenkur mindestens einmal jährlich durchgeführt werden. Man kann sie auch auf zweimal zehn Tage aufteilen.

Fasten ist eine der effizientesten Maßnahmen, die ich in gesundheitlicher Hinsicht für Körper und Geist kenne. Eine Ausnahme stellen Krebserkrankungen dar: Hier ist Fasten nicht anzuraten, da es die Zellteilung anregen könnte. Ansonsten aber ist Fasten ein idealer Weg, verschiedensten Krankheiten vorzubeugen oder Symptome zu lindern – Ernährungsstörungen, Erkältungen, Atemwegserkrankungen, Hautkrankheiten, Kreislaufprobleme, Gelenkprobleme, Entzündungen verschiedenster Art, ebenso Depressionen. Auch während des Fastens ist es wichtig, jeden Tag Stuhlgang zu haben; ist dies nicht der Fall, muss man mit Bittersalzen und Einläufen nachhelfen.

Zum Thema »Fastenkuren« gibt es geeignete weiterführende Literatur (siehe S. 233f.). Beim ersten Mal oder im Falle einer Krankheit sollte eine Fastenkur aber nur unter Aufsicht eines ausgebildeten Fastenarztes durchführt werden.

Tief greifende Veränderungen

Nutzen Sie die Gelegenheit und lernen Sie Ihren Körper während des Fastens auch von der sportlichen Seite her neu kennen – indem Sie sich bewusst mehr bewegen, täglich mindestens 20 Minuten, mit einem Schwerpunkt auf Muskelaufbautraining. Das ist wichtig, damit die Schlacken und nicht so sehr die Muskelmasse abgebaut werden. Nach der Kur wollen Sie dann bestimmt ein kleines Bewegungsprogramm beibehalten und weiter ausbauen. Schon drei Stunden Bewegung pro Woche, wozu man auch Treppensteigen und flottes Gehen zählen darf, bringen sehr viel für die Gesundheit: Dies beugt Osteoporose, verschiedenen Gelenkerkrankungen, Kreislaufproblemen, sogar Krebs, aber auch Gemütsschwankungen vor – und es reduziert das Körpergewicht. Es zahlt sich also aus!

Körper und Geist hängen eng zusammen, das lässt sich beim Fasten sehr gut spüren. Es bringt positive Gedanken und Gefühle, klärt den Geist und schenkt uns höhere Erkenntnisse, Einsichten und Problemlösungen. Zudem macht es uns sanfter. Zwischendurch kann man allerdings manchmal für kurze Zeit auch gereizt sein oder sich schlapp fühlen. Wichtig ist, niemals während einer solchen Phase aufzuhören, sondern erst dann, wenn die dafür verantwortlichen »Giftstoffe« auch tatsächlich ausgeschieden worden sind und es einem wieder gut geht. Nach der Fastenkur ist es sehr wichtig, langsam und behutsam – mindestens einige Tage lang – mit leichter, gesunder, salzarmer Kost und gutem Kauen wieder mit dem Essen zu beginnen. Während dieser Phase sollten auch weiterhin magenbelastende Getränke wie Kaffee, Schwarztee, »Energy-Drinks«, kohlensäurehaltige Getränke und Alkohol gemieden werden.

Ihre Ernährungsweise kann die Welt verändern

Wie Sie gesehen haben, sind mit der Ernährungsweise jedes einzelnen Menschen unzählige weitere Auswirkungen verbunden. Zum Teil sind das Faktoren, die von weitreichender ökologischer Relevanz sind. Es mag erst einmal erschreckend klingen, wenn man sich beispielsweise bewusst macht, dass sozusagen jeder Hamburger, den man isst, ein Stück des Regenwaldes kostet, von dem unser Überleben auf der Erde maßgeblich mit abhängt. Auf der anderen Seite liegt aber eine große Kraft darin, solche Zusammenhänge zu kennen. So hat es jeder in der Hand, seinen persönlichen Beitrag dazu zu leisten, dass die Ressourcen unseres Heimatplaneten nicht weiterhin zerstörerisch ausgebeutet, sondern achtungsvoll genutzt werden.

Fair für alle

Eine immer größer werdende Produktpalette wird unter der Bezeichnung »Fair-Trade« angeboten – hier erhalten die Produzenten vor Ort in Lateinamerika, Afrika oder Asien eine gezielt nachhaltige Förderung und faire Entlohnung. Sie werden nicht, wie bei den meisten international agierenden Konzernen üblich, mit Hungerlöhnen abgespeist. Viele dieser fair gehandelten Produkte sind überdies biologisch erzeugt.

In den deutschsprachigen Ländern steht »Fair-Trade« mittlerweile hoch im Kurs. Viele Menschen wollen dazu beitragen, dass Armut an ihren Wurzeln vermieden und die Umwelt weitaus besser als bis jetzt geschützt wird. Wahre »Fair-Trade«-Verkaufsschlager sind derzeit Bananen, Kaffee, Schokolade, Fruchtsäfte und Rosen. Bei Bananen liegt der Anteil immerhin schon bei 20 Prozent. »Fair-Trade«-Produkte sind im Handel mit einem speziellen »Fair-Trade«-Siegel gekennzeichnet – nur dann kann man davon ausgehen, dass es sich auch wirklich um fair erzeugte Waren handelt.

Es gibt auch mehrere »Fair-Fish«-Initiativen, die zusätzlich den Tierschutz mit einbeziehen: Angestrebt wird dabei ein rasches Fangen der Fische mit sofortiger Betäubung und Tötung, und bezüglich Nachhaltigkeit dürfen nur Fischereimethoden angewendet werden, die den Fortbestand dieser Fische gewährleisten und dabei möglichst keine anderen Tier- und Pflanzenarten vernichten.[32]

Ein Gebot der Fairness ist es auch, keine Lebensmittel zu vergeuden. Das beginnt damit, dass man nur so viel einkauft, zubereitet oder auf seinen Teller häuft, wie man auch essen wird. Rund zehn Prozent des Restmülls bestehen laut einer im Jahr 2008 veröffentlichten Abfallanalyse im Land Salzburg aus originalverpackten Lebensmitteln. Etwa ein Viertel des täglich erzeugten Brotes landet ebenso auf dem Müll. Weltweit werden Lebensmittel in riesigem Maßstab verschwendet: So wird beispielsweise in Flugzeugen übrig gebliebenes Essen, auch wenn es noch verpackt ist, einfach weggeworfen.

Währenddessen hungern und verhungern nach wie vor Millionen von Menschen, insbesondere in Afrika. Dabei könnte man dieses erschreckende Problem bereits drastisch reduzieren, wenn die Industrienationen jeweils nur 0,7 Prozent des Bruttoinlandsprodukts für die Entwicklungshilfe zur Verfügung stellen würden. Das tun aber nur die wenigsten; die drei deutschsprachigen

Länder sind nicht unter denen, die diese Forderung der UNO erfüllen, obwohl gerade dort die Bevölkerung besonders viel spendet! 0,7 Prozent – und bis 2015 könnte die Zahl der Hungernden halbiert werden, davon geht auch ein Schweizer Bündnis verschiedener Organisationen, etwa Helvetas, aus. 2007 trat es mit einer diesbezüglichen Petition an Parlament und Bundesrat der Schweiz heran.[33]

So sind die wesentlichen Schritte, für die Welternährung etwas grundlegend Positives zu bewirken, sicherlich vorrangig von den Politikern und Wirtschaftsmagnaten dieser Welt gefordert. Mithelfen aber, auf politischem und rein alltagspraktischem Weg, kann jeder Einzelne von uns.

Ernährung aus seelischer Perspektive

Zur Nahrung gehören nicht nur die Lebensmittel und Getränke, die wir zu uns nehmen, um auf der körperlichen Ebene funktionieren zu können. Auch Gefühle, Gedanken, Handlungen, Ideen, Beziehungen und Tätigkeiten nähren uns – auf geistiger und seelischer Ebene.

Wenn man sich aus einer höheren Perspektive mit der Ernährung befasst, geht es um eine ganz wesentliche Frage: Was nährt mich wirklich? Was versorgt mich mit all dem, was ich für ein harmonisches Leben brauche? Die vielen Meinungen und Tipps von außen können uns dabei eine Anregung sein, oftmals aber verwirren sie uns nur. Was zählt, ist ein Zugang zur eigenen inneren Stimme, zu den eigenen tieferen Gefühlen und Bedürfnissen und letztlich zu unserer göttlichen Seele, aus deren Perspektive klar ersichtlich ist, welches der erfüllendste Lebensweg und der nächste Schritt für jeden Einzelnen sein kann.

Wie aber finde ich einen Zugang zu meinen wahren Bedürfnissen? Es wird oft gesagt, dass man auf sein »Bauchgefühl«, auf die Stimme des eigenen Herzens hören sollte. Viele Menschen können jedoch nicht unterscheiden, was da in ihnen »spricht«. Es fehlt ihnen die Bewusstheit zu unterscheiden, welche Stimme wirklich die des eigenen Herzens und welche die einer verinnerlichten moralischen Instanz oder einer eigenen Unzulänglichkeit ist. Außerdem gibt es eine große Zahl von Menschen, die aufgrund verschiedenster Verletzungen »dichtgemacht« haben oder so verroht sind, dass sie gar nicht mehr spüren, wenn sie selbst oder ein anderes Wesen leiden – oder die daraus sogar eine vermeintliche Befriedigung ziehen. Manchmal suchen mich Klienten auf, die kaum noch fühlen können, weder im Guten noch im Schlechten; sie sind wie abgestorben oder bewerten alles negativ und sind mit ihrem Leben insgesamt unzufrieden.

Für diese Menschen besonders, aber auch für alle Menschen, die einfach zu größerer Bewusstheit, Zufriedenheit und Dankbarkeit kommen möchten, ist eine meiner Lieblingsübungen gedacht: die Übung des bewussten Wartens. Bei dieser Übung lernen Sie, tiefer und bewusster zu fühlen und zu spüren. Sie erleben Freude und Dankbarkeit für die unendliche Fülle, die uns umgibt. Dadurch gelangen Sie zu mehr Bewusstheit, Genussfähigkeit und Zufriedenheit.

Übung des bewussten Wartens

Wenn Sie etwas essen möchten, warten Sie damit so lange, bis Sie fühlen, dass Sie sehr hungrig sind, und dann essen Sie langsam und konzentrieren sich ganz bewusst auf den Geschmack und den Vorgang des Essens. Wenn Sie etwas trinken möchten, warten Sie damit so lange, bis Sie starken Durst spüren, dann trinken Sie ganz bewusst Wasser und genießen es Schluck für Schluck. Wenn Sie sich schlafen legen wollen, warten Sie damit so lange, bis Sie die Müdigkeit bewusst fühlen. Und wenn Sie sich dann hinlegen, erfahren Sie, wie schön es ist, ein Bett zu haben, in das Sie sich sinken lassen, in dem Sie entspannen und einschlafen können. Wenn Sie duschen möchten, warten Sie damit so lange, bis Sie fühlen, dass es Ihnen wirklich ein Bedürfnis ist – und lassen dann bewusst Ihren Körper vom warmen Wasser umspülen, seifen ihn ein, trocknen ihn ab. Wenn es Ihnen kühl ist und Sie sich etwas Warmes überziehen möchten, warten Sie damit so lange, bis es Sie wirklich friert und Sie dann bewusst fühlen, wie angenehm es ist, sich etwas Wärmendes überziehen zu können.

Diese Übung können Sie nach Belieben auf alles Mögliche ausdehnen. Wichtig dabei ist, sie bewusst durchzuführen, d. h., sich dabei auf sein Fühlen zu konzentrieren, zuerst in der Phase des längeren, unangenehmeren Wartens und dann im Erleben und Genießen des angenehmen Auflösens. Durch das oftmalige Praktizieren dieser Übung werden Sie schätzen und genießen lernen, was Sie bereits haben, und diesen Reichtum nicht als selbstverständlich ansehen und ständig neue Dinge brauchen.

Übung der Freude durch Dankbarkeit

Die folgende Übung baut auf der Übung des bewussten Wartens auf:

Nehmen Sie sich kurz Zeit und notieren Sie zehn Dinge, für die Sie dankbar sein können. Vielleicht sind Sie eine Zeit lang mutlos und unzufrieden gewesen und nun wieder zuversichtlich. Dann schreiben Sie auf Ihre Liste: Danke, dass ich mich wieder wohlfühle. Und Sie können sie beliebig erweitern: Danke, dass ich in einem friedlichen Land lebe. Danke, dass ich meditieren und beten kann. Danke für den schönen Baum unten an der Straße. Danke, dass ich mit meinem Kind spielen kann. Danke, dass ich Humor habe. Danke, dass ich lesen lernen durfte. Danke, dass es für uns und die Natur regnet. Danke für die Freude meines Hundes, wenn wir zusammen spazieren gehen. Danke für den herrlichen Kuchen von Oma. Danach lesen Sie Ihre Liste dreimal langsam durch, wenn möglich laut, und konzentrieren sich dabei auf das gute Gefühl der Dankbarkeit und Freude. Machen Sie diese Übung täglich mit zehn neuen Gründen, bis Sie merken, dass Sie sie nicht mehr brauchen, weil Sie sich nun von allein auch im Alltag freudig und dankbar auf all das Gute ausrichten, das Sie umgibt.

Sich selbst beachten und achten

Obwohl wir in einer vom Egoismus geprägten Gesellschaft leben, mangelt es sehr vielen Menschen an Selbstwertschätzung und Selbstbewusstsein. Wenn Sie Ihr Selbstwertgefühl stärken möchten, schreiben Sie zehn Gründe auf, wofür Sie sich akzeptieren können. Sie können beim Körper beginnen: Machen Sie sich bewusst, wozu Ihnen Ihr Körper alles dient. Und beachten Sie dabei auch Ihre vermeintlichen Mängel: Auch dicke Oberschenkel tragen einen, auch abstehende Ohren schenken einem das Hören. Schreiben Sie auch Ihre Talente, Fertigkeiten und charakterlichen Qualitäten auf: Vielleicht können Sie gut zuhören, andere liebevoll verwöhnen, schön singen, sich wo nötig abgrenzen, vielleicht gedeihen Ihre Zimmerpflanzen durch Ihre Pflege prächtig – was auch immer Ihnen einfällt. Lesen Sie auch diese Liste mehrfach durch und nehmen Sie die positiven Gefühle wahr, die dabei auftauchen. Dadurch wachsen Selbstvertrauen und Selbstwertgefühl. Dann fallen Sie auch nicht mehr so leicht aus Ihrer Mitte, wenn Sie jemand kritisiert, ablehnt oder manipulieren möchte.

Der Hauch des Lebens

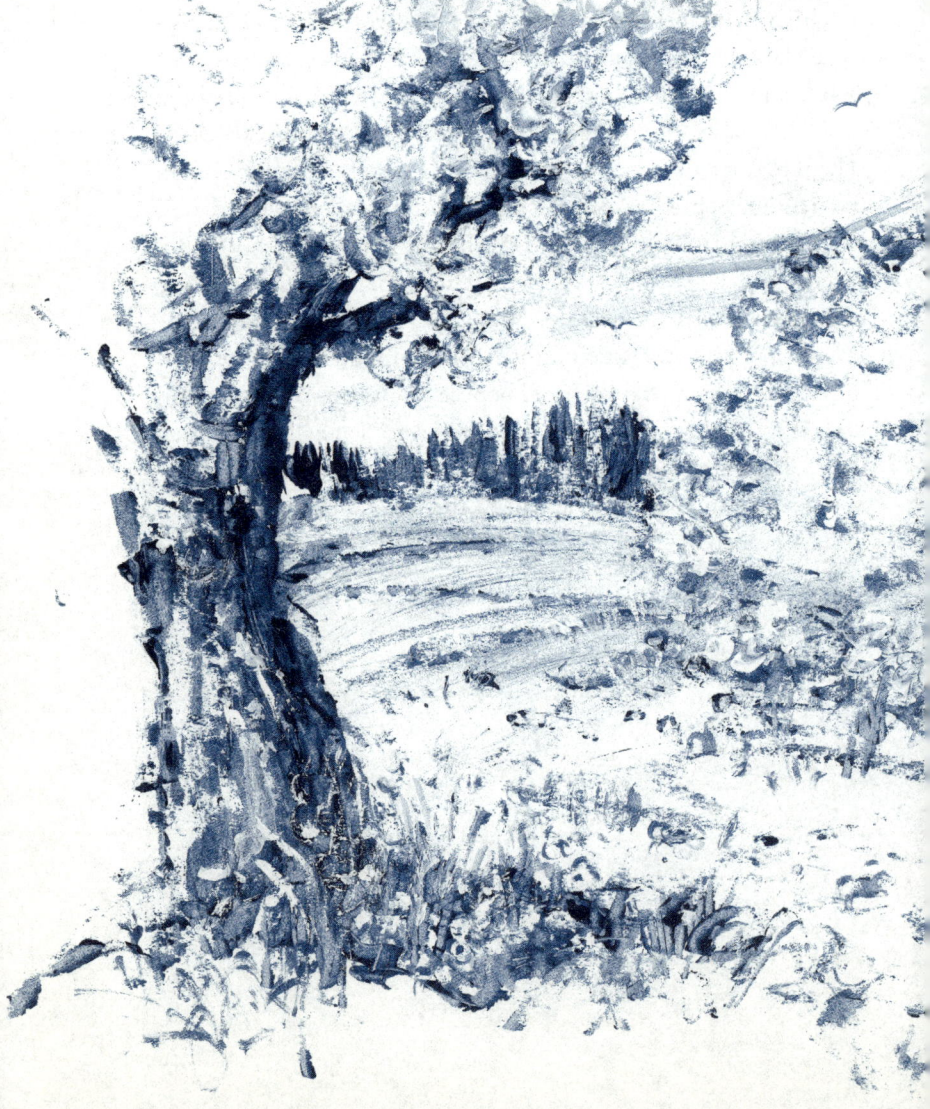

Bei der Arbeit an diesem Kapitel über Atemluft und Luftschadstoffe spazierte ich eines Tages über die Felder, um ein wenig zu entspannen und gesunde Landluft einzuatmen. Doch bald begegnete mir ein Bauer auf seinem Traktor – inmitten einer meterhohen Staubwolke. Er tat mir leid. Ich realisierte plötzlich, wie gefährdet selbst Bauern heute sind. Sie versprühen Gifte und allerlei schädliche Stoffe – und atmen sie dabei selbst ein. Oftmals benutzen sie auch noch alte und wenig gewartete Traktoren, die entsprechend Feinstaub, aber auch Stickoxide und sehr viel Lärm produzieren. Von gesunder Arbeit an der frischen Luft ist da nichts geblieben. Ich wanderte rasch weiter und beschloss, bei einem Waldgasthof eine kleine Pause zu machen. Ich betrat die Wirtsstube – und eine dicke Wolke aus Zigarettenqualm umschloss mich!

Viele Menschen setzen sich tagtäglich großen gesundheitlichen Gefahren durch mannigfaltige Schadstoffe aus, die sie über die Atemluft zu sich nehmen.

Die Atmung
als Grundlage des Lebens

Das Aufnehmen und Abgeben von Luft über das Atmungssystem ist ein lebensnotwendiger Vorgang. Es kann aber auch viel mehr als das sein – wie beispielsweise yogische Traditionen mit ihren ausgeklügelten Atemübungen oder auch in der westlichen Welt verwendete atemtherapeutische Ansätze zeigen. Über das bewusste Atmen lassen sich die Sauerstoffversorgung, die Körperhaltung, das Wohlbefinden, der Entspannungsgrad und damit immer auch die Gesundheit beeinflussen. Aber nicht nur die Art des eigentlichen Atmungsvorgangs ist hierbei entscheidend, sondern natürlich in hohem Maße auch die Qualität der aufgenommenen Luft.

Ein bisschen Biologie – Sauerstoff und CO_2
Wahrscheinlich kennen Sie das Gefühl der Schlappheit, wenn Sie sich lange Zeit in einem schlecht gelüfteten Raum aufgehalten haben. Kaum gehen Sie ins Freie und atmen ein paar Mal tief durch, fühlen Sie sich schon viel wacher. Sauerstoff braucht unser Körper für alle Lebensvorgänge. Unsere Lebensspanne reicht vom ersten bis zum letzten Atemzug. Ohne Luft würden wir schon nach wenigen Minuten sterben. Knapp 21 Prozent Sauerstoff enthält unsere Luft vor dem Einatmen, in der von uns ausgeatmeten Luft sind immer noch 16 Prozent enthalten. Die Differenz von rund fünf Prozent atmen wir als CO_2 wieder aus. Dadurch steigt der CO_2-Pegel im Raum immer mehr an. Ist zu viel CO_2 in der Raumluft, drohen Konzentrationsschwäche und Abgeschlagenheit, es entsteht so etwas wie eine »CO_2-Narkose«. Unser Unwohlsein in schlecht gelüfteten Räumen liegt also zumeist nicht an mangelndem Sauerstoff, wie viele meinen, sondern an einem Zuviel an CO_2, dessen Konzentration wir mit jedem Atemzug erhöhen.

Da wir Sauerstoff nur bedingt speichern können, müssen wir alle paar Sekunden neu einatmen. In der Lunge geht der Sauerstoff in das Blutgefäßsystem über und wird dann an alle Organe und Gewebe geleitet, wo die feinsten Blutgefäße, die Kapillaren, den Sauerstoff an die Zellen abgeben. Auch wenn unser Gehirn nur etwa zwei Prozent des Körpergewichts ausmacht, verbraucht es im Durchschnitt 40 Prozent des eingeatmeten Sauerstoffs.

Atmungsgewohnheiten
Meist geschieht das Atmen unbewusst, und fast immer reicht die dabei aufgenommene Sauerstoffmenge genau für den aktuellen Bedarf aus. Damit die Lunge sich mit Luft füllen, sich also ausdehnen kann, senkt sich das Zwerchfell, der Brustkorb hebt sich. Ist man verspannt und der Bauch krampfhaft fest, kann nur sehr flach geatmet werden. Dies ist in vielen Stresssituationen der Fall, und bei einigen Menschen haben sich diese Verfestigungen bereits zu Dauermustern ausgeprägt.

Atmungsformen

Bei der Brustatmung weiten sich die Rippenbögen, und die Luft strömt überwiegend in den oberen und mittleren Lungenbereich. In die tieferen Bereiche der Lunge reicht die Bauchatmung. Sie lässt den Menschen ruhiger, langsamer atmen und insgesamt entspannter werden. Schönheitsideale wie ein flacher Bauch allerdings verhindern oft, dass man die Bauchdecke locker lassen und die Luft bis dorthin einströmen lassen will. Die sogenannte Mischatmung, auch als Vollatmung bezeichnet, verbindet Bauch- und Brustatmung harmonisch miteinander.

Günstig ist es in jedem Fall, durch die Nase einzuatmen, weil dann die Luft vorgewärmt, befeuchtet und teilgefiltert wird. Der Unterkiefer sollte dabei locker etwas hängen, die Zähne sind also nicht zusammengebissen.

Das Rauchen

Über das Rauchen wird viel gesprochen, vor allem seit sich auch in Deutschland die Politik dankenswerterweise dem Nichtraucherschutz verschrieben hat. Wie gefährlich ist es wirklich zu rauchen? Die Rolle des Tabakkonsums wurde jahrzehntelang in unzähligen Studien untersucht. Heute weiß man – und es wird endlich auch vonseiten der daran Verdienenden zugegeben –, dass Rauchen ein erhöhtes Risiko für Lungenkrebs und andere Arten von bösartigen Tumoren zur Folge hat. Auch für den engen Zusammenhang zwischen Tabakgenuss und Gefäßschäden bis hin zum Herzinfarkt oder Schlaganfall sowie Lungenerkrankungen allgemein, insbesondere die chronisch obstruktive Lungenerkrankung (COPD), gibt es unzählige Belege. Die Lunge ist entscheidend für die Sauerstoffaufnahme, und somit bewirken Erkrankungen der Lunge, dass die Lebensqualität und die Gesundheit des Körpers generell geschwächt werden.

Man hat außerdem einen möglichen Zusammenhang zwischen dem Rauchen, der Krebsentstehung und genetischer Vorbelastung festgestellt: Es scheint Gruppen von Menschen mit einer gewissen erblichen Vorbelastung zu geben, die als Raucher leichter Krebs bekommen als andere, die ebenfalls rauchen und dabei 90 werden. Das bedeutet aber natürlich nicht, dass die Menschen, die diese genetische Prädisposition nicht haben, nicht trotzdem an Krebs erkranken können – so eindeutig und einseitig sind die Zusammenhänge auch hier nicht.

Die gesundheitliche Relevanz ist unbestritten
Früher gab es immer wieder (oftmals von der Zigarettenindustrie bezahlte) Studien, die zu zeigen versuchten, dass Rauchen nicht schädlich sei und sogar gesunde Effekte mit sich bringen würde! Sogar in den 1980er-Jahren war das noch der Fall. Aber bereits Mitte der 1950er-Jahre haben Wissenschaftler erstmals nachgewiesen, dass regelmäßiger Tabakkonsum insbesondere das Lungenkrebsrisiko erhöht. Selbstverständlich betrifft das nicht nur das Zigarettenrauchen; denn auch der Genuss von Zigarren, Pfeifen und sogar Schnupftabak belastet die Gesundheit. Dabei steigt dann nicht so sehr das Risiko für Lungenerkrankungen, sondern vielmehr für Krebs im Nasen-, Lippen-, Zungen- und Rachenbereich.

In den Industrieländern wird heute schätzungsweise jeder dritte Krebsfall durch den Konsum von Tabak mitverursacht! Obwohl solche und andere erschreckende Zahlen eigentlich allen bekannt sein dürften, wurden auch im Jahr 2007 allein in Deutschland täglich 386 Millionen Zigaretten geraucht. Im Ranking der Schweizer Krebsliga für effiziente Nichtraucherschutzmaßnahmen wurde Österreich Ende 2007 als Schlusslicht in Europa geführt, auch Deutschland lag zu diesem Zeitpunkt noch sehr weit hinten, und die Schweiz befand sich im hinteren Mittelfeld. Als Vorbildländer in Europa galten zu diesem Zeitpunkt Großbritannien, Irland, Island, Schweden, Norwegen, Frankreich und Italien. Mit den öffentlichen Rauchverboten, die Anfang 2008 in den meisten Bundesländern Deutschlands in Kraft traten, tat die deutsche Politik diesbezüglich einen erfreulichen Sprung nach vorne.

Und es wird auch wirklich Zeit zu handeln: Im Jahr 2005 gab es weltweit 5,4 Millionen Tote infolge des Rauchens und Passivrauchens, Tendenz steigend. Nach WHO-Berechnungen könnte Tabak sehr bald die Hauptursache für zehn Prozent aller Todesfälle weltweit werden.

Das Passivrauchen
Wenn das Thema »Passivrauchen« heute so ernst genommen wird, geht es nicht nur darum, dass vielen der Gestank – auch in der Kleidung und den Haaren – unangenehm ist. Es geht um viel mehr, denn auch Passiv-Raucher sind einem deutlich erhöhten Krebsrisiko ausgesetzt. Wer über längere Zeit mitraucht bzw. mitrauchen muss, erhöht sein Lungenkrebsrisiko um 40 Prozent. Viele Ärzte bezeichnen das Rauchen im Beisein von Kindern als Kindesmisshandlung.

Betroffen vom Passivrauchen sind nicht nur Familienangehörige von Rauchern, die zu Hause paffen, sondern auch Angestellte, die sich den Arbeitsplatz mit einem Raucher teilen müssen, und natürlich das Servicepersonal in Raucherrestaurants und Kneipen.

Seit Jahrzehnten ist wissenschaftlich belegt, dass Passivrauchen die Gesundheit nachhaltig schädigt und auch zum Tode führen kann. Aktuelle Studien aus Italien und Frankreich zeigten einen signifikanten Rückgang der akuten Herzinfarkte seit Einführung des gesetzliche Rauchverbots – und damit der Vermeidung des Passivrauchens – in allen öffentlich zugänglichen Räumen inklusive der Gastronomie. In Italien gab es bei den 35- bis 64-Jährigen eine Abnahme um mehr als 11 Prozent. Das französische Gesundheitsministerium berichtete von einer bereits sechs Wochen nach Einführung des generellen Rauchverbots in der Gastronomie aufgetretenen Verminderung der akuten Herzinfarkte und Schlaganfälle um 15 Prozent. Ursache für diese Verbesserung schon nach so kurzer Zeit ist die Vermeidung des negativen Einflusses des Rauchens und Passivrauchens auf die Blutgerinnung. Bei Atem- und Augenproblemen der in der Gastronomie Beschäftigten wird von einem Rückgang zwischen 13 und 67 (!) Prozent berichtet. Durch einen gesetzlich verankerten strengen Nichtraucherschutz ließen sich etwa in Österreich jährlich rund 1000 Herzinfarkte verhindern.[34]

Das Augenmerk der Untersuchungen liegt häufig auf Krebserkrankungen und Todesfällen. Doch es geht auch um andere Formen von Siechtum sowie um Invalidität. Rauchen beeinflusst den Blutdruck, erhöht die Blutfette und stresst den Körper. Schlaganfall, Herzinfarkt, Mangeldurchblutung der Organe bis hin zu kompletten Verschlüssen der Arterien – all das sind zum Teil auch Folgen des freiwilligen (oder unfreiwilligen) Tabakkonsums. Enormes Leid und extreme Kosten im Gesundheitswesen sind das Ergebnis.

Die Substanzen im Tabak

Das Nikotin ist die Schlüsselsubstanz. Schon 60 Tausendstel Gramm davon würden genügen, um einen erwachsenen Menschen zu töten – aber solche Mengen sind im Zigarettenqualm natürlich nicht enthalten. Nikotin gelangt über das Rauchen auch ins Gehirn. Dort löst es ein Gefühl angenehmer Stimulation aus: Es wirkt entspannend. Genau dieser Effekt macht süchtig: Im Gehirn werden bestimmte Hormone ausgeschüttet, und es findet eine Art »Aufzeichnung« in der Erbsubstanz der Nervenzellen im Gehirn statt. Sobald dies einmal geschehen ist, wird die Verbindung immer wieder wachgerufen und sorgt mit dafür, dass Betroffene einen Drang verspüren, den angenehmen Effekt erneut herbeizuführen. Die gleiche Art von Stimulation im Gehirn kann man sich jedoch auch über andere, gesunde Mittel verschaffen, beispielsweise durch Sport.

Nikotin ist in der geringen Dosierung, in der es heute im Tabak vorkommt, also vor allem deshalb gefährlich, weil es Sucht auslöst. Letztlich entscheidend für die Gesundheit sind aber all die anderen Stoffe, die im Tabakrauch enthalten sind und zwangsläufig mitinhaliert werden, sowohl vom Raucher als auch vom Mitraucher. Angegeben werden hier immer Teer und Rußteilchen, die Liste der enthaltenen Stoffe ist aber in Wirklichkeit viel länger: Auch Stickoxide, Kohlenmonoxid, polyzyklische aromatische Kohlenwasserstoffe (PAKs), Benzol, Phenole, Formaldehyd, Ammoniak und Metalle wie Nickel und Kadmium sind hier zu nennen. Heute sind schon etwa 12 000 feste, flüssige und gasförmige Substanzen im Tabakrauch bekannt. Die meisten davon werden erst beim Rauchen gebildet – die Temperatur im Glutkegel der Zigarette beträgt etwa 750 bis 900 °C.

Lohnt es sich, aufzuhören?

Die gesundheitliche Seite veranlasst nicht wenige, mit dem Rauchen aufzuhören. Doch lohnt sich das überhaupt, oder habe ich ohnehin schon irreparable Schäden?, fragen manche. Ich würde sagen: Es lohnt sich eindeutig. Das Herzinfarktrisiko ist bereits nach etwa eineinhalb Jahren Abstinenz annähernd genauso niedrig wie bei einem vergleichbaren Nichtraucher. Das Risiko, einen Schlaganfall zu erleiden, geht in nur zwei Jahren Rauchabstinenz in etwa auf das Niveau von Nichtrauchern zurück.

Beim Lungenkrebs bedarf es allerdings 10 bis 20 Jahre des Nicht-rauchens, bis das Risiko nur noch doppelt so hoch ist wie beim lebenslangen Nichtraucher – aber auch das sollte Grund genug sein, mit dem Rauchen aufzuhören.

Sich und andere sinnvoll schützen
Der Schutz vor Tabakrauch kann grundsätzlich nur darin beste-hen, selbst nicht zu rauchen und auch alle Orte zu meiden, an denen geraucht wird. Man sollte auch niemand anderem gestat-ten, in der näheren Umgebung zu rauchen, nicht am Arbeits-platz und schon gar nicht in der eigenen Wohnung. Alles andere ist falsch verstandene Toleranz. Es geht nicht nur darum, dass es stinkt, sondern dass man alle Beteiligten und sich selbst einem erhöhten Krankheitsrisiko aussetzt.

Auf gesellschaftspolitischer Ebene wäre es überdenkenswert, Raucher an den erhöhten Folgekosten mitzubeteiligen, oder anders herum Nichtraucher in ihren Krankenkassenbeiträgen zu entlasten. Kostenwahrheit ist hier derzeit nicht gegeben. Ein-facher als ein Kostenbeteiligungssystem über die Sozialversiche-rung, in das auch Fettleibigkeit und Alkoholismus einbezogen werden müssten, wäre es, wenn man es schaffen würde, das Nichtrauchen zur Mode zu machen, wie dies in den USA zum großen Teil gelungen ist. In dieser Richtung wäre es auch ein guter Schritt, die Tabakwerbung endgültig zu verbieten.

Weitere Atemgifte

Immer häufiger fühlen sich Menschen in ihren Wohn-, Arbeits-oder anderen Räumen unwohl. Sie klagen über Kopfschmerzen, Müdigkeit, angegriffene Schleimhäute oder Hautprobleme. Die Ursachen können vielfältig sein. Neben Tabakrauch können es viele andere unterschiedlichste Schadstoffe sein, die in unserer Luft und der Umgebung im Allgemeinen zu finden sind. In die-sem Zusammenhang sieht man auch das Phänomen der »Multiple

Chemical Sensitivity« (MCS). Darunter versteht man die erhöhte Empfindlichkeit betroffener Menschen auf mehrere verschiedene Umweltschadstoffe, die über die Atemluft oder auch über die Haut und die Nahrung aufgenommen werden. Die Symptome – etwa die eben genannten Kopfschmerzen oder Hautprobleme – werden häufig bereits durch kleinste Mengen an sogenannten Triggerchemikalien ausgelöst; das können beispielsweise Lösungs- oder Desinfektionsmittel, Holzschutzmittel oder Fungizide sein.

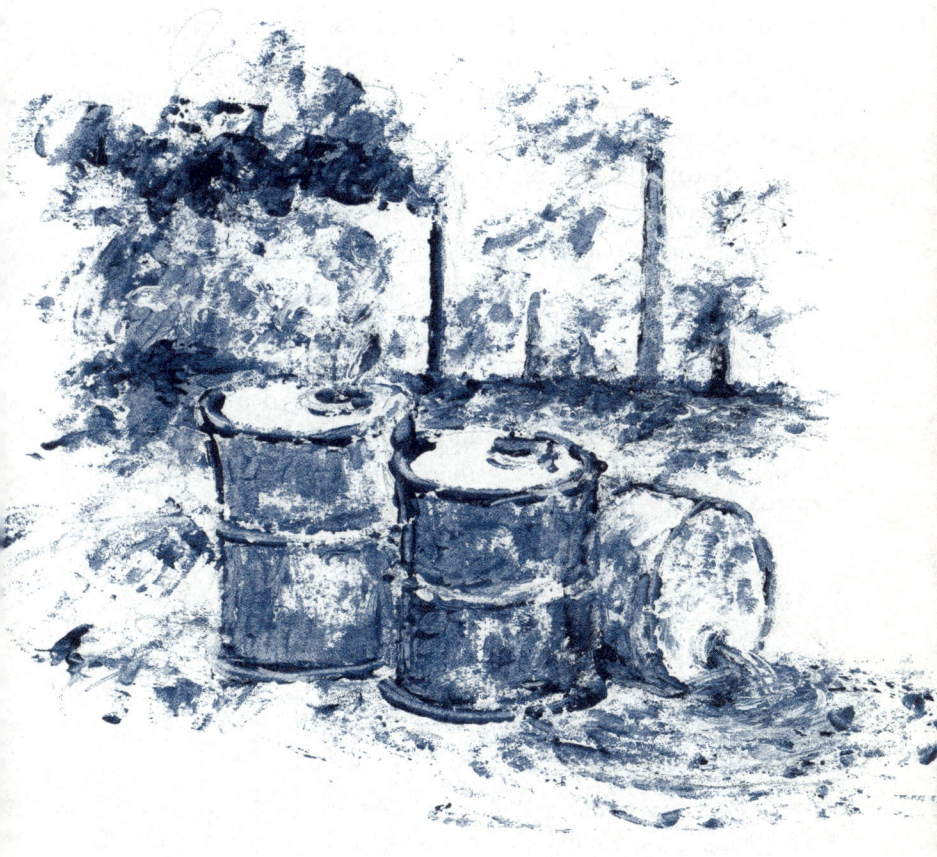

Umweltgifte in der Luft

»All Ding' sind Gift und nichts ohn' Gift; allein die Dosis macht, dass ein Ding kein Gift ist« – so lautet ein berühmt gewordener Satz von Paracelsus. Heute haben wir die Situation, dass uns unzählbar viele toxische Stoffe umgeben, und das weltweit.

In der *Financial Times* war zu lesen, dass in China jährlich 750 000 Menschen an den direkten Folgen der Umweltverschmutzung sterben, die Weltbank spricht von 460 000 Opfern durch verseuchtes Trinkwasser und verschmutzte Luft. Das sind erschreckend hohe Zahlen, die dazu führten, dass der chinesische Staatschef kürzlich versprach, sich stärker für den Umweltschutz einzusetzen und diesbezüglich Regelungen und Verbote zu erlassen.

Generell bezeichnet man als Umweltgifte oder -schadstoffe diejenigen gefährlichen Stoffe, die erst durch uns Menschen in die Natur gelangten oder sich durch unser Zutun dort vermehrt entwickelten. Was sich heute da insbesondere findet, sind Schwermetalle wie Blei, Kadmium und Quecksilber. Zudem sind in unserer Umwelt unterschiedlichste chemische Verbindungen als enorm schädlich einzustufen, etwa bodennahes Ozon (Hauptursachen: Kraftverkehr, Feuerungsanlagen), Dichlordiphenyltrichlorethan (DDT; seit den 1970er-Jahren verboten), polychlorierte Biphenyle (PCB; Weichmacher in Lacken, seit 2001 weltweit verboten), Pentachlorphenol (PCP; früher bei uns als Fungizid in Holzschutzmitteln verwendet, in »Entwicklungsländern« nach wie vor in Gebrauch) und vieles andere mehr. Die Verwendung vieler umweltschädigender Substanzen ist zwar längst untersagt, Reste davon sind aber immer noch vorhanden – und wie die Erfahrung zeigt, gibt es Umweltsünder, die sich nicht an Verbote halten. Zudem kommen immer wieder neue, oftmals gesundheitsbelastende Chemikalien auf den Markt.

Nach einer Untersuchung von Greenpeace kann man schlussfolgern, dass wir alle eine Unmenge an Giftstoffen im Blut haben dürften. Im Blut von Probanden fand man allerlei Zusatzstoffe aus der Nahrung, aus Gebrauchsgegenständen und Kleidung, aber auch bedenkliche Duftstoffe aus Kosmetika, ja sogar Pestizide, die seit mehr als zehn Jahren verboten sind.[35] Die giftigen Substanzen sind tatsächlich überall in unserer Umgebung und in uns zu finden. Sogar Senfgas aus dem Ersten Weltkrieg ist – beispielsweise in alten Bäumen – noch heute, 90 Jahre danach, nachweisbar.

Zumindest bei den »stofflichen Umweltgiften« reagiert man allmählich. So versucht man beispielsweise, ausgehend von der EU, ein weltweit einheitliches System zur Gefahrenkennzeichnung einzuführen. Dieses »Global Harmonised System« (GHS) soll auch für Verbraucher und Laien verständlich sein.

Schimmelpilze

Bereits im Dritten Buch Moses wird darauf hingewiesen, wie mit Schimmel umzugehen sei. Dort heißt es, dass der Priester im Haus die Wand besehen soll, und wenn er befindet, dass sie befallen ist, soll er das Haus für sieben Tage verschließen. Wenn sich der Schimmel in dieser Zeit weiter verbreitet hat, sind Ursachen beseitigende Sanierungsmaßnahmen vorzunehmen, im schlimmsten Fall ist das Haus einzureißen.

Schon damals wusste man, dass Schimmelpilze eine ernst zu nehmende Gefahr für den Menschen darstellen. Im Unterschied zu den »biblischen Zeiten« versucht man heute allerdings eher, die Schäden mit Chemikalien und Spezialfarbe einzudämmen, statt stärker an die Ursachen zu gehen. Ein typisches Handlungsprinzip unserer Zeit.

Schimmelkulturen benötigen bestimmte Umweltbedingungen, um sich zu entwickeln. Es ist gesundheitlich betrachtet relativ gleichgültig, ob man den Schimmel mit bloßem Auge erkennt oder ob er versteckt ist. In jedem Fall muss er komplett entfernt werden. Um Schimmel zu vermeiden, ist es wichtig, das Haus auf der Außenseite gut zu dämmen, keine Wärmebrücken zuzulassen, immer gut zu reinigen und zu lüften.

Was tun bei Schimmelbefall?

☐ Lage sondieren: Was genau ist befallen? Wie sieht es z. B. hinter den Schränken aus? Unter dem Teppichboden?

☐ Desinfizieren des Schimmelrasens: Bestreichen Sie mit einem breiten Pinsel die befallenen Flächen zur Erstdesinfektion mit Brennspiritus.

☐ Entfernen des Schimmelrasens: Befallene Oberflächen wie beispielsweise Tapete, Teppich, Holzverschalung oder Holzfußboden müssen komplett entfernt werden. Auch Wandfarben sollten mit einem Spachtel abgekratzt werden, bis der Feinputz offen liegt. Verwenden Sie für all diese Arbeiten eine Feinstaubmaske und Arbeitskleidung.

☐ Oberflächen trocknen: Die befallenen Flächen müssen trocken werden, eventuell muss dafür die Raumtemperatur erhöht werden. Hierzu können Sie auch Heizlüfter o. Ä. einsetzen. Für größere Bereiche bieten sich Entfeuchtungsgeräte an. Von Bautrocknern auf der Basis von Flüssig- oder Erdgas ist abzuraten, da sie zusätzlich Feuchtigkeit und im Innenraum stark erhöhte Stickoxidkonzentrationen hervorrufen können.

☐ Ursachen beseitigen: Sie müssen herausfinden, warum die betroffenen Stellen Schimmel ansetzten. Fragen Sie hierzu am besten auch Baubiologen und andere Sachverständige um deren Rat. Das Beste wäre natürlich, Sie beauftragten eine Spezialfirma damit, den Schimmel fachgerecht zu entfernen, statt es selbst zu versuchen.

Unterschätzte Gefahren aus der Klimaanlage

Sowohl in Fahrzeugen, Passagierschiffen und Flugzeugen als auch in Wohn-, Hotel- und Arbeitsräumen können Klimaanlagen eine willkommene Erfrischung bieten. Aber mit der angenehmen Kühle gelangen sehr oft auch Massen von Keimen – vor allem Bakterien und Pilze – in die Luft. Denn in diesen Anlagen finden Krankheitserreger optimale Bedingungen für ihr Wachstum und ihre Vermehrung. Wird die Anlage eingeschaltet, bläst sie diese Keime quer durch den gesamten Raum.

Im privaten Bereich gilt, dass man sein Auto unbedingt immer wieder diesbezüglich warten lassen muss und sich dabei auch nicht von Verharmlosungsversuchen der »Fachleute« abbringen lassen sollte. Im öffentlichen Bereich könnte man es als unverständlichen Auswuchs unserer Zeit bezeichnen, immer mehr Räume zu klimatisieren, statt einfach für eine ausreichend gute natürliche Belüftung über die Fenster zu sorgen. So heiß, dass man eine solche Anlage tatsächlich braucht, ist es in unseren Breiten nur ein paar Tage im Jahr. Außerdem brauchen Klimaanlagen unglaublich viel Strom oder Treibstoff und tragen damit wesentlich zum Treibhauseffekt auf der Erde bei.

Sind die Klimaanlagen einmal da, werden sie meist viel zu kühl eingestellt, was zusätzlich zum Prozess des Krankwerdens beiträgt, denn ein unterkühlter Körper ist eine leichtere Beute für krank machende Keime. Hinzu kommen die oft mangelnde Wartung und Hygiene bei den Betreibern – die wuchernden Kleinstlebewesen werden somit nie entfernt und können in immer größerer Zahl und Vielfalt in den Anlagen nisten. Fakt ist: Jede Klimaanlage wird bereits nach Monaten, zumindest aber nach wenigen Jahren zu einer Keimschleuder, und die mindestens jährliche Wartung schiebt diesen Prozess zwar ein wenig hinaus, verhindern aber kann auch sie ihn kaum.

Stickstoffoxide
Speziell in der Luft gefährden uns in starkem Maße auch Stickstoffoxide – kurz: Stickoxide –, die vor allem aus den Abgasen von Industrieanlagen, Fernheizwerken, Heizungen und dem Straßenverkehr, vorwiegend aus Dieselmotoren, stammen. Man unterscheidet zwischen zwei Hauptformen von Stickoxiden: Stickstoffmonoxid (NO) und Stickstoffdioxid (NO_2). Stickstoffoxide wirken sich u.a. schädlich auf das Atmungssystem aus, und in Anwesenheit von NO bildet sich bei starker Sonnenbestrahlung vermehrt Ozon. Durch Niederschläge und ihren

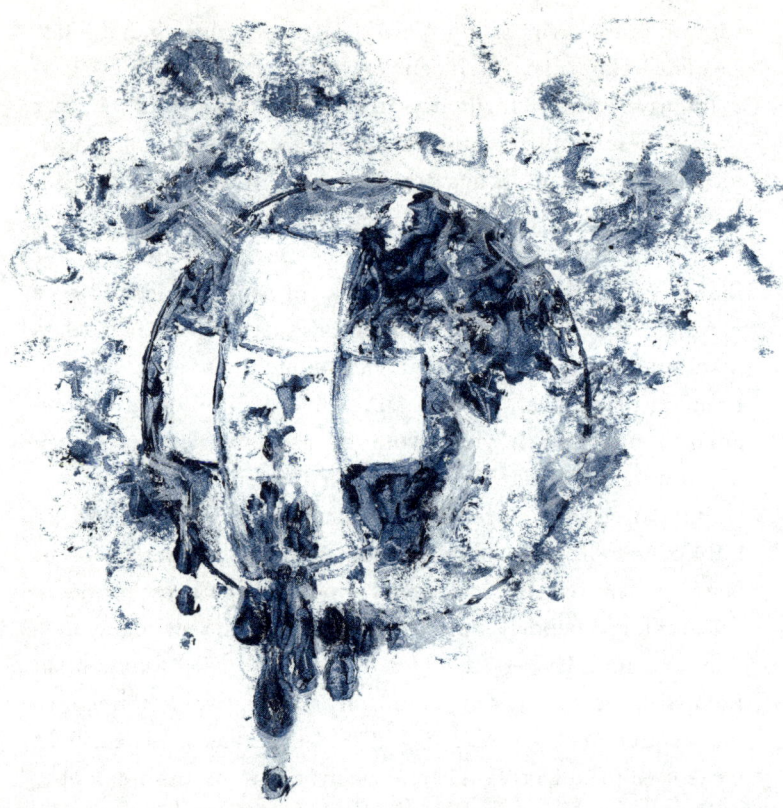

Weitertransport im Wasser aber gefährden Stickoxide auch die natürlichen Stoffkreisläufe in den Meeren. Sie sind beispielsweise einer der Gründe für das Algenproblem im Mittelmeer.

Thema »Ozon«

Mittlerweile als schädlicher Stoff sehr bekannt ist das bodennahe Ozon. Vor allem im Sommer hören wir Warnungen für Kinder sowie ältere oder kreislaufschwache Menschen: Wenn die Ozonwerte über bestimmte Grenzwerte hinaus ansteigen, sollten sich diese Personengruppen nicht zu lange im Freien aufhalten und sich möglichst nicht körperlich anstrengen.

Wie entsteht das Reizgas Ozon? Mit den Abgasen aus unseren Autos, Industrieanlagen und Heizungen werden Stickstoffmonoxid und gasförmige Kohlenwasserstoffe freigesetzt. Bei starker Sonnenbestrahlung oxidieren diese Gase durch UV-Licht zu Stickstoffdioxid (NO_2) und Kohlendioxid (CO_2). Das so entstandene NO_2 ist aber bei Sonne nicht stabil, sondern gibt eines seiner beiden Sauerstoffatome wieder ab. Zusammen mit Luftsauerstoff (O_2) bildet sich dann Ozon (O_3), wenn gleichzeitig Methan, andere Kohlenwasserstoffe oder Kohlenmonoxid vorhanden sind. In Innenräumen finden sich höhere Ozonkonzentrationen oft auch rund um Laserdrucker oder Kopierer und auch in Solarien. Aber auch in der Natur selbst bildet sich bei Gewittern ohne Zutun des Menschen Ozon.

Das aus drei Sauerstoffatomen entstandene Ozonmolekül O_3 ist recht instabil und zerfällt innerhalb kürzester Zeit zu aus zwei Untereinheiten bestehenden Sauerstoffmolekülen (O_2) und zu einzelnen »Mono«-Sauerstoffatomen (O). Diese einzelnen Sauerstoffatome sind also das eigentliche Problem: Sie wirken sehr stark oxidierend. Deshalb ist Ozon für unseren Körper ab einer bestimmten Konzentration gefährlich. Viele Menschen reagieren darauf recht schnell mit Kopfschmerzen, Tränenreiz, Schleimhautreizungen in Rachen, Hals und Bronchien, Hustenreiz und auch mit Verschlechterungen der Lungenfunktion. Hier lässt sich eine Maßnahme zur Eindämmung nennen, die wir alle beherzigen könnten: Wenn wir etwas weniger und bewusster auf die Bequemlichkeit des Autos zurückgreifen würden, ließe sich das Ozonproblem bereits deutlich reduzieren. Es wird aber auch notwendig sein, gesetzlich verbindliche Verbesserungsmaßnahmen in Zusammenhang mit Industrieanlagen und Heizungen durchzusetzen.

Die Feinstaubproblematik

Staub kennt jeder, er ist ein natürlicher Bestandteil der Luft, der eigentlich überall vorkommt. An vielen Stellen ist er mit gesundheitlich bedenklichen Stoffen durchsetzt. Staub lässt sich als eine Ansammlung von mit bloßem Auge sichtbaren Partikeln definieren, die unsere Atemwege irritieren, aber auch toxisch oder sogar krebserregend sein können. Gegen sie jedoch kann sich der Körper bis zu einem gewissen Grad wehren. Wer in eine Staubwolke gerät, beispielsweise beim Entladen eines Baufahrzeugs, merkt hinterher beim Naseputzen, dass das Taschentuch dunkel geworden ist – die Härchen und Schleimhäute in der Nase halten die gröberen Staubpartikel zurück.

Feinstaub hingegen ist mit bloßem Auge nicht sichtbar. Er wird häufig auch als Schwebestaub bezeichnet, da er aufgrund seines extrem geringen Gewichts sehr lange braucht, bis er zu Boden gefallen ist – er schwebt. Auch in dieser Schwebe bedürfe es enorm hoher Konzentrationen davon, bis Feinstaub sichtbar würde und als eine Art Nebel für das Auge zu erkennen wäre.

Feinstaub entsteht vor allem bei Industrie- und Verbrennungsprozessen – also auch beim Heizen im privaten Haushalt – und im Straßenverkehr: aus Kraftfahrzeugemissionen, als Reifen- und Teerabrieb auf den Straßen, als Bremsenabrieb, aus Rollsplitt und sogar durch Salzstreuung. Was heute meist gar nicht beachtet wird, ist, dass auch das Rauchen in einem geschlossenen Raum mehr Feinstaub produziert, als die derzeit gültigen Grenzwerte erlauben. Im Innenraum wird Feinstaub überdies z. B. durch Laserdrucker, Laserfaxgeräte und Laserkopierer erzeugt. In der Natur entsteht Feinstaub aus verfrachtetem Saharastaub, Vulkanasche oder bestimmten Blütenpollen.

Wie viel Feinstaub entsteht wo?

Nach Angaben des Deutschen Umweltbundesamtes fielen im Jahr 2002 in Deutschland mehr als 18 000 Tonnen »PM10« allein aus der Industrie an – das sind Feinstaubpartikel mit einem Durchmesser bis zu 10 Mikrometern (also bis zu 10 Tausendstel Millimetern). Etwa 9000 Tonnen produzierte zusätzlich der Verkehr, nur geringfügig weniger die Landwirtschaft. Es sind aber nicht nur die Industrie und der Verkehr, erheblich ist auch der Anteil der Kleinverbraucher: 2002 gingen etwa 11 000 Tonnen auf ihr Konto. Die zentrale Energieversorgung dagegen war, diesen offiziellen staatlichen Angaben zufolge, nur für weniger als 1000 Tonnen Feinstaub pro Jahr verantwortlich. Diese Zahl erscheint mir auffallend niedrig, ist jedoch verständlich, weil gerade die Energieversorgungsunternehmen sehr hohe Auflagen erfüllen müssen, den Feinstaub und andere Schadstoffe zu filtern und gar nicht erst in die Luft gelangen zu lassen. Generell kann man aber, vielen Zeitungsberichten zufolge, davon ausgehen, dass die Industrie mit dem Argument des Arbeitsplatzschutzes immer wieder Ausnahmelizenzen zum Verschmutzen der Luft und Umwelt erhalten dürfte.

Die in den Feinstaubmengenangaben des Deutschen Umweltbundesamtes unter dem Titel »Kleinverbraucher« zusammengefassten Verursacher sind in erster Linie private Kleinfeuerungsanlagen. Leider sind auch die wieder in Mode gekommenen gemütlichen offenen Kamine und Kachelöfen und die derzeit forcierten modernen Pelletheizungen nicht unproblematisch. Deren Anteil am Feinstaub ist jedoch, pro Einheit gesehen und je nach Heizmaterial und Ofentyp, unterschiedlich hoch. Verheizt man in gut gewarteten Holzöfen lediglich Hartholz, stellt das anscheinend kein so großes Problem dar. Doch viele Menschen heizen falsch an oder verheizen in ihren Öfen alles, was sie nicht anders entsorgen wollen – und das trägt enorm viel zur Feinstaub- und Schadstoffbelastung bei. Dabei werden auch Dioxine freigesetzt – hoch toxische Substanzen, die zu Krebserkrankungen führen können.

Eine in Summe nicht unerhebliche Feinstaubquelle sind auch treibstoffgetriebene Rasenmäher, Laubsauger, Laubbläser, Kettensägen und vergleichbare Maschinen – sie stoßen jede Menge Feinstaub aus. »Nebenbei« produzieren sie unglaublichen Lärm für alle Betroffenen: ein meist völlig unterschätzter Krankmacher ersten Ranges!

Weitere, von den meisten Menschen unbeachtete Feinstaubquellen im Haushalt sind Staubsauger und Haarföhn. Anzuraten ist daher die Verwendung von Staubsaugermodellen mit eingebautem Filter und das Sauberhalten des Haarföhns von Haarresten: Aus verglühenden Haaren werden nämlich ultrafeine Nanopartikel freigesetzt – deren Vorhandensein man in diesem Fall am typischen Haarverbrennungsgeruch bemerkt.

Gefährdung der Atemwege durch PM10

Als PM10 – der Name »PM« leitet sich von »Particulate Matter« ab – bezeichnet man Feinstaub, der aus Partikeln mit einem Durchmesser bis zu 10 Mikrometern besteht – dies ist im landläufigen Sinne der Feinstaub. Das Problem für Menschen und Tiere ist, dass diese Partikel so winzig klein sind, dass sie weit in unsere Atemwege hinein, je nach Größe sogar bis direkt in die Lungenbläschen vordringen können. Die Schutzmaßnahmen in unserem Atmungssystem sind auf so kleine Partikel schlichtweg nicht vorbereitet. Die Folgen können lokale Entzündungen sein, Asthma, Bronchitis oder auch Krebs. Die Palette an Krankheiten, die durch die verschiedenen Arten von Feinstaub erzeugt werden können, ist sehr groß.

Eindringtiefe von Feinstaubpartikeln in das menschliche Atmungssystem

☐ Staubteilchen von einer Größe von 5 bis 10 Mikrometern gelangen bei Einatmung durch die Nase meist nur bis in den Nasen- und Rachenraum.

☐ In die Luftröhre gelangen Teilchen bis etwa 5 Mikrometer Größe.

☐ In die Bronchien gelangen nur noch Partikel bis zu einer Größe von 2 oder 3 Mikrometern.

☐ Feinstaub von 1 bis 2 Mikrometer Größe und kleinere Teilchen gelangen bis in die Bronchiolen.

☐ Winzigste Teilchen mit einer Größe von bis zu 0,1, eventuell sogar bis 1 Mikrometer dringen bis in die Lungenbläschen (Alveolen) vor. Natürlich finden sich hier auch alle noch kleineren Teilchen, die sogenannten Nanopartikel.

Nicht alle Feinstaubbestandteile weisen die gleiche gesundheitliche Relevanz auf. Die Gefährlichkeit wird nicht nur durch die Menge dieser Teilchen, sondern auch durch deren Oberfläche, Art und Größe bestimmt.

Rußpartikel oder Kohlenstoffteilchen sind besonders gefährlich. Sie sind vor allem im Feinstaub aus Verbrennungsprozessen und aus Straßenbelag- und Reifenabrieb enthalten. An diese Teilchen können sich nämlich viele andere Arten von Substanzen anhängen. Es sind also nicht nur die Kohlenstoffteilchen selbst für unseren Organismus schädlich, sondern auch deren Kombination mit allen möglichen anderen, eventuell toxischen oder kanzerogenen (krebsbildenden) Stoffen. Auch hier sind wieder in erster Linie die als besonders schädlich eingestuften polyzyklischen aromatischen Kohlenwasserstoffe (PAKs) zu nennen.

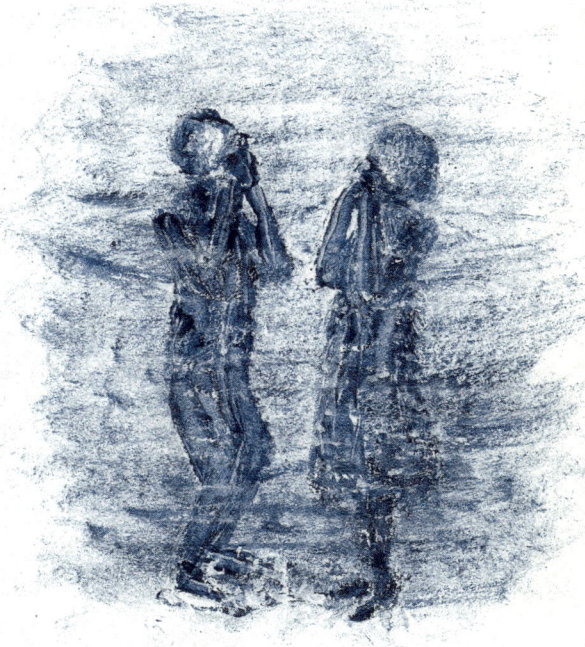

Schon sehr kleine Mengen bestimmter Arten von Feinstaub können oxidierend auf die Erbsubstanz (DNA) wirken, und wenn es dadurch zu massiven DNA-Veränderungen kommt, sind diese oftmals vom Organismus kaum noch reparierbar. Leider tauchen derartige und andere gesundheitsschädigende Effekte heute durchaus schon bei den Feinstaubkonzentrationen auf, die in der alltäglichen Stadtluft vielerorts immer wieder enthalten sind.

Normalerweise werden im Feinstaub enthaltene Oxidanzien von körpereigenen Abwehrmechanismen abgefangen, bevor sie zur DNA in die Zellkerne und Mitochondrien vordringen können. Wird die Konzentration allerdings zu hoch, ist der Körper dazu nicht mehr in der Lage. Im städtischen Bereich sind Fußgänger, vor allem aber auch Radfahrer und Jogger besonders gefährdet, da diese sich ungeschützt in der dort verstärkt von Feinstaub belasteten Luft aufhalten und zudem durch ihre körperliche Aktivität auch noch recht intensiv atmen.

Wie schädlich ist PM10?
Am stärksten betroffen sind Menschen, die bereits eine Atemwegs- oder Herz-Kreislauf-Erkrankung aufweisen. Unter Feinstaubbelastung nimmt die Häufigkeit von Krankheiten signifikant zu: Änderungen der Lungenfunktion und infektiöse Atemwegserkrankungen treten gehäuft auf. Letztlich trägt Feinstaub wesentlich zu einer Erhöhung der gesamten Sterblichkeit durch Lungenkrebs sowie andere Erkrankungen des Atmungs- und auch des Herz-Kreislauf-Systems bei.

Aufgrund von Analysen aus dem Jahr 1996 wurde berechnet, dass in der Schweiz jährlich rund 3300 Menschen, in Österreich 5600 Menschen und in Frankreich 31 700 Menschen an den Folgen der Gesamtluftverschmutzung vorzeitig sterben – diese wird von Feinstaub dominiert.[36] Die zusätzlichen Kosten für das Gesundheitssystem in jedem der untersuchten Länder liegen in Milliarden-Euro-Höhe.

Die besten Formen des Heizens
Wesentlich zur Feinstaubbelastung trägt die Tatsache bei, dass wir in unseren Breiten auf Heizungen angewiesen sind. In irgendeiner Weise ist dabei jede Art von Heizungssystem ein Kompromiss, denn an der Stelle, wo die Wärme- oder Energieerzeugung stattfindet, treten fast immer auch ungewollte Wirkungen auf die Umwelt auf. Sobald Verbrennung im Spiel ist, wird Feinstaub freigesetzt – und das gilt sowohl für lokale Heiz-

Feinstaub ist nicht gleich Feinstaub

Bei der Bewertung von Feinstaub ist es essenziell, sich vor Augen zu halten, dass die Partikel verschiedene Größen und Zusammensetzungen haben und deshalb unterschiedliche Wirkungen entfalten. Stark vereinfacht kann man sagen: Die größeren Partikel im Feinstaub zeigen vorwiegend direkte Wirkungen auf das Atmungssystem, insbesondere auf die Lunge, während die kleineren sich zusätzlich auf das Herz-Kreislauf-System auswirken.

anlagen als auch indirekt für Heizungen, die auf Strom etwa aus kalorischen Kraftwerken angewiesen sind.

Es gibt heute sehr viele Angebote, sein Haus oder seine Wohnung zu heizen. Zentrales Fernheizen – heute bezeichnet man dies als Nahwärmeversorgung, weil man sinnvollerweise immer mehr danach trachtet, die Wärmeleitungsrohre möglichst kurz zu halten – hat eine im Vergleich zur durchschnittlichen Privatheizung verbesserte Umweltbilanz. Wer als Hausbesitzer seine Wärme zentral bezieht, kann zudem möglicherweise zu einem ökologisch orientierten Anbieter wechseln. Wer sein eigenes Haus heizt, sollte sich gut überlegen, auf welche Weise er dies tut. Es gibt sehr viele Möglichkeiten der Optimierung, und neuerdings können Sie sich auch von staatlichen Stellen dabei beraten lassen, die richtigen Entscheidungen zu treffen.

In Hinblick auf das globale Klima erscheint die Verwendung von Holzheizungen sinnvoll. Bei der Verbrennung von Holz als Heizmaterial wird nur so viel umweltbelastendes CO_2 freigesetzt, wie zuvor beim Wachstum im Holz gebunden wurde. Der lokalen Luftqualität schaden sie aber durch den Feinstaub, den sie ausstoßen. Man kann heute davon ausgehen, dass Holzfeuerungen in Haushalten und im Kleingewerbe so viel oder sogar noch mehr Feinstaub in die Luft blasen wie der gesamte Straßenverkehr, über den bei diesem Thema aber in vielen Medien geredet wird, als sei er die einzige Ursache. Wichtig wäre deshalb auf jeden Fall, die Entwicklung von Filtern für Kachelöfen und andere Formen von Holzfeuerungsanlagen zu fördern und die Vorschriften deutlich zu verschärfen. Auch müsste mehr überprüft werden, welche Dinge tatsächlich in privaten Haushalten und Firmen verbrannt werden.

Wärmedämmung ist alles: Sowohl in älteren als auch in neueren Gebäuden kann man mit einer Wärmebildkamera auf einfache Weise die Bereiche herausfinden, an denen vom Inneren des Hauses her besonders viel Wärme entweicht. Diese Stellen sollten dann unbedingt besser isoliert werden. Wir können durch diese Maßnahme Gutes für die Umwelt und auch für den eigenen Geldbeutel tun. Beim Neubau sollte man von vornherein danach trachten, die Raumwärmeverluste durch entsprechende Maßnahmen möglichst gering zu halten.

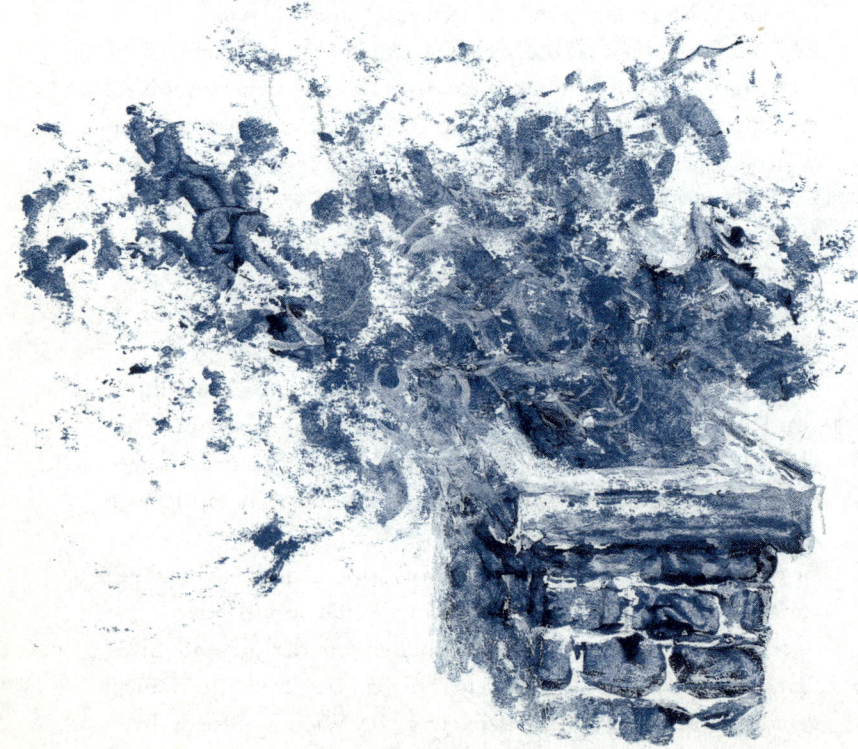

Besonders wirksame Wärmedämmung sollen spezielle Haustypen bieten, die als Passivhaus, Aktivhaus oder ähnlich bezeichnet werden. Solche Häuser gelten jedoch bei vielen Menschen als eine Art Plastiksack mit Fenstern, in denen man sich nicht wohlfühlen würde. In jedem Fall wird es in solchen »überisolierten« Häusern sinnvoll sein, häufig stoßzulüften, um ein angenehmes Raumklima zu erzeugen. Kurzes, aber starkes Lüften hat den Vorteil, dass dabei die Innenräume nur minimal abkühlen, während ein längeres Offenhalten der Fenster die Energiekosten stark anheben würde, weil man dadurch die positiven Effekte einer guten Isolierung wieder zunichtemacht.

Um ein gesundes Raumklima zu erzeugen, ist eine natürliche Belüftung einer zentralen Belüftungsanlage vorzuziehen, einer Anlage, die über einen Filter Außenluft ansaugt und diese über Auslässe im Innenraum verteilt – vielfach kombiniert mit einer Vorheizung der Luft. Hier ist es ähnlich wie bei einer Klimaanlage, die als Quelle für die Verbreitung von Schimmel und anderen Keimen neue Probleme aufwerfen kann.

Eine wesentliche Sparmaßnahme, um die Feinstaub- und Geldbeutelbelastung aus dem Bereich Heizung geringer zu halten, ist die Entscheidung für etwas niedrigere Wohnraumtemperaturen. Das ist auf jeden Fall ein wesentlicher Beitrag des Einzelnen für eine gesündere Umwelt.

Weitere Maßnahmen gegen die Feinstaubbelastung
Da er auf so vielen Wegen entsteht, gibt es auch die vielfältigsten Maßnahmen, das Feinstaubproblem abzumildern. In den meisten Bereichen stoßen wir hier allerdings sehr schnell an Grenzen. Beispielsweise gegen den Abrieb von Bremsbelägen, Autoreifen und Straßenbelägen kennt man bis heute noch kaum wirksame Mittel – außer einer Einschränkung des Straßenverkehrs. Bislang konnte man noch keine Bremsbeläge erzeugen, die ohne feinstaubproduzierenden Abrieb funktionieren würden. Und im Winter muss man in irgendeiner Form auf den Straßen etwas streuen, Splitt oder Salze – auch hier hat man noch keine sinn-

volle Lösung gefunden, dies ohne Feinstaubfolgen zu tun. Aber man kann beispielsweise in Dieselmotoren Partikelfilter einbauen, die mehr als 99 Prozent der Feinstaublast zurückhalten. Moderne Rußpartikelfilter reduzieren auch die Anzahl der allerfeinsten Teilchen beträchtlich. Rasenmäher und ähnliche Geräte ließen sich ebenfalls mit Katalysatoren und/oder Filtern ausstatten – dies müsste nur gesetzlich vorgeschrieben werden. Für Busse und LKWs, aber auch für Traktoren und andere Landwirtschaftsmaschinen könnte man per Gesetz festlegen, dass sie bei der Herstellung entsprechende Filter erhalten müssen, oder zumindest, dass diese nachrüstbar sind. In manchen Orten sind all die Müllautos, Gemeindefahrzeuge oder Schneeräumfahrzeuge uralte Geräte; sie stoßen eine große Menge von Feinstaub und andere Schadstoffe aus, da sie ja meist stundenlang im Einsatz sind. Auch hier könnte man ansetzen, selbst wenn es den Staat zunächst einmal einiges kosten dürfte.

Eine sehr effiziente Maßnahme, die einen positiven Effekt auf die Feinstaubbelastung hat, viele Menschen allerdings nicht mit Freude erfüllen dürfte, wäre eine generelle Temporeduzierung für den privaten und gewerblichen Kraftfahrzeugverkehr.

Zum anderen könnte man stärker fördern, dass alle Dieselfahrzeuge nachrüstbar mit Filtern ausgestattet werden können. So etwas gibt es zurzeit leider erst für wenige Fahrzeugtypen. Viele Autobesitzer könnten auch überlegen, ob ihr Fahrzeug wirklich – nur weil es gerade Mode ist – ein überschweres Geländefahrzeug sein muss, das enorm viel Treibstoff braucht.

Im Bereich der Landwirtschaft steht aus meiner Sicht eines an erster Stelle: die Bauern darüber aufzuklären, was sie eigentlich wirklich tun, verstreuen und verspritzen. Landwirte werden in weiten Bereichen vom System massiv ausgenutzt, denn sie wissen meist gar nicht, welchen Gefahren sie sich auch selbst aussetzen. Es handelt sich nicht nur um Staub und feinere Partikel aus Pestiziden und allerlei »Düngemitteln«, mit denen die Agrarwirtschaft Menschen, andere Lebewesen und die Umwelt generell belastet, sondern auch um Abgase aus Verbrennungskraftmaschinen verschiedenster Art.

Natürlich würden bäuerliche Produkte teurer werden, wenn man alle landwirtschaftlichen Fahrzeuge mit Filtern ausstattete. Aber eine ökologisch orientierte Produktion ist einen höheren Preis sicher wert.

Umweltgifte – die seelische Perspektive

Es ist schwer, dem vorhandenen Ausmaß der Umweltverschmutzung ins Auge zu schauen, denn es scheint in die Ausweglosigkeit zu führen und macht große Angst. Vom Verstand her werden die harten Gesetze der Marktwirtschaft als unumgängliche Zwänge für die weitere Naturausbeutung dargestellt, selbst wenn wir alle daran zugrunde gehen. Wir haben uns kollektive Überzeugungen und Glaubenssätze aufgebaut, die wir für unumstößlich halten und denen wir geradezu sklavisch folgen.

Wir brauchen gänzlich neue Lösungsansätze

Für die wirklich großen Fragen und Herausforderungen des Lebens kann der Verstand allein niemals adäquate Lösungen finden – weder auf der persönlichen noch auf der gesamtmenschlichen Ebene. Hierfür müssen wir in viel tiefere Bereiche unseres Wesens gehen. Ein Trancezustand kann uns helfen, in Verbindung mit der Weisheit unserer Seele und der spirituellen Welt zu gelangen und dort hilfreiche Antworten zu finden. Bleiben wir mit unseren Problemen nur auf der Verstandesebene, drehen wir uns ständig im Kreis und finden keinen Ausweg.

Am Beispiel der persönlichen Vorsätze lässt sich das gut erklären. Wie oft nennt sich jemand einen faulen Sack, der endlich mehr Sport treiben, der endlich abnehmen müsste? Wie oft versucht sich jemand dazu zu zwingen, endlich weniger zu rauchen oder weniger Alkohol zu trinken? Und wie oft funktionieren solche Vorhaben anhaltend und ohne, dass die eine Unzulänglichkeit mit einem anderen Fehlverhalten kompensiert wird? Aus meiner Beobachtung sehr selten.

Das hat verschiedene Gründe: Wenn jemand beispielsweise glaubt, dass er abnehmen oder zunehmen muss, weil dies dem gerade gängigen Schönheitsideal entspricht oder dem Partner besser gefällt, hat dies wahrscheinlich nichts mit der Weisheit seiner Seele zu tun. Die weiß vielleicht, dass das Gewicht dieses Menschen ideal ist und wunderbar zu seinem Typ passt. Oder die tatsächlich vorhandene Fettsucht möchte ihn auf ein tiefer liegendes Problem hinweisen, das sich durch eine Gewichtsreduktion allein nicht lösen würde.

Auch auf der globalen Ebene scheint das zuzutreffen: Wir merken heute als Gesellschaft deutlich, dass wir nicht mehr so weitermachen können wie bisher, für griffige Änderungen sind wir als Kollektiv aber noch nicht bereit. Es wird zu oberflächlich und zu sehr vom Verstand aus nach Lösungen gesucht. Das erscheint erst einmal bequemer und entspricht dem Kontrollbedürfnis der Gesellschaft. Es bringt aber nichts, was sich dann auch im allgemeinen Frust immer mehr zeigt.

Erst wenn man bereit ist, tiefer zu suchen und mit seinem innersten Wesen, seinem Seelebewusstsein in Kontakt ist, finden sich Lösungsmöglichkeiten, die greifen und helfen. Dann versteht man den Sinn des Problems und erkennt, was es da zu lernen und zu ändern gilt. Das hat immer mit Persönlichkeitsentwicklung und innerem Wachstum zu tun. Es bezieht die ganze Person mit ein und heilt das Grundübel, es verdrängt nicht nur das Symptom.

Einer der Aspekte unserer Workshops ist es zu lernen, sich selbst in Trance zu führen, um in Kontakt mit seiner inneren Weisheit, seiner Seele zu treten. Dort steigen Einsichten aus tieferen Schichten unseres Bewusstseins in uns auf, die mit unseren wahren Bedürfnissen und unserem Lebensplan übereinstimmen – und dann haben wir auch mehr Kraft, Freude und den langen

Atem, das umzusetzen, was uns im Leben in einem höheren Sinne wichtig ist.

Gehören wir etwa nicht zur Natur?

Wenn es um Fragen des Umweltschutzes geht, äußern sich viele Menschen so, als wäre das etwas, was wir, wenn denn dafür einmal genügend Zeit und Geld übrig sein sollte, der Natur zuliebe in Angriff nehmen könnten. Das aber zeigt eine völlig falsche Einschätzung der Tatsachen. Denn wir Menschen sind ein Teil der Natur. Sicher könnten uns die vielfältigen technischen Errungenschaften glauben machen, dass wir von der Natur »da draußen« unabhängig sind – der Spinat kommt aus dem Tiefkühlregal, die Milch aus dem Tetrapack und der Strom aus der Steckdose.

Doch spätestens wenn die Ressourcen noch knapper und die Produkte damit teurer werden, wenn die Nahrungsmittel und Böden noch stärker mit Giften kontaminiert sind und wir dadurch noch kränker werden, wird uns bewusst werden, dass wir alle in einem Boot sitzen. Wir sind alle eins. Um das zu begreifen, muss man nicht einmal in spirituelle Sphären gehen: Wenn die Erde zerstört ist, wenn es kein sauberes Wasser, keine Früchte, keine Luft mehr zum Atmen gibt, dann bedeutet das auch für jeden Einzelnen von uns Menschen das Aus.

Wenn Sie auf der persönlichen Ebene anfangen wollen, einen gesünderen Umgang und eine tiefere Verbindung mit der Natur zu erfahren, empfehle ich Ihnen die folgende Übung (siehe S. 94). Mit ihr können Sie lernen, sich als Teil der uns umgebenden, wunderbaren Natur zu empfinden.

Übung des Erspürens anderer Wesen

Viele Menschen müssen sehr viel Geduld aufbringen, bis sie zur inneren Ruhe finden und sich wirklich auf die Natur einlassen können. Nehmen Sie sich so oft Sie können Zeit, um in die Natur zu gehen und dort die Schönheit, das Gute, das Gesunde des Lebens zu sehen und zu fühlen.

Suchen Sie sich dann einen geeigneten Platz in der Natur, an dem Sie ungestört etwas verweilen können, und atmen Sie einige Male ganz tief ein und aus. Wir alle sind auch durch die Luft miteinander verbunden. Konzentrieren Sie sich einige Zeit auf die Düfte, lauschen Sie den Geräuschen Ihrer Umgebung, erspüren Sie den Wind, das Licht. Schauen Sie sich dann bewusst und liebevoll einen Käfer an, einen Baum, einen Grashalm, einen Stein, die Regentropfen, vielleicht einen Stern. Lassen Sie sich geduldig und entspannt ganz darauf ein. Mit einiger Übung gelingt es Ihnen, immer tiefer in die Ruhe und die Liebe zu sinken, um dieses Wesen oder diesen Teil Natur mehr in seiner Tiefe und seiner Gänze zu erfahren. Versuchen Sie, ein wenig auf seinem Lebensweg mitzureisen, indem Sie sich in Ihrer Vorstellung fühlend in seine Art des Daseins hineinversetzen, ohne zu werten oder mit dem Verstand zu kommentieren.

Alles ist beseelt

Mit der Zeit werden Sie durch diese Übung spüren, dass alles beseelt ist und seine ganz spezielle Ausstrahlung und Schwingung hat. Je häufiger Sie üben, umso stärker werden Sie auch Demut vor der Schöpfung und Liebe für sie empfinden. Wir Menschen haben es nicht in der Hand, Leben zu erschaffen oder auf ewig zu zerstören. Wer dies glaubt, überschätzt unsere Möglichkeiten bei Weitem. Alles Beseelte ist unsterblich. Aber die organische Form ist sterblich, und mithilfe dieser Übung können wir lernen, die Erde und all ihre Bewohner in ihren unterschiedlichsten biologischen Formen zu achten, zu ehren und gut zu behandeln. Wir alle sind nur Gäste auf der Erde und sollten uns den anderen Wesen gegenüber so freundlich und zuvorkommend verhalten, wie es auf einer wunderbaren Feier den anderen Gästen gegenüber angemessen ist.

Wenn es dann an der Zeit ist zu sterben, sind wir dazu bereit, da wir ein erfülltes Leben, auch im Einklang mit anderen Lebensformen, gelebt haben. Wir gehen in Dankbarkeit und Einverständnis ins Jenseits, in die spirituelle Welt, wo wir als Seele zu Hause sind und alle geliebten Seelen der Menschen und Tiere und auch anderer Wesen, die uns nahe stehen, wiedersehen.

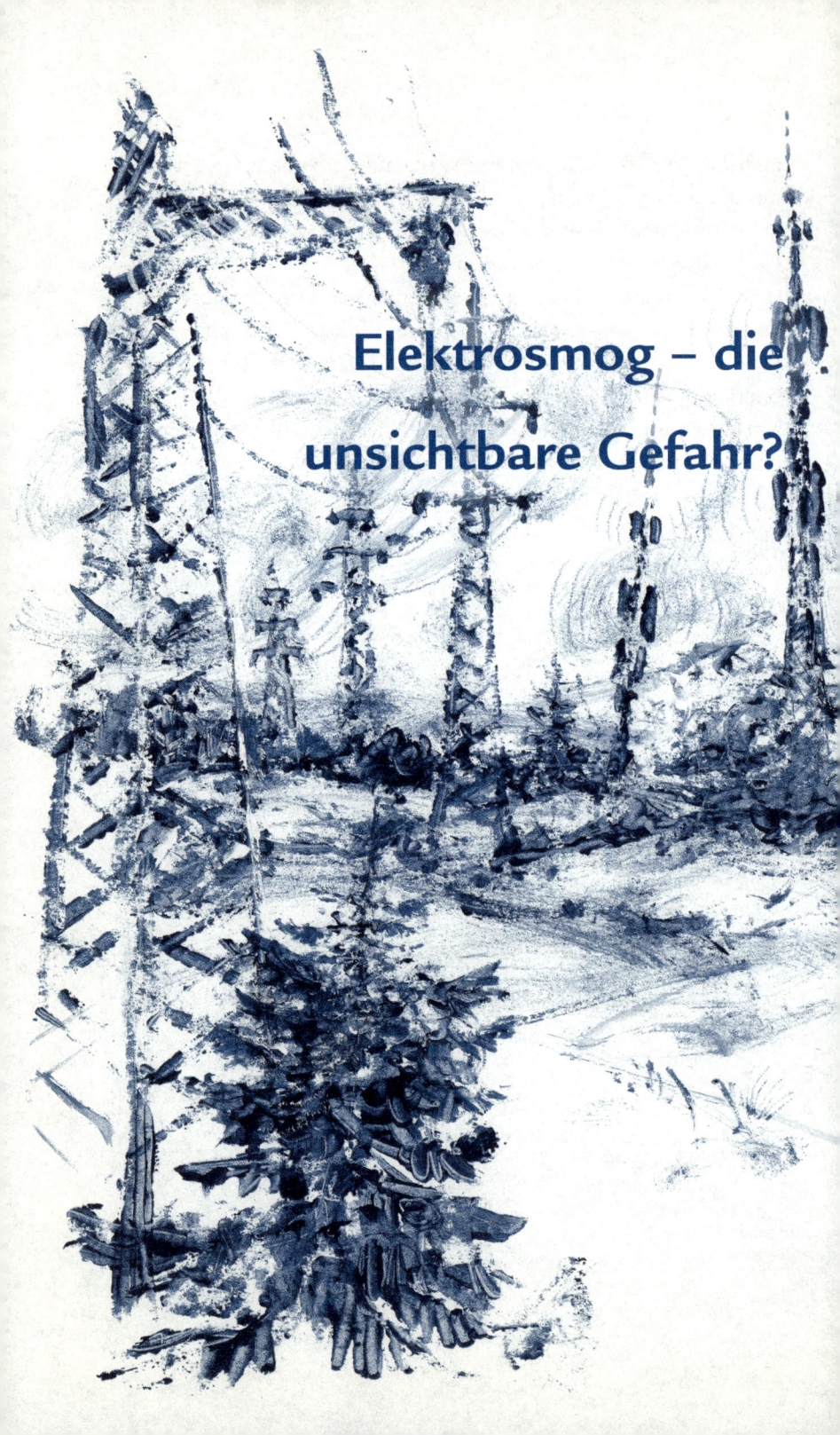

Elektrosmog – die unsichtbare Gefahr?

Elektrizität, Elektronik, Funk – das alles hat mich schon immer fasziniert. Bereits im Vorschulalter besorgte ich mir von überall her alte Radios und zerlegte sie. Ich untersuchte ihr Innenleben. Mit sieben habe ich mein erstes Radio selbst gebastelt; damals gab es für Kinder Elektronikbaukästen, mit denen ich spielerisch die ersten Experimente machen konnte. Meinen Großeltern bettelte ich irgendwann einen riesigen Radioapparat mit etwa 25 Röhren und zwei großen Lautsprechern ab. Auf dem Dachboden zerlegte ich ihn und stellte die Teile so auf, dass alles noch funktionierte, ich aber besser beobachten konnte, was geschah. Ich baute bessere Lautsprecherboxen und schloss eine fast 15 Meter lange Antenne an. Dann änderte ich einige Schwingkreise und konnte dadurch bald Kurzwelle aus der ganzen Welt empfangen, zudem Amateurfunkbereiche und manchmal sogar den Polizeifunk – was nicht unbedingt erlaubt war. Doch mir als damals etwa Elfjährigem ging es nur um die Technik. Ich war dermaßen fasziniert davon, dass ich jedes Buch über Elektronik verschlang, das ich finden konnte.

Mit zwölf baute ich meinen ersten Sender. Der lief im UKW-Bereich, der damals den staatlichen Sendeanstalten vorbehalten war. Aber ich habe dazwischengefunkt. Im Umkreis von vielleicht 200 Metern konnten die Nachbarn dann im Radio hören, was ich an Kassettenprogrammen zu bieten hatte.

Ich erzähle Ihnen das, damit Sie verstehen, dass ich alles andere als ein Gegner von technischen Errungenschaften bin. Ich mag die Technik und bin gefesselt von dem in ihr liegenden Potenzial. Ich verstehe viel von Technik, habe bereits als Jugendlicher Teile des Physikunterrichts anstelle des Professors gehalten und mich später während meines Studiums intensiv der Physik gewidmet. Doch mittlerweile gibt es ein großes Aber. Denn inzwischen ist die moderne Technik zu einer ernsthaften Bedrohung für unsere Gesundheit geworden, und wir haben meiner

Meinung nach das Maß dessen, was hier gesundheitlich vertretbar ist, bereits weit überschritten.

Streitpunkt Mobilfunk

Die Diskussionen um den Elektrosmog entzünden sich heute speziell am Thema »Mobilfunk«. Als ich vor vielen Jahren in den USA zum ersten Mal ein Mobiltelefon benutzte – damals noch in der Größe eines Koffers –, ahnte ich nicht, dass dieser Bereich der Technik gesundheitliche Auswirkungen haben könnte. Irgendwann hörte ich die ersten Vermutungen darüber, las Studien, die diese Aussagen zu bestätigen, und solche, die sie zu widerlegen schienen. Und dann trat das Land Salzburg an mich in meiner Eigenschaft als Vorstand des Forschungsinstituts für Grenzfragen der Medizin mit dem Auftrag heran, genau dies zu erforschen: Beeinträchtigen Mobilfunksendeanlagen, vereinfacht oft als Handymasten bezeichnet, wirklich unsere Gesundheit? Ich sollte dies unter Realbedingungen untersuchen, in einer Wohnung in der Nähe einer solchen Anlage.

Um diesen Auftrag habe ich mich nicht gerissen, denn das Thema ist »heiß«. Ich lehnte ihn deshalb mehrmals ab. Irgendwann stimmte ich schließlich unter der Voraussetzung zu, dass ich mit einem Team von Sachverständigen verschiedener Richtungen arbeiten dürfe. Ich suchte mir einen gestandenen Arzt, erfahrene Messtechniker und Experten anderer Fächer. Dieser interdisziplinäre, fächerübergreifende Ansatz sicherte die Ergebnisse – und auch mich selbst – deutlich stärker ab.

Der Salzburger Sonderfall

Im Land Salzburg gibt es einen Vorsorgewert, d. h. einen möglichst nicht zu überschreitenden Richtwert für die Strahlungsdichte von Mobilfunksendeanlagen. Dieser wurde von der Landessanitätsdirektion Salzburg empfohlen, um Menschen zu schützen. Soweit mir bekannt ist, ist Salzburg die einzige Region der Welt, in der ein aus meiner Sicht medizinisch sinnvoller Vorsorgewert für Mobilfunkstrahlung von offiziellen Stellen der öffentlichen Gesundheit empfohlen und wiederholt vom Landtag gefordert wurde. Überall sonst werden derzeit Grenz- und Richtwerte herangezogen, die nach Meinung vieler Ärzte um Größenordnungen zu hoch sind, um gesundheitliche Risiken auszuschließen.

Ist etwas dran an den Warnungen?
Natürlich wollte man durch unsere Studie auch erfahren, ob der Salzburger Vorsorgewert überhaupt gerechtfertigt sei. Vermutlich hofften viele, dass ich herausfinden würde, er sei unsinnig. Auch ich war damals der Meinung, dass die Kritiker der Mobilfunkstrahlung übertreiben würden.

Doch als die Studie anlief, informierte ich mich natürlich sehr viel umfassender und möglichst unbeeinflusst von Interessenvertretern und Auftraggebern – eben als Wissenschaftler auf der Suche nach der Wahrheit. Und schnell merkte ich, dass ich hier auf ein Gebiet geraten war, das man keinesfalls verharmlosen darf, sondern sehr ernst nehmen muss. Bei der Sichtung zahlreicher Untersuchungen über mögliche biologische Wirkungen des Mobilfunks musste ich anerkennen, dass viele davon wissenschaftlich in Ordnung waren und teilweise äußerst besorgniserregende Dinge beschrieben hatten.

Auch wenn uns manche das gern glauben machen wollen: Ich kann mir nicht vorstellen, dass derart viele Wissenschaftler auf der Welt lügen würden, sich irrten oder keine Ahnung hätten.

Ein objektives Bild
Was ich bis heute für mich versuche, ist, mir eine Sicht zu bewahren, die so objektiv wie möglich ist. Ich möchte weder in die eine noch in die andere Richtung eine Voreingenommenheit aufbauen. Um das zu schaffen, setzte ich mich immer wieder mit führenden Vertretern der verschiedenen Fachdisziplinen zusammen. Dadurch war ich in der Lage, eine möglichst umfassende

wissenschaftliche Einschätzung zu gewinnen, von der ich Ihnen im Folgenden berichten möchte. Vieles in diesem Kapitel basiert auf grundlegendem Fachwissen der Physik, Biologie und Medizin. Wo immer es sinnvoll ist, werde ich Ihnen deshalb stark vereinfacht erklären, was zum Verständnis der beschriebenen Zusammenhänge nötig ist. Ich werde mich darauf beschränken, einige wenige Bereiche beispielhaft anzusprechen. Die Mobilfunkstrahlung wird nur eines dieser Themen sein, in dem zahlreiche Ergebnisse internationaler Forschungseinrichtungen Gefahren für Mensch und Natur nahelegen.

Der Mensch und die moderne Technik

Seit wann gibt es eigentlich Strom, und seit wann müssen wir von elektromagnetischer Belastung und »Verschmutzung« in Form von Elektrosmog ausgehen?

Die Geschichte der Elektrizität

Magnetische Phänomene kennt man schon sehr lange, bereits im Mittelalter hat man beispielsweise den Kompass verwendet. Die Untersuchung elektrischer Phänomene begann zu Beginn des 18. Jahrhunderts – hier ist Carl Friedrich Gauß zu nennen. Man bastelte Elektrisiermaschinen, eine Spielerei, mit der man sich auf Jahrmärkten zur Belustigung elektrisieren lassen konnte.

Ab 1820 erzeugten Forscher wie der aus Erlangen stammende Physiker Georg Simon Ohm erstmals wirklichen Strom, indem sie einen Magneten im Zentrum einer Drahtspule bewegten. In den 1880er-Jahren konnten der in Hamburg geborene Physiker Heinrich Hertz und der Schotte James Clerk Maxwell als Erste beschreiben und berechnen, dass es einen Zusammenhang zwischen Wellenlänge und Anzahl der Schwingungen pro Sekunde gibt – beide miteinander multipliziert müssten nach Hertz immer 300 000 ergeben, die Lichtgeschwindigkeit. Ab 1880 konnte man auch die ersten Glühbirnen kaufen. Anfang des 20. Jahrhunderts begann mit der Entwicklung der ersten Elektronenröhren die »elektronische« Nutzung des Stroms. In den 1920er- und 1930er-Jahren wurden die ersten öffentlichen Sendeanlagen in Betrieb genommen. 1948 gab es den ersten Transistor, sodass die Radiogeräte nicht mehr so riesig sein mussten.

Die Entwicklung von Rundfunk und Fernsehen
Die erste Rundfunksendung in Deutschland kam 1923 aus Berlin: »Welle 400«. Eigentlich sollte der Rundfunk eine Propagandamaschine für staatliche Informationen sein – aber schon bald ging man hauptsächlich zur Unterhaltung über. Schon 1883 baute der deutsche Erfinder Paul Julius Gottlieb Nipkow den ersten Vorläufer eines Fernsehgeräts. Die ersten Fernsehübertragungen gelangen 1927 in San Francisco auf Basis der 1897 von Braun und Zeneck entwickelten Kathodenstrahlröhre. 1928 präsentierte man der Öffentlichkeit auf der Berliner Funkausstellung schon die Urform des heutigen Fernsehens, und 1934 entstand der Versuchssender Witzleben, der erste Fernsehsendungen ausstrahlte, allerdings nur zu Versuchszwecken – es hatte ja noch niemand einen Fernseher.

Nach dem Zweiten Weltkrieg wurde die Forschung intensiviert, man brachte eine Norm ein, die von der Bildauflösung her auch publikumstauglich war. Die Entwicklung ging rasant weiter. Innerhalb weniger Jahrzehnte entstand eine Fülle an Kommunikations- und Unterhaltungselektronik, die heute kaum noch jemand überschauen kann.

Was ist Elektrosmog?
Damit sind wir schon auf der Kehrseite, der sehr dunklen Seite der Medaille: den gesundheitlichen Gefahren für Mensch und

Elektromagnetische Felder: Einige vereinfachte Erklärungen

Die *Frequenz* gibt die Anzahl der Schwingungen pro Sekunde an, die Maßeinheit ist Hertz. 1 Hertz (1 Hz) bedeutet 1 Schwingung pro Sekunde, ein Kilohertz (1 kHz) steht für 1000 Schwingungen, ein Megahertz (1 MHz) sind 1 Million Schwingungen und ein Gigahertz (1 GHz) eine Milliarde Schwingungen pro Sekunde.

Die *Wellenlänge* ist der kleinste Abstand zweier Punkte einer Phase; sie wird mit dem griechischen Buchstaben Lambda angegeben. Es besteht ein fester Zusammenhang zwischen Frequenz und der Länge einer Welle (Wellenlänge): Multipliziert man beide miteinander, ergibt sich die *Lichtgeschwindigkeit* (300 000).

Elektromagnetische Felder bestehen aus einer elektrischen und einer magnetischen Komponente. Im Hochfrequenzbereich verschmelzen diese beiden Komponenten, im Niederfrequenzbereich liegen sie voneinander getrennt vor. Die elektrische Feldstärke gibt man meist in Volt pro Meter (V/m) an, die magnetische Feldstärke in Ampere pro Meter (A/m) und die magnetische Flussdichte in Tesla.

In vielen Untersuchungen über die möglichen Wirkungen elektromagnetischer Wellen spricht man von der *Leistungsflussdichte*: Sie ist ein Maß für die senkrecht auf eine Fläche eintreffende Leistung und wird in Watt pro Quadratmeter (W/m^2) angeführt.

Natur, die vom Bereich Elektrik und Funk ausgehen können. Was sich in den öffentlichen Diskussionen oftmals am Mobilfunk entzündet, betrifft im Prinzip auch die Strahlung von Rundfunk- und Fernsehsendern, die elektrischen und magnetischen Felder von Hochspannungsleitungen, diversen Haushaltgeräten und vielem mehr.

Elektrosmog

Dies ist ein umgangssprachlich geprägter Begriff für das Vorhandensein technischer elektrischer, magnetischer oder elektromagnetischer Felder. Der Begriff »Smog« geht auf einen Hygienekongress zurück, der 1905 in London abgehalten wurde und die typische Verbindung von Nebel und Rauch in dieser Stadt kennzeichnen sollte. Elektrosmog ist im Gegensatz zu dem auf die Luft bezogenen Smog allerdings nicht sichtbar – damit ist dieser Begriff etwas irreführend. Zudem wird er auch den sehr unterschiedlichen biologischen Wirkungen nicht gerecht, die von elektrischen, magnetischen oder elektromagnetischen Feldern ausgehen. Aber im Wort ist eines enthalten, das die Gesamtsituation treffend zu beschreiben scheint: Es handelt sich um eine besondere Form der Umweltverschmutzung.

Im Laufe der Jahrmillionen hat sich der Mensch an das natürliche Vorkommen bestimmter elektromagnetischer Felder angepasst – ganz ohne diese könnte er möglicherweise gar nicht leben. Wechselnde Intensitäten und Frequenzmuster natürlicher Quellen elektrischer, magnetischer oder elektromagnetischer Felder, wie dies später noch in Bezug auf die Nomadenvölker und geopathische Störzonen beschrieben wird, scheinen als Trigger für verschiedene Körperfunktionen wichtig zu sein. Seit man jedoch elektrische, magnetische und elektromagnetische Felder künstlich erzeugen kann, hat sich die Grundsituation extrem verändert. Man erzeugt technische Felder – etwas, das es vorher niemals auf der Welt gab. Gerade in den letzten 20 Jahren entstanden Anwendungen und damit immer wieder neue technische Felder in einer Art und Dichte, wie es zuvor gänzlich unvorstellbar war. In dieser kurzen Zeit hatten wir Menschen und die anderen Lebewesen überhaupt keine Chance, uns in irgendeiner Weise an diese künstlichen Felder zu gewöhnen und anzupassen.

Was sagt die Wissenschaft?

Oft hört man in den Medien, dass die Wissenschaftler sich darüber uneins seien, ob die elektromagnetische Strahlung wirklich
gesundheitlich bedenklich sei. Gerade für den Bereich Mobilfunk wird dies gern vorgebracht, nicht selten von Vertretern der
Industrie. Doch wer hier mit einem Wissenschaftsstreit argu-
mentiert, scheint mir die Tatsachen zu verfälschen. Aber gerade
bei einem Bereich, in den viel Geld involviert ist, spielen unterschiedliche Interessenlagen, aus denen heraus die Studien
erstellt werden, eine sehr große Rolle. Wie überall gibt es unabhängige Forscher und solche, die sich in Abhängigkeit gebracht
haben und dann eigentlich nicht mehr von Objektivität sprechen sollten.

Mehrere Untersuchungen gingen der Frage nach, ob die Ergebnisse von Studien, die sich mit möglichen Wirkungen elektromagnetischer Felder befassen, von Sponsor, Auftraggeber oder
Institution abhängig sind. Wie man schon aufgrund des gesunden Menschenverstands vermuten kann, hängt die Richtung der
jeweiligen Studienergebnisse tatsächlich signifikant von diesen
Faktoren ab![37]

Und so ist es nicht verwunderlich, dass als abhängig zu bewer-
tende Studien sehr häufig feststellten, dass es gesundheitlich
keine Bedenken gäbe. Ergebnisse unabhängiger Studien deute-
ten jedoch vermehrt auf schädliche Wirkungen hin. Immerhin
gibt es heute bereits einzelne Warnungen von EU-Behörden und
Ministerien – und zahlreiche von Ärztevereinigungen.

Erstaunlich frühe Forschungsergebnisse

Die im Folgenden genannten wissenschaftlichen Veröffentlichungen sind nur einige wenige Beispiele früher Arbeiten.
Schon 1932 hat der deutsche Arzt Erwin Schliephake ein Buch
veröffentlicht, in dem er feststellte, dass der Einfluss von Kurz-
wellenstrahlung zu Ermüdung, Unruhe, Aufgeregtheit, Angst-
gefühlen, Pessimismus und Schlafstörungen führen kann.

Physikalische Einheiten für elektromagnetische Felder

Frequenz: Einheit Hertz (Hz)

1 Kilohertz (1 kHz) sind 1000 Hz.

1 Megahertz (1 MHz) sind 1000 kHz oder 1 Million Hz.

1 Gigahertz (1 GHz) sind 1000 MHz, 1 Million kHz oder 1 Milliarde Hz.

Elektrische Feldstärke: Einheit Volt pro Meter (V/m)

1 Millivolt pro Meter (1 mV/m) sind 0,001 V/m.

1 Mikrovolt pro Meter (1 µV/m) sind 0,000001 V/m.

Leistungsflussdichte (Strahlungsdichte):
Einheit Watt pro Quadratmeter (W/m²)

1 Milliwatt pro Quadratmeter (1 mW/m²) sind 0,001 W/m² (= 1 Tausendstel W/m²).

1 Mikrowatt pro Quadratmeter (1 µW/m²) sind 0,001 mW/m² (= 1 Millionstel W/m²).

Magnetische Flussdichte: Einheit Tesla (T)

1 Millitesla (1 mT) sind 0,001 T (= 1 Tausendstel Tesla).

1 Mikrotesla (1 µT) sind 0,001 mT (= 1 Millionstel Tesla).

1 Nanotesla (1 nT) sind 0,001 µT (= 1 Milliardstel Tesla).

Im Jahr 1946 fasste der später als Medizinordinarius an der Universität Heidelberg tätige Arzt Hans Schaefer eine Reihe von Symptomen zusammen, die sich ergeben, wenn sich Menschen über längere Zeit in der unmittelbaren Umgebung von Rundfunksendern aufhalten. Darunter fanden sich Übermüdung, Schlaflosigkeit und sogar Depressionen.

In der ehemaligen Sowjetunion hat man Effekte elektromagnetischer Strahlung bereits seit mehr als 50 Jahren wissenschaftlich genau untersucht. Man fand dort vergleichbare Effekte wie die Kollegen im Westen, zum Teil jedoch lange bevor dies hier die breite Wissenschaftswelt interessierte. Dass diese Strahlung auch Krebs auslösen könnte, vor allem Leukämie und Gehirntumore, war den Russen ebenfalls schon lange bekannt.

Wenige Beispiele aus Hunderten von Forschungsarbeiten
In neuerer Zeit haben renommierte Wiener Kollegen, der Umweltmediziner Hans-Peter Hutter und Professor Michael Kundi, sehr genau dokumentiert, welche Beschwerden im Umkreis von Sendeanlagen auftauchen können. Sie stellten fest, dass an solchen Plätzen vermehrt sogenannte unspezifische Symptome wie Kopfschmerzen, Konzentrationsprobleme sowie kalte Hände und Füße als Indikatoren für Stress auftreten können. Solche Ergebnisse mögen für viele Menschen noch relativ belanglos klingen, aber: Verschiedene Untersuchungen zeigen auch, dass Menschen, die berufsbedingt viel mit Strahlung in Berührung kommen, ein erhöhtes Krebsrisiko aufzuweisen scheinen. Aufhorchen ließen einige skandinavische Studien, besonders die des schwedischen Krebsforschers Professor Lennart Hardell, der ein erhöhtes Gehirntumorrisiko bei Handyvielnutzern beschrieb. Bestimmte Arten von Kopftumoren könnten demnach gehäuft auf jener Seite des Kopfes auftreten, auf der das Handy üblicherweise verwendet wird.

Auch aus Tierversuchen sind solche Zusammenhänge bekannt. Aus ethischen Gründen lehne ich Tierversuche generell ab. Ich möchte hier dennoch anführen, dass viele Veröffentlichungen zu diesem Thema – die Versuche wurden sowohl bei Tieren als auch bei Menschen und in Zellkulturen durchgeführt – deutliche Hinweise darauf lieferten, dass elektromagnetische Felder Stressreaktionen, eine Hemmung des körpereigenen Abwehrsystems, irreparable Erbsubstanzschäden, Veränderungen von Eiweißstoffen

Das elektromagnetische Spektrum

Bewusst können wir mit unseren Sinnen nur einen sehr kleinen Teil des elektromagnetischen Spektrums aufnehmen. Ein Teil davon ist das sichtbare Licht, mit Wellenlängen von etwa 380 (blau) bis 780 Nanometern (rot). Daran schließt die ebenfalls deutlich spürbare Infrarotstrahlung an, etwa 780 Nanometer bis 1 Millimeter Wellenlänge. Infrarotstrahlung ist ein Teil der Wärmestrahlung; Wärmestrahlung ist eine elektromagnetische Strahlung, die jeder Körper abhängig von seiner Temperatur ausstrahlt.

Im klassischen öffentlichen Rundfunk werden für den Langwellenbereich Wellenlängen von 1000 bis 10 000 Meter (Frequenzen von etwa 300 bis 30 kHz) benutzt. Mittelwelle funkt auf Wellenlängen von etwa 100 bis 1000 Metern (Frequenzen: 3000 bis 300 kHz), die Wellenlängen im Kurzwellenbereich liegen zwischen 10 und 100 Metern (Frequenzen: 30 bis 3 MHz), und die Wellenlängen des typischen Ultrakurzwellenbereichs (UKW) liegen zwischen etwa 1 und 10 Metern (Frequenzen: 300 bis 30 MHz).

Von Mikrowellen spricht man in einem Bereich von 1 Millimeter bis 1 Meter Wellenlänge (Frequenzen: 300 GHz bis 300 MHz). Mikrowellenherde für die Küche benutzen typischerweise eine Frequenz von etwa 2,4 GHz (etwa 12 cm Wellenlänge). Die heute üblichen Mobilfunkfrequenzen liegen bei etwa 900 und 1800 MHz (2 Bänder der GSM-Mobilfunktelefonie; Wellenlängen etwa 33 cm und 17 cm), bei UMTS sind es etwa 2 GHz (Wellenlänge etwa 15 cm). Schnurlostelefone nach dem DECT-Standard verwenden Frequenzen von etwa 1,9 GHz (etwa 15 cm Wellenlänge), und der momentane Standard für drahtlose Computernetzwerke, WLAN, liegt bei 2,4 und 5 GHz (etwa 12 und 6 cm). Das ebenfalls für drahtlose Datenübertragung im Computer- und Handybereich genutzte Bluetooth funkt bei etwa 2,4 GHz (Wellenlänge: etwa 12 cm). Die Grundfrequenzen von WLAN und Bluetooth liegen also im gleichen Bereich wie die eines Küchenmikrowellenherds. Ein Standard, der zum Teil schon installiert wurde, ist WiMAX – eine Art kostenpflichtiges WLAN mit Sendefrequenzen von beispielsweise 3,5 GHz (Wellenlänge etwa 8,6 cm), mit dem Datenübertragungen über größere Distanzen stattfinden können.

sowie neurologische und psychische Wirkungen hervorrufen könnten. Epidemiologische Studien zeigten, dass bei lang anhaltendem Einfluss der Strahlung auf den Menschen ein erhöhtes Krebsrisiko vorhanden sein dürfte.

Der Grad der Reaktion des Einzelnen ist unterschiedlich stark ausgeprägt, was auch davon abhängt, in welchem allgemeinen Gesundheitszustand sich dieser Mensch gerade befindet. Jedoch können einige Wirkungen unbewusst auftreten, und man bemerkt sie vielleicht erst dann, wenn es möglicherweise schon zu spät ist.

Die Lage ist ernst

Hier nun tauchen einige Fragen auf: Wenn die Situation so eindeutig erscheint, warum wird dann nicht gehandelt? Warum werden wir weiterhin potenziell gefährlichen Strahlungen ausgesetzt? Warum muss man den Eindruck bekommen, dass die Wirtschaft wissentlich unsere Gesundheit aufs Spiel zu setzen scheint, während die Politik tatenlos zusieht? Bevor ich zur gesellschaftlichen, wirtschaftlichen und letztlich politischen Seite der Thematik komme, möchte ich Ihnen einen genaueren Überblick über die technischen Zusammenhänge und die Folgen für Mensch, Tier und Natur geben.

Schädliche Strahlung überall?
Die Verursacher technischer Felder

Elektromagnetische Strahlung ist nicht sichtbar. Das klingt erst einmal selbstverständlich, ist aber doch ein wichtiger Punkt. Denn wenn man sie sehen könnte, würden höchstwahrscheinlich nicht so viele Leute davon ausgehen, dass sie uns nicht beeinflusst. Sie gleicht einer nicht sichtbaren Wolke, die jedes Gerät umgibt, einem Nebel, an manchen Stellen stärker, an anderen schwächer. Jedes eingeschaltete Elektrogerät ist von einer solchen Wolke umgeben – auch jede elektrische Leitung. Unser gesamtes alltägliches Umfeld ist vollkommen durchsetzt von diesen Feldern. Wir selbst erzeugen sie durch unsere vielen elektrischen und elektronischen Produkte – und dies in immer stärkerem Ausmaß. Es wäre naiv, davon auszugehen, dass dies ohne Einfluss auf Lebewesen und Natur bleiben könnte.

Die vielen Quellen von Elektrosmog
Hochfrequente Strahlung im Wohnbereich geht beispielsweise von älteren analogen und auch von neueren digitalen Schnurlostelefonen und deren Basisstationen aus. Mit Ausnahme einiger spezieller strahlungsärmerer Varianten funken Letztere üblicherweise dauernd, also auch in der Nacht. Mobiltelefone, kabellose Internetanschlüsse und Computernetzwerke (WLAN = Wireless Local Area Network) zur Übertragung von Daten sind ebenso ein wesentlicher Bestandteil technischer Felder in Wohnungen, Firmengebäuden und öffentlichen Bauwerken. Sogar viele Spielkonsolen oder Babyphones arbeiten heute über Funk; Bluetooth ist ein weiterer Bereich, ebenso Powerline, die Verwendung des Stromnetzes zur Datenübertragung. Auch hier wird ein Signal moduliert, und das bedeutet nichts anderes, als dass damit das hausinterne Stromnetz überall im Haus wie eine Hochfrequenz-Sendeantenne wirkt.

Über die Steckdose stellt uns das Stromversorgungsunternehmen eine 220- bis 240-Volt-Wechselspannung zur Verfügung. Sobald ein Gerät angeschlossen ist, fließt Strom, und zwar Wechselstrom mit einer Grundfrequenz von 50 Hertz. Die zugehörige Stromstärke – also wie viel Strom gerade fließt – ist abhängig von der Leistungsaufnahme (dem »Verbrauch«) des jeweiligen Geräts. Dabei werden getrennt messbare elektrische und magnetische Felder erzeugt. Solche »niederfrequenten« Felder entstehen um alle Elektro- und Elektronikgeräte – sowohl im laufenden Betrieb als auch im Stand-by-Modus.

Aber auch außerhalb von Bauwerken gibt es niederfrequente Felder durch Stromleitungen. Wohnt man in der Nähe einer

Hochspannungsleitung, kann uns diese inner- und außerhalb des Gebäudes beeinflussen. Schilder bei diesen Leitungsungetümen – sie transportieren z. B. Spannungen von 110, 220 oder sogar 380 Kilovolt – warnen sogar, dass sich insbesondere Menschen mit Herzschrittmachern dort nicht aufhalten sollten.

Überall präsent

Auch die von Oberleitungen öffentlicher Verkehrsmittel ausgehenden Felder, die uns nicht nur im Freien in der Nähe dieser Leitungen umgeben, sondern auch innerhalb von Bahnwaggons, der Straßenbahn oder im Oberleitungsbus vorhanden sind, sollte man nicht unterschätzen.

Sogar in den Innenräumen nahe gelegener Wohnungen oder Arbeitsstätten kann noch viel davon ankommen. Sendestationen für analoges und terrestrisches digitales Fernsehen (DVB-T), den öffentlichen Rundfunk, Amateurfunk und spezielle WLAN-Systeme mit sehr hoher Leistung (WiMAX) tragen ebenfalls zur gesamten Strahlungssituation bei.

Sendeanlagen auf »Handymasten« gelten als eine mögliche Hauptquelle »chronisch« belastender elektromagnetischer Felder. Oftmals werden Mobilfunksendeanlagen gut versteckt oder sind nicht auf den ersten Blick erkennbar: Sie finden sich getarnt als falsche Bäume, unechte Kamine oder als Kleinsendeanlagen. »Mikrozellen« bestehen, für Laien schwer erkennbar, aus einem etwa 15 bis 50 Zentimeter langen senkrecht etwa an Hausmauern montierten Metallstab mit angeschlossenem Kabel. Innerhalb von Gebäuden gibt es sogenannte Pikozellen – kleine, oftmals wie an die Zimmerdecke geschraubte Metall-Kaffeeuntertassen aussehende Antennen. Es gibt noch verschiedenste weitere private und öffentliche Funknetze, deren Existenz die meisten Menschen nicht einmal ahnen.

Haushalt

Technische Felder kommen in jedem Haushalt vor. Ich möchte hier nur wenige Geräte ansprechen. Radiowecker etwa: Viele

Menschen haben so ein Ding die ganze Nacht direkt neben ihrem Kopf stehen. Elektrische Heizdecken sind eine weitere, von vielen Menschen unbewusst verwendete Quelle elektrischer und magnetischer Felder. Dabei muss man bedenken, dass man diese Decken die ganze Nacht hindurch eng am Körper hat.

Viele Menschen haben in ihrem Schlafzimmer ein Fernsehgerät samt Kinoverstärkeranlage stehen. Auch wenn diese Geräte auf Stand-by geschalten sind, geben sie weiterhin just in dem Raum Strahlung ab, in dem wir schlafen – und wirken damit auf uns ein, während sich unser Immunsystem erholen soll.

Dass der Mikrowellenherd in der Küche eine besondere Belastungsquelle darstellen kann, dürfte mittlerweile den meisten Menschen bekannt sein. Sogar die Art, wie die Elektroleitungen in einem Haus verlegt sind, kann entscheidend dazu beitragen, wie wohl sich die Bewohner fühlen.

Mogelpackung Energiesparlampe

Es klingt zunächst einmal erstaunlich, aber auch einige Bauarten der sogenannten Energiesparlampen erscheinen mir alles andere als gut für die Gesundheit und die Umwelt. Die hier angesprochenen Typen basieren auf Leuchtstoffröhren und benötigen bei der Herstellung vielfach mehr Energie, als sie während ihrer gesamten Lebensdauer einsparen können. Außerdem enthalten sie oftmals einen umweltbiologisch bedenklich hohen Anteil an Quecksilber, und einige für diese Lampen nötige Substanzen werden Internetberichten zufolge häufig in Afrika unter unmenschlichsten Bedingungen gewonnen, nicht selten auch durch Kinderarbeit. Hierzu soll es dokumentierte Fälle lebensbedrohlicher Vergiftungen geben.[38] Aber nicht nur bei der Herstellung, sondern auch bei der späteren Entsorgung ist das Quecksilber als hochgiftiger Stoff ein großes, derzeit noch viel zu wenig diskutiertes Umweltrisiko. Nicht jeder bringt seine ausrangierten Energiesparlampen zum Sondermüll, wie das eigentlich geschehen müsste. Viele geben sie einfach in den Hausmüll, was zur Folge hat, dass das Gift in die Luft, in den Boden, ins

Wasser und somit in die Umwelt gelangt. Es handelt sich prinzipiell um das gleiche Problem, das wir früher mit Fieberthermometern hatten.

Aber auch in puncto elektromagnetischer Strahlung erscheinen diese Typen von Energiesparlampen nicht gerade harmlos: Viele der zurzeit verkauften Modelle senden Langwellenstrahlung aus – und zwar jede einzelne dieser Sparlampen. Normale Glühlampen geben diese Strahlung nicht ab, denn sie arbeiten ohne das in den Sockel von Kompaktleuchtstofflampen eingebaute Vorschaltgerät.

Halogenlampen, die ebenfalls als »relativ energiesparend« gelten, gibt es in Niedervolt- und Hochvoltausführungen. Die früher üblichen Niedervolt-Halogen-Glühbirnen werden über einen extern vorhandenen Transformator an das Stromnetz angeschlossen, der magnetische Felder abgibt. Oftmals werden sie dann noch über frei an der Zimmerdecke aufgespannte Designdrähte betrieben, die durch deren spezielle Konstruktion verstärkt Magnetfelder erzeugen. Neuere Typen von Halogenlampen schließt man über normale oder speziell für diesen Lampentyp entwickelte Glühlampenfassungen direkt an das 220-Volt-Netz an: Der Trafo ist bei diesen durch einen elektromagnetisch weitaus unbedenklicheren Vorwiderstand ersetzt.

Die gesundheitlich wahrscheinlich positivere Zukunft bezüglich der Energiesparlampen dürfte einer neuen Technologie gehören, die zwar schon vorhanden ist, aber im Privatbereich noch wenig genutzt wird: Hochleistungsleuchtdioden (LED = Light Emitting Diode) und damit verwandte Bauformen. Sehr hohe Lichtintensitäten lassen sich damit bei gleichzeitig minimalstem

Einsatz von Energie erzeugen. So sind mit LEDs bereits heute Stromeinsparungen von bis zu 90 Prozent im Vergleich zu konventionellen Glühlampen möglich. LED-Lampen sollen auch viel länger haltbar sein – man spricht von bis zu 100 000 Stunden Brenndauer. In diesem Bereich könnte sehr viel Gutes getan und verändert werden, es gibt hier auch keine Rohstoffprobleme, denn der Hauptbestandteil von LEDs, Silizium, ist in der Natur in Quarz in riesiger Menge vorhanden.

Mit den derzeit überall beworbenen Energiesparlampen auf Leuchtstoffröhrenbasis jedenfalls redet man den Menschen unter dem Mäntelchen des Energiesparens und des Umweltschutzes etwas ein, was in Wirklichkeit eher bedenklich erscheint. Zudem darf man bezüglich des Energiesparens auch nicht vergessen, dass der absolut überwiegende Anteil der Energie von der Industrie und nicht in privaten Haushalten verbraucht wird – nur dass die Bevölkerung für ihren Strom das Vielfache bezahlen muss. Der für Beleuchtung im Wohnbereich verbrauchte Strom macht nur einige wenige Prozent des Gesamtstromverbrauchs aus.

Hochspannungsleitungen

Hochspannungsleitungen gelten vielen wissenschaftlich schlüssigen Berichten zufolge als wesentliche Verursacher gesundheitlicher Störungen bei Menschen, die in deren Nähe wohnen oder arbeiten. Auch hier besteht absoluter Nachholbedarf, was den Schutz der Bevölkerung angeht. Als positives Beispiel können die Politiker in Niedersachsen eine Vorreiterrolle für sich beanspruchen: Dort hat man aus den Studienergebnissen zum Thema gelernt und vor Kurzem gesundheitlich sinnvolle gesetzliche Mindestabstände zwischen Hochspannungsleitungen und Wohnhäusern vorgeschrieben.

Auch anderswo sind für Hochspannungsleitungen Strahlungsgrenzwerte etwa für magnetische Felder festgelegt worden – aber leider sind diese fast überall so hoch, dass viele Ärzte sie für medizinisch bedenklich halten.

Weltweit werden mit dem Argument der »Versorgungssicherheit« nach wie vor Hochspannungsfreileitungen neu genehmigt und installiert. Man begründet dies u.a. damit, dass immer mehr Strom verbraucht würde. Auch hier scheint das wirtschaftliche Interesse der Versorgungsunternehmen vor dem gesundheitlichen Schutz aller zu rangieren.

Die propagierte Versorgungssicherheit kann man einfach hinterfragen: Hochspannungsleitungen über der Erde sind immer den Risiken des Wetters ausgesetzt. Gerade weil wir wissen, dass im Zuge der globalen Klimaveränderungen Stürme und Orkane auch in unserer Gegend immer häufiger und stärker werden, wären Erdkabel, also Hochspannungsleitungen, die unter die Erdoberfläche verlegt werden, eine gute Lösung. Einer Reihe von Gutachten zufolge gäbe es durch Erdkabel auch eine deutliche Verringerung des Elektrosmogrisikos für die betroffenen Anwohner. Zudem wäre es optisch deutlich schöner.

Die Funktechnik
Mit dem Wort »Funk« bezeichnet man die drahtlose Übertragung von Signalen mithilfe elektromagnetischer Wellen. Schon 1896 gelang die erste echte Funkverbindung über eine Distanz von fünf Kilometern. Heute umfasst der Begriff »Funktechnik« nicht nur die bekannten Bereiche Mobilfunk, Radio oder Fernsehen und Satellitentechnik, sondern auch eine Reihe weniger thematisierter Gebiete wie Polizei-, Rettungs-, Feuerwehr- und Taxifunk. Darüber hinaus ist der Amateurfunk nicht zu vergessen: In Deutschland gibt es immerhin rund 78 000 Hobbyfunker. Natürlich arbeiten auch funkferngesteuerte Geräte und Spielzeuge mit Funk.

Um kabellose Übertragungen zu ermöglichen, werden elektromagnetische Trägerwellen moduliert: Man baut in eine bestehende Grundfrequenz Informationen ein, indem man die Frequenz oder die Amplitude (Signalstärke) analog verändert. Im Kurz-, Lang- und Mittelwellenbereich wird die Amplitudenmodulation genutzt, also die Veränderung der Höhe der Wellen. Bei

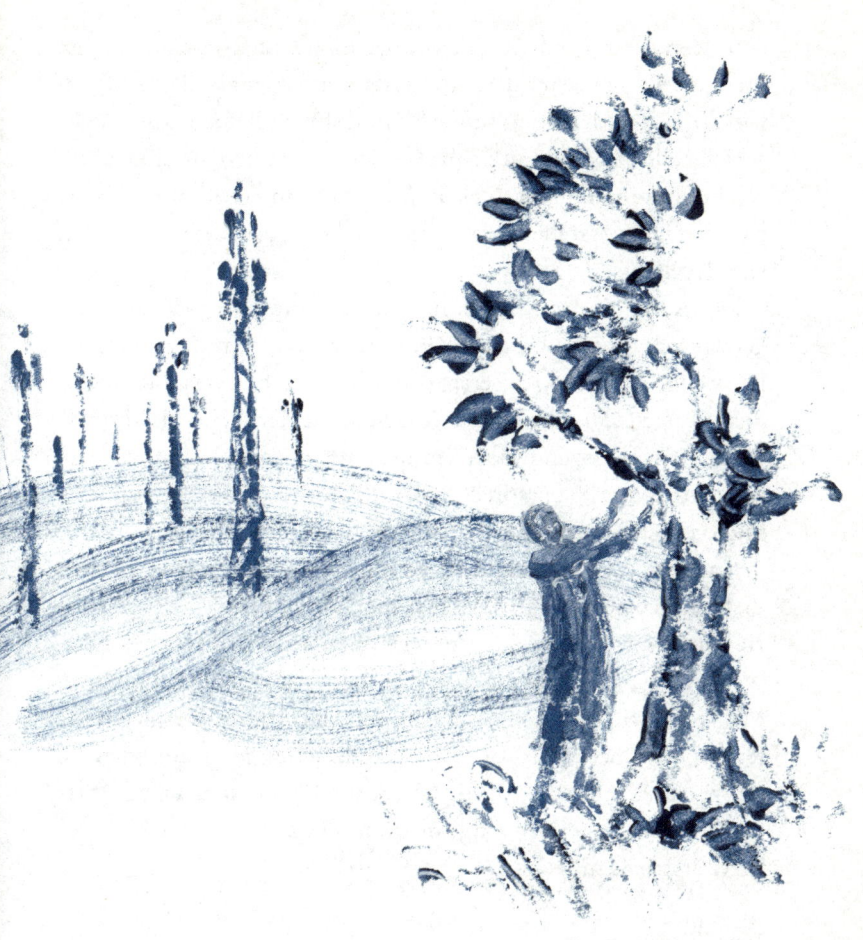

UKW oder analogem Fernsehen wird die Frequenz, also die Länge der Welle, moduliert. Im digitalen Bereich wird häufig mit Phasenmodulation gearbeitet.

Mobilfunk
Mit diesem Begriff ist nicht nur das schnurlose Telefonieren gemeint. Es ist vielmehr eine Sammelbezeichnung für den Betrieb von mobilen Funkgeräten. Vor allem aber bezeichnet man heute die gesamte Datenübertragung nach den GSM- und UMTS-Systemen so. Innerhalb weniger Jahre ist es Mode gewor-

den, ständig mit einem Telefon herumzulaufen und möglichst oft und gut sichtbar zu telefonieren, um »cool« und wichtig zu wirken. Besonders bei Kindern und Jugendlichen gilt es als schick, alle paar Minuten nachzuschauen, ob man eine SMS-Nachricht erhalten hat. Viele können sich ein Leben ohne Handy kaum mehr vorstellen, weltweit gibt es derzeit drei Milliarden Handyverträge.

Die Anfänge des Mobilfunks liegen weiter zurück, als man gemeinhin annimmt. Schon 1926 gab es in einem Zug zwischen Berlin und Hamburg die erste öffentliche mobile Gesprächszelle. Bereits seit 1950 gibt es in Deutschland öffentliche Mobilfunknetze. Als es irgendwann immer mehr Teilnehmer wurden, brauchte man die entsprechenden Ressourcen für den Empfang und das Senden von Informationen.

Nacheinander entstanden verschiedene Normen, mit dem Ziel, immer noch mehr Daten in noch kürzerer Zeit übertragen zu können. Dabei werden immer höhere Frequenzen verwendet. Wenn man, wie es heute für manche (größtenteils sehr junge) Menschen wichtig zu sein scheint, über das Handy beispielsweise fernsehen möchte, ist die Übertragung riesiger Datenmengen erforderlich. Dies wurde durch das kürzlich neu eingeführte UMTS-Netz unter Verwendung von Frequenzen um zwei Gigahertz erstmals möglich.

Mobilfunksender

Ein Sender ist, vereinfacht gesagt, eine Einrichtung zur Erzeugung und Abstrahlung von elektromagnetischen Wellen. Um genauer zu sein: Erzeugt werden sie in einem elektronischen Gerät mit anschließendem Leistungsverstärker, an den eine Sendeantenne angeschlossen ist. Die Antenne ist dabei also der eigentliche sendende Teil – der Teil, der die elektromagnetischen Wellen mit ihren vielen »unerwünschten Nebenwirkungen« ausstrahlt. Solche »Mikrowellenantennen« sind in vielen unterschiedlichen Konstruktionen im Einsatz und befinden sich beispielsweise ganz oben auf den Handymasten.

Strahlungswerte bei Mobilfunksendern

Die folgende Tabelle gibt einen Überblick über die bei direkter Sichtbeziehung zum Sender, der Antenne, im Hauptstrahl im Freien zu erwartenden Strahlungsdichtewerte. Die hier in in mW/m² angegebenen gerundeten Strahlungsdichtewerte gehen davon aus, dass es sich um eine unter Volllast laufende Mobilfunksendeanlage mit zwei Sendekanälen zu je 10 Watt Antenneneingangsleistung handelt, bei einem typischen Antennengewinn von 18 dBi, gemessen als Spitzenleistung mittels Positive-Peak-Detektor.[39]

Distanz	GSM	UMTS
30 m	110	1100
100 m	10	100
300 m	1,1	11
1000 m	0,1	1

Sie werden nur selten jemanden, der solche Anlagen wartet oder justiert, ohne Schutzkleidung im engeren Umkreis der Antenne antreffen. Irgendwie scheinen sich die entsprechenden Gesellschaften also doch darüber im Klaren zu sein, dass daran vielleicht etwas gefährlich sein könnte! Wenn allerdings jemand gleich im Gebäude nebenan wohnt, sagt man, es könne keine Probleme geben. Doch oftmals leben die betroffenen Menschen nur wenige Meter von der Anlage entfernt. Dabei kommt natürlich nicht mehr eine so hohe Strahlungsdichte an, wie sie ein Monteur abbekommen würde. Dennoch ist der Unterschied, je nach Konstruktion, mancherorts nicht so groß. Und vor allem hält sich der Bewohner eines solchen Hauses viele Stunden, Monate und Jahre in dieser Umgebung auf.

Aus praktischen Gründen stellt man zumindest die großen Mobilfunkmasten fast immer an exponierten Stellen in der Landschaft auf. Das bleibt nicht ohne Auswirkungen: Zunehmend fühlen sich Menschen durch die Tatsache geängstigt, dass diese vielen Masten mit ihren Sendeanlagen und den möglichen gesundheitlichen Beeinträchtigungen überhaupt vorhanden sind. Sogar umliegende Bäume scheinen zu reagieren. Und viele Menschen stören sich auch daran, dass die Masten so hässlich sind.

Die Sendeleistung eines Handys
Es gibt Räume, in denen der Empfang nicht so stark ist, vielleicht weil die Mauern besonders dick sind oder der nächste Sendemast weit entfernt ist. Damit hier dennoch telefoniert werden kann, regelt sich das Mobiltelefon selbst auf höhere Leistung – die direkt ins Ohr des Benutzers abgegeben wird. Die maximalen Leistungsdichten liegen dabei im Bereich von mehreren Watt pro Quadratmeter. Die heute erlaubten Grenzwerte für Mobilfunksendeanlagen sind ähnlich hoch – und die strahlen ununterbrochen: 24 Stunden am Tag, sieben Tage die Woche.

Strahlung aus dem Handy

Aus welcher Entfernung ist die Strahlung aus einem Handy (Sendeleistung 1 Watt, Antennengewinn 2 dBi), mit dem unter schlechten Empfangsbedingungen gerade telefoniert wird, noch von Bedeutung? Die Realität wird auch hier oft gewaltig unterschätzt. Unter der Annahme von Fernfeldbedingungen beträgt die Strahlungsdichte in einer Entfernung von 30 Zentimetern als Spitzenwert etwa 1400 mW/m², in 1 Meter Entfernung 126 mW/m² und in 5 Metern Entfernung noch immer 5 mW/m². Wissenschaftler haben aber physiologisch relevante Wirkungen auf den Menschen bereits weit unterhalb dieser Werte festgestellt, bereits bei unter 0,5 mW/m² und sogar noch kleinerer Leistungsflussdichte. Erlaubt sind jedoch – nach Vorstellungen der WHO und der Industrie – im Fernfeld unglaublich anmutende 5000 bis 10 000 mW/m² [40]

Wie viel man mit einem Handy telefoniert, hat man selbst in der Hand. Eine Freisprechanlage kann schon einiges abmildern, man muss sich aber bewusst sein, was dabei dennoch im eigenen Körper ankommt (siehe Kasten links).

Berichten zufolge soll beim Herunterladen von Bildern oder Videos über UMTS die Sendeleistung der UMTS-Basisstationen oftmals bis auf das Fünffache erhöht werden. Wer diese Angebote nutzt, trägt also dazu bei, dass die Sendeanlagen mehr Strahlung losschicken. Wer im Keller telefoniert, provoziert damit eine bis zu tausendfach stärkere Sendestrahlung des Handys als bei einem Telefonat im Erdgeschoss. Auch beim Telefonieren in Autos, Bussen oder Zügen erhöht sich die Strahlenbelastung für alle Anwesenden auf oftmals extreme Werte.

Schnurlostelefone

Bei einem normalen Funktelefon nach dem DECT-Standard hat man im Haus eine eigene Sendeanlage – die Basisstation, auf die man das eigentliche Telefon stellt, wenn man es gerade nicht benutzt. Das ist so, als wenn man einen kleinen Mobilfunksender in die Wohnung stellen würde! Unter der Annahme von Fernfeldbedingungen setzt man sich bei 30 Zentimetern Entfernung zur Basisstation (Sendeleistung 250 mW Spitze, Antennengewinn 2 dBi) einer Strahlungsdichte von 350 mW/m^2 aus. Bei 1 Meter Entfernung sind es 32 mW/m^2, bei 5 Metern immer noch rund 1 mW/m^2 [41]. Es empfiehlt sich also unbedingt, ein schnurgebundenes Festnetztelefon zu benutzen, bei dem das Kabel bis zum Telefonhörer geht.

Wer trotzdem nicht auf sein Schnurlostelefon verzichten möchte, kann sich eines der heute erhältlichen »Ökotelefone« kaufen: Bei in die Basisstation eingelegtem Handteil wird die Abstrahlung des Senders stark minimiert und im besten Fall sogar abgeschaltet. Die besseren dieser Geräte senden also nicht ständig. Einige dieser neuen Schnurlostelefone regulieren zudem die Sendeleistung je nach Abstand zwischen Basisstation und Handteil. Wenn Sie an die Anschaffung eines solchen Telefons denken, sollten Sie davor Testberichte von Konsumenten-schutzorganisationen und Fachzeitschriften[42] lesen, denn die im Handel erhältlichen »Ökotelefone« unterscheiden sich, je nach Hersteller und Gerätetyp, auch in Bezug auf die abgegebene Strahlung beträchtlich voneinander.

WLAN

Drahtlose Computernetzwerke wie WLAN werden u.a. benutzt, um drahtlos im Internet surfen zu können. Auch hier kommt es zu einer hohen Belastung mit Mikrowellen, einmal vom senden-den Router oder Access-Point, dem zentralen Teil, der beispiels-weise direkt ans Internetmodem angeschlossen ist, und zum anderen vom Notebook oder PC selbst, in dem auch ein Sender notwendig ist, damit in beide Richtungen Daten übertragen wer-den können. Das führt bei einer Sendeleistung von 100 mW Spitzenwert und einem Antennengewinn von 2 dBi zu einer Strahlungsdichte von 140 mW/m² bei 30 Zentimetern Entfer-

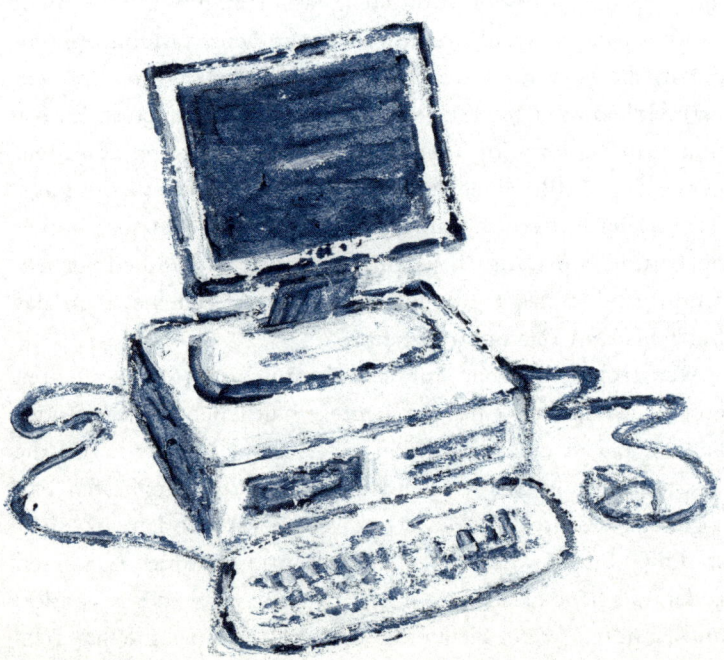

nung. Auch solche Geräte funken meist rund um die Uhr – oftmals haben WLAN-Apparate nicht einmal einen Netzschalter.

Im Jahr 2007 warnten die Europäische Umweltagentur, die Deutsche Bundesregierung und der Bayerische Landtag vor WLAN, und in Salzburg empfiehlt man seit Ende 2007, gerade in Kindergärten und Schulen WLAN nur sehr restriktiv einzusetzen. Auch bei dieser Technologie liegt also der Rat nahe, besser generell auf solche Anlagen zu verzichten und stattdessen verkabelte Varianten zu benutzen.

Die Folgen für Mensch, Tier und Natur

Der menschliche Körper kann biophysikalisch auch als eine Art elektromagnetisches Wesen aufgefasst werden. Bei einer Reihe von Funktionen und Vorgängen im Organismus sind elektromagnetische Mechanismen vorhanden. Mit dem allgemein bekannten EKG (Elektrokardiogramm) beispielsweise zeichnet man im Herz entstehende Spannungsverläufe auf, um daraus Rückschlüsse auf mögliche Schäden im Herz-Kreislauf-System ziehen zu können. Das EEG (Elektroenzephalogramm) hingegen macht Hirnströme sichtbar, und das EMG (Elektromyogramm) erlaubt die Analyse von Muskelströmen.

Das Weiterleiten der Befehle, die vom Gehirn an die Muskeln gehen, damit diese kontrahieren, basiert auch darauf, dass es eine Art Sender und einen Empfänger elektrischer Impulse gibt – die »Kabel« sind hierbei die Nerven.

Ähnliche Vorgänge gibt es zudem in den einzelnen Zellen; Kommunikation läuft auch dort nicht nur über biochemische Reaktionen ab: Gleichzeitig sind bestimmte Formen von elektromagnetischer Informationsübertragung vorhanden. In der Zellmembran gibt es »Ionenkanäle«, die dafür sorgen, dass bestimmte Substanzen ein- und ausströmen können – und auch dabei laufen elektrische Vorgänge ab. Werden bestimmte Stoffe freigesetzt, verändert sich die Verteilung der Ionen. Daraus entsteht ein Impuls, der beispielsweise die Poren der Zellmembranen öffnet oder an anderer Stelle einen Muskel zum Kontrahieren bringt. Ein chemisches Geschehen führt letzten Endes zu einem elektrischen Vorgang – und das Umgekehrte gibt es ebenfalls. Von diesen biologisch-physikalischen Grundlagen ausgehend liegt es nahe, dass uns auch elektrische und magnetische Felder aus der Umgebung beeinflussen können.

Biologische Einflüsse elektromagnetischer Felder

Seit Jahren belegen Wissenschaftler aus aller Welt eine ganze Reihe von biologischen Effekten, die der Elektrosmog und insbesondere die Mobilfunkstrahlung auf den Menschen haben. Im Folgenden sollen einige wesentliche Erkenntnisse hierzu detaillierter erläutert werden.

Veränderungen der Erbsubstanz

Eine der erheblichen Folgen der Mobilfunkstrahlung auf Menschen, Tiere und Pflanzen ist die mögliche Veränderung der Erbsubstanz. Hierzu gibt es sehr gute und offensichtlich einwandfrei durchgeführte Studien, die diese reelle Gefahr aufzeigen. Man hat dazu menschliche und tierische Zellkulturen definierten Strahlungsdichtewerten verschiedener Intensität ausgesetzt und untersucht, ob Wirkungen zu beobachten sind.

Zum einen fand man Einzelstrangbrüche. Dabei wurden an verschiedenen Stellen jeweils eines Stranges der DNA-Doppelhelix beschädigte Stellen gefunden. Das passiert im Körper täglich auch durch andere Ursachen tausendfach und erscheint grundsätzlich nicht problematisch.

Schwierig wird es aber dann, wenn die DNA an manchen Stellen komplett auseinanderbricht. Einige Untersuchungen zur elektromagnetischen Strahlung, speziell zum Mobilfunk, konnten genau dies feststellen: Doppelstrangbrüche. Nach dem, was wir heute über die DNA wissen, ist es unseren Zellen nicht möglich, solche Schäden zu reparieren. Diese Art der DNA-Veränderung gibt es zwar auch durch andere, täglich vorkommende Einflüsse – aber längst nicht in der Häufigkeit, wie es durch Strahlungseinflüsse geschehen kann.

Schwächung des Immunsystems

Unser körpereigenes Abwehrsystem sorgt dafür, dass solche entarteten Zellen, sollten sie denn überleben, gefunden, markiert und eliminiert werden. Nun zeigen aber einige Forschungsergebnisse, u. a. auch die unserer Salzburger Studie, dass die Mobilfunkstrahlung einen weiteren Effekt haben kann: eine Schwächung zumindest bestimmter Faktoren des körpereigenen Abwehrsystems. Kommen beide Wirkungen zusammen, hat der Körper nur noch eingeschränkt die Möglichkeit, sich von den entarteten Zellen zu befreien. In bestimmten Fällen kann es dann zur Vermehrung dieser Zellen kommen – und das kann wiederum der erste Schritt zur Entstehung von Krebs sein. Als besonders gefährdet könnten sich dabei Personen erweisen, deren Immunsystem ohnehin stark geschwächt ist, etwa durch Krankheit oder bestimmte medizinische Behandlungen.

Eine Möglichkeit, DNA-Doppelstrangbrüche aufgrund von Mobilfunkstrahlung zu untersuchen, ist das sogenannte Kometenverfahren – der Comet Assay. Diese Methode wird auch häufig in frühen Stadien der Entwicklung neuer Medikamente verwendet, um abzuklären, ob diese die DNA verändern. Besteht eine neue Substanz diesen Test nicht, wird üblicherweise sofort deren Weiterentwicklung gestoppt. Bei der Mobilfunkstrahlung zeigte sich der genotoxische Effekt bereits in mehreren Studien – dennoch wird von der Industrie und teilweise auch von staatlichen Kommissionen behauptet, diese schwerwiegenden Wirkungen seien bedeutungslos. Dabei ist das Kometenverfahren nur einer der verwendeten Tests der Wissenschaftler – die Bewertung der Ergebnisse vonseiten der Industrie und leider auch der staatlichen Organe ist in den meisten Fällen die gleiche ignorante.

Erhöhter Stress
und eingeschränkte Abwehrkraft

In unserer Salzburger Studie haben wir eine ganze Reihe von Hinweisen darauf gefunden, dass der menschliche Organismus durch die Strahlung aus einem GSM-Mobilfunksender einem erhöhten Stress ausgesetzt sein kann. Wir haben solche Wirkungen mit mehreren Methoden parallel festgestellt. Die Testpersonen wurden dabei nicht einmal besonders hohen Strahlungsdichten ausgesetzt, sondern nur den Bedingungen, wie sie heute in den meisten Gegenden »normal« sind. Wir haben mit einer Intensität von Strahlung gearbeitet, wie sie in der Nähe der üblichen Sendeanlagen vorhanden ist. Die Versuche wurden in einem sogenannten Feldlabor durchgeführt. Mit kontrollierten Abschirmmaßnahmen konnten wir reproduzierbar – das bedeutet, auch für andere Wissenschaftler wiederholbar, ein wichtiges Kriterium für Studien – verschiedene Bestrahlungsintensitäten erzeugen.

Ohne dass die Probanden wussten, was gerade geschah und welche Strahlungsintensität auf sie einwirkte, haben wir an ihnen untersucht, ob und wie ihr Körper darauf reagiert. Dazu haben wir Speichelproben entnommen und darin mit klinisch erprobten ELISA-Verfahren untersucht, ob sich bestimmte Hormone und Eiweißstoffe verändern. Die bekannteste dieser Substanzen ist das Stresshormon Cortisol. Wenn die Konzentration dieses Hormons während eines Experiments sehr stark ansteigt, bedeutet das üblicherweise, dass eine Stressreaktion aufgetreten ist. Dies war in unseren Tests dann der Fall, wenn eine gegenüber der Vergleichssituation (mit minimaler Bestrahlung) höhere Strahlungsintensität vorhanden war. Wenn ein solcher Zustand über längere Zeit erhalten bleibt, könnte das gesundheitsschädliche Auswirkungen haben. Teilweise fanden wir unglaublich starke Veränderungen, bis zu einem Anstieg auf 400 Prozent des Anfangswertes. Es gab aber auch Personen in unserer Studie, bei denen sich nichts oder nur sehr wenig veränderte. Auch gab es Unterschiede in der Ansprechzeit: Einige Menschen reagierten sofort – noch während einer 50-minütigen »Bestrahlung« –, andere erst später.

Auffällige Reaktionsmuster fanden wir auch beim Immunglobulin A, einem Antikörpertyp im Nasen-, Mund- und Rachenraum, der sofort aktiv werden sollte, wenn dort schädliche Eindringlinge wie Bakterien oder Viren abgewehrt werden müssen. Bei einer gesunden und entspannten Person würde bei den in unserer Studie gewählten Versuchsbedingungen die Anzahl dieser Antikörper im Verlauf des Vormittags bis zu einem Plateau ansteigen. Unter Einfluss der Mobilfunkstrahlung ergab sich aber, dass dieser Wert einfach niedrig blieb. Cortisol hingegen stieg an – die beiden Gegenspieler reagierten also genau in einer für akuten Stress typischen Art und Weise.

Dieses Muster bestätigte auch eine dritte Substanz, deren Konzentration wir gemessen haben: die Alpha-Amylase. Deren Konzentration im Speichel sollte im Laufe des Vormittags deutlich absinken; stattdessen blieb sie aber bei ihren hohen Ausgangswerten. Insgesamt war es also schon im Kurzzeitversuch zu einer individuell unterschiedlichen, teilweise aber recht deutlichen Stressung gekommen, die in Folge – bei länger andauernder Einwirkung der Strahlung – zur Schwächung der körpereigenen Abwehr führen könnte. Unsere Ergebnisse bestätigen Befunde anderer Forschergruppen, die ebenfalls immunologisch relevante Einflüsse aufzeigen konnten.

Biochemische Erkenntnisse

Eine bahnbrechende Studie des höchst renommierten Weitzmann-Instituts in Israel konnte erstmals Veränderungen jeder einzelnen Stufe einer kompletten biochemischen Reaktionskette infolge von Mobilfunkstrahlung belegen.[43] Professor Joseph Friedman und Kollegen zeigten damit zum ersten Mal sehr klar einen Wirkmechanismus auf: Infolge veränderter biochemischer Vorgänge, die durch die Strahlung ausgelöst werden, kann es, wenn man die von Friedman berichteten Ergebnisse zusammen mit bekannten Mechanismen der hier untersuchten Substanzen sieht, bis zu einer verstärkten Zellteilung kommen. Die Weichen in Richtung Krebs wären damit gestellt.

Sterben wir aus?
Weitere Forschungsergebnisse zeigen, dass unter Einfluss der Strahlung die Beweglichkeit der Spermien eingeschränkt sein kann. Sie werden langsamer, und damit können sie die weibliche Eizelle schwerer erreichen.

Bedenkt man auch, dass die männlichen Geschlechtsorgane besonderer Bestrahlung ausgesetzt sind, wenn Männer ihr eingeschaltetes Handy oder einen transportablen Miniaturcomputer mit eingeschaltetem WLAN täglich stundenlang in der Hosentasche tragen, kann man sich gut vorstellen, dass dadurch die Unfruchtbarkeit zunehmen könnte.

Weitere beunruhigende Befunde
Unter dem Einfluss von Mobilfunkstrahlung hat man auch eine Zunahme der sogenannten Mastzellen festgestellt – ähnlich wie man das bei Einfluss von Radioaktivität, Röntgenstrahlen oder UV-Strahlen kennt. Diese Zellen gelten als typische Indikatoren für allergische oder entzündliche Prozesse im Körper. Zudem fand man eine erhöhte Anzahl der weißen Blutkörperchen und eine verminderte Anzahl der natürlichen Killerzellen – was man als Anzeiger für Veränderungen gewisser Funktionen des Immunsystems interpretieren kann.

Ebenso wurde ein Einfluss auf die Ausschüttung von Melatonin festgestellt – man fand damit eine mögliche Erklärung dafür, warum viele Menschen im Einflussbereich der Mobilfunkstrahlung nicht schlafen können. Das aus der Zirbeldrüse stammende Hormon Melatonin ist in unserem Körper für ordnungsgemäße Tag-und-Nacht-Rhythmen wichtig: Sobald Licht ins

Auge kommt, wird die Synthese von Melatonin gehemmt, in der Nacht wird es vermehrt ins Blut abgegeben. Eine Hemmung der Melatoninausschüttung führt zu Schlafstörungen. Es gibt Hinweise darauf, dass eine verringerte Melatoninbildung eine Mitursache für das Alzheimersyndrom sein könnte. Zu wenig Melatonin kann auch die Ausbildung von Brustkrebs begünstigen.

Individuelle Unterschiede

Schon vor Jahrzehnten bemerkten Forscher, dass es einzelne Menschen gibt, die besonders sensitiv auf elektromagnetische Strahlung reagieren; sie werden als elektrosensibel bezeichnet. Auf der anderen Seite gibt es Menschen, die auf den ersten Blick kaum eine direkte Beeinträchtigung bemerken. Dadurch darf man sich aber nicht täuschen lassen: Wenn man nicht nur die vom Einzelnen selbst wahrgenommenen Effekte betrachtet, sondern auch die medizinisch messbaren Wirkungen mit einfließen lässt, sieht die Sache ganz anders aus. Solche messbaren Größen können wie beschrieben physiologische oder auch zelluläre Veränderungen sein, die der Mensch selbst gar nicht spürt, die aber dennoch vorhanden und nachweisbar sind. Unumstritten ist, dass die Stärke und auch die Zusammensetzung der Symptome individuell sehr verschieden ausfallen können.

Nach Untersuchungen in den USA, der Schweiz, Schweden und anderen Ländern dürften etwa drei bis zehn Prozent der Bevölkerung elektrosensibel sein. Viele dieser Menschen können Elektrosmog direkt spüren. Diese Zahlen steigen an, was vermutlich damit zusammenhängt, dass fast jeder heute einer Dauerbelastung ausgesetzt ist, die nach und nach zu einer erhöhten Empfindlichkeit gegenüber der Strahlung führen dürfte.

Am stärksten gefährdet – Kinder und Kranke

All die genannten Wirkungen verstärken sich bei Kindern noch einmal. Bei einem kleinen Kind, das mit dem Handy telefoniert, ist die Strahlungsaufnahme im Kopf viel höher als bei einem Erwachsenen, weil es einen deutlich kleineren Kopf hat und die

Strahlen daher weiter ins Gehirn vordringen können. Daher riet beispielsweise die Österreichische Ärztekammer, Kinder und Jugendliche unter 16 Jahren überhaupt nicht mit dem Handy telefonieren zu lassen und auch als Erwachsener nur in dringenden Fällen auf diese Technik zurückzugreifen. Die Realität sieht leider völlig anders aus.

Als Regel eines verantwortungsvollen Miteinanders sollte man zumindest in der Nähe von Babys, kleinen Kindern, Schwangeren und auch von Herz-Kreislauf-Patienten nicht mobil telefonieren. Die Situation könnte man durchaus mit der beim Passivrauchen vergleichen: Wer mit dem Handy telefoniert, insbesondere in Bereichen mit schlechtem Empfang, setzt damit automatisch auch andere im Raum befindliche Personen der Wirkung elektromagnetischer Felder aus.

Ebenso sollte es selbstverständlich werden, dass Kureinrichtungen und Krankenhäuser – also alle Bereiche, in denen es um Heilung und Genesung geht – ganz besonders geschützt werden. Auch, wenn es um das Mobiltelefonieren von Patienten und Besuchern geht.

Sind die Schäden reparabel?

Eine wesentliche Frage ist auch, ob die auftretenden Störungen reversibel sind, ob sie also vollständig zurückgehen, wenn der Sender abgestellt wird oder sich der Mensch aus dessen Umfeld entfernt. Die meisten internationalen Studien bejahen diese Frage in gewissem Maße, zumindest für Symptome wie beispielsweise Kopfschmerzen, Schlaflosigkeit oder allgemeines Unwohlsein. Sind jedoch bereits weitergehende Schäden aufgetreten, wird es problematisch.

Das Handy als Sucht

Ein unterschätztes, kaum thematisiertes Problem ist die »Handysucht«. Es geht hier nicht darum, dass jemand eine dringend benötigte Nachricht erwartet und aus diesem Grund immer wieder das Display des Mobiltelefons kontrolliert, sondern um echte Sucht, eine Abhängigkeit im medizinischen Sinne. Betroffene Menschen reagieren tatsächlich mit Entzugserscheinungen, wenn man ihnen das Handy wegnimmt.

Kennen Sie das? Menschen, die sogar während eines Kinofilms alle zwei Minuten ihren SMS-Speicher kontrollieren. Schüler, die Übelkeit vortäuschen, um nach Hause zu kommen, weil sie ihr Handy daheim vergessen haben. Von vielen Menschen wird das Mobiltelefon wie ein verlängerter Körperteil wahrgenommen – wenn es fehlt, entsteht so etwas wie ein Phantomschmerz, ein Leidensdruck.

Es trifft nicht nur den Menschen

Seit Längerem wird darüber diskutiert, ob die Natur im Umkreis von Rundfunk- und Fernsehsendeanlagen oder auch rund um Handymasten Schaden nimmt. Wie in anderen Bereichen spricht die Industrie auch hier von Panikmache. Die Untersuchungen des Freiburger Physikers Dr. Volker Schorpp sprechen jedoch eine andere Sprache.[44]

Am Beispiel von Bäumen, die in der Nähe von Mobilfunksendeanlagen stehen, lassen sich oftmals dramatische Auswirkungen der Strahlung darstellen. Das Laub wird früher im Jahr braun, die Äste neigen sich oftmals vom Sender weg, und zwar am stärksten bei jenen Bäumen, die am nächsten bei der Sendeanlage stehen und keinen anderen Baum oder sonstige Objekte als

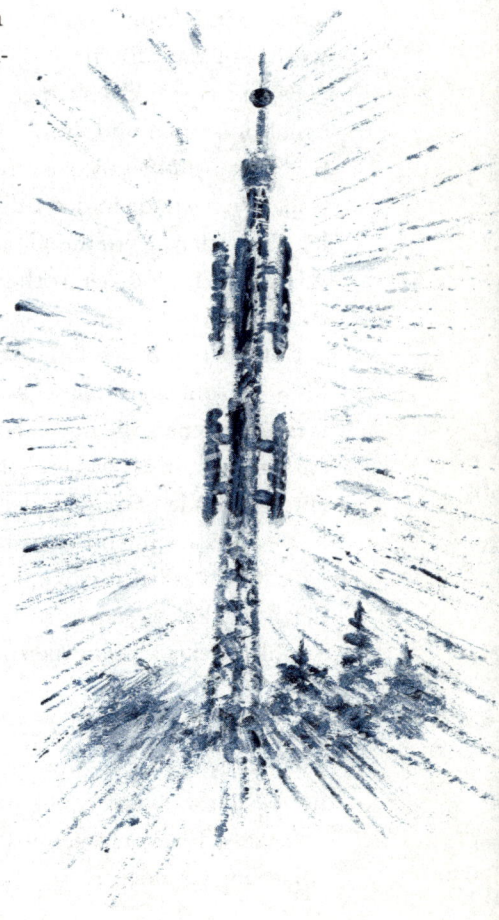

»Funkschatten« vor sich haben. Mögliche Folgeschäden betreffen also nicht nur den Menschen, sondern durchaus auch die Natur.

Kurzfristige Wirtschaftlichkeit oder Schutz des Lebens aller – kann das wirklich die Frage sein?

Alarmierende Forschungsergebnisse aus aller Welt – und nichts verändert sich? Im Gegenteil: Mobiles Telefonieren nimmt weiter zu, und in den Berichten der großen Zeitungen und Fernsehsender sind kaum Spuren ernsthafter Aufklärung zu sehen. Wohin soll das führen?

Es gibt eine erkleckliche Anzahl von staatlichen Organisationen, Ministerien und Kommissionen, deren Aufgabe es wäre, die Bevölkerung objektiv zu informieren und aufzuklären. Leider finden sich gerade in den Infos dieser Organisationen besonders häufig Erklärungen, die nicht im Entferntesten dem Stand der Wissenschaft und der vorherrschenden Meinung der Ärzte zu entsprechen scheinen.

Natürlich gibt es Grenzwerte für die Sendeleistungen der Mobilfunkanlagen. Diese Werte aber liegen teilweise tausendfach über denen, die in wissenschaftlich-medizinischen Untersuchungen schon als bedenklich diskutiert wurden. Weist man die entsprechenden Gremien darauf hin, wird meist gesagt, dass es keine ausreichenden Belege für die Schädlichkeit der Strahlung gäbe. Doch es ist überhaupt nicht notwendig, bis in alle Einzelheiten nachgewiesen zu haben, wie sich die elektromagnetische Strahlung der Mobilfunksendeanlagen auf den Menschen und die Bildung von Krankheiten auswirkt. Die Belege, die es aus den verschiedensten Ländern der Welt bislang gibt, sprechen bereits eine eindeutige Sprache und rufen insbesondere die Politik unüberhörbar zum Handeln auf. Es sind dringend strengere Gesetze, echte Vorsorgewerte und Mitspracherechte für die Bevölkerung vonnöten.

Die Interessen der Wirtschaft

Heute ist der Mobilfunk ein gewaltiger wirtschaftlicher Faktor, nicht nur für die betreibenden Gesellschaften, sondern für alle Involvierten – in positiver oder negativer Hinsicht. Um nur ein Beispiel zu nennen, von welchen Größenordnungen wir hier sprechen: Medienberichten zufolge soll allein der Umsatz mit neu verkauften Handys in Deutschland im Jahr 2007 bei über vier Milliarden Euro gelegen haben.[45] Die zum Großteil privaten Mobilfunkgesellschaften sind jedoch in einen harten Wettbewerb verstrickt, und auch die Anzahl der Neuanmeldungen wächst nur noch wenig. Also versucht man, weitere Bedürfnisse zu schaffen und einander Kunden abzujagen. Jeder möchte an immer besseren Stellen immer leistungsstärkere Sendeanlagen stationieren. Eine Alternative wäre, an technisch und gesundheitlich optimierten Stellen gemeinsam große Masten zu betreiben, wie dies auch von manchen Politikern immer wieder gefordert wurde. Diese Möglichkeit wird aber noch zu selten genutzt. Stattdessen stellt jede Gesellschaft ihre eigenen Sender auf, wo

Sendeanlagen und Recht

Wenn eine Betreibergesellschaft auf einem Grundstück eine Sendeanlage errichten will, haben die Nachbarn kaum Parteienstellung und damit auch so gut wie keine Möglichkeiten, den Bau zu verhindern. Es klingt unglaublich, aber das ist die aktuelle Situation. Allein schon aufgrund der Wertminderung einer Wohnung, eines Hauses oder eines Grundstücks, neben dem eine Sendeanlage aufgebaut wird, müsste es eine rechtliche Handhabe geben, was aber bislang nicht der Fall ist. Mittlerweile gibt es eine ganze Reihe von renommierten Juristen, die sagen, dass diese Vorgehensweise der Verfassung widerspricht. Sie fordern dringend eine Anpassung der Gesetze, damit die im Grundgesetz verankerte Schutzpflicht des Staates gewährleistet wird.[46]

immer technisch und auch wirtschaftlich gute Möglichkeiten dafür vorhanden sind. Hier könnte der Staat endlich sinnvoll ordnend eingreifen.

Die Mobilfunkfirmen haben riesige Investitionen getätigt, die sich erst in Jahren rechnen werden. Also werden sie sich vor allem darum bemühen, dass immer mehr Menschen immer mehr Daten über das Handy und die Funknetze übertragen. Für die riesigen Datenmengen – Fotos, mittlerweile sogar ganze Filme und Handy-TV – muss es immer mehr Sender geben, und die neuen Sendestandards verwenden verstärkt physiologisch bedenklichere Frequenzen und Signalmuster. Das aber nimmt man in Kauf für den zu erwartenden Profit aus den neuen Technologien, die zu immer mehr Geschwindigkeit und Stress und zu immer mehr Ablenkung vom eigentlichen Sinn unseres Lebens führen.

Sind Lösungen in Sicht?

Es geht mir und anderen, die in diesem Bereich arbeiten, nicht darum, Strom, Mobilfunk, Radio und Fernsehen zu verteufeln, sondern darum, diese Medien sinnvoll zu nutzen und dabei gleichzeitig die Bevölkerung und die Natur vor negativen Auswirkungen zu bewahren. Es ist dringend anzuraten, dass sich alle Fachleute – eingeschlossen ausgebildete Umweltärzte – an einen Tisch setzen und wirklich im Sinne aller Betroffenen verhandeln. Sobald es einen Hinweis darauf gibt, dass Mensch und Natur geschädigt werden könnten, müssen adäquate Vorsorgewerte und andere Maßnahmen in Kraft gesetzt und gesetzlich verbindlich vorgeschrieben werden. Wenn es Studien gibt, die Risiken aufzeigen, ist es im Sinne des Vorsorgegedankens, diese ernst zu nehmen und für die Gesundheit der Bevölkerung zu handeln – und nicht auf andere Studien hinzuweisen, die in einzelnen Bereichen keine Schädigungen feststellen konnten.

Es wäre nicht schwer, sich neue Rahmenbedingungen zu überlegen, die nicht in erster Linie die momentane Wirtschaftlichkeit sehen, sondern die Gesundheit von Mensch und Natur. Dies sollte das Maß sein – und nicht das, was einzelne Gruppen verdienen. Weltweit sollten die Politiker hier endlich in ihre Verantwortungspflicht genommen werden.

Ein erster Schritt wäre es schon einmal, wenn es öffentlich zugängliche und stets aktualisierte Pläne darüber gäbe, wo überall sich die großen, kleinen und winzigen Sendeanlagen befinden und welche Leistung sie jeweils haben. Für einzelne Gebiete existiert so etwas bereits, jedoch meist nur in Ansätzen: Als Kenner wird man sehr schnell feststellen, dass dort oftmals längst nicht alle Anlagen eingezeichnet sind; die Betreiber weigern sich meist, dies lückenlos offenzulegen. Auch sind in den meisten bisherigen »Senderkatastern« keine wirklich verwertbaren, exakten Angaben über die Sendeleistung bzw. die Strahlenbelastung enthalten.

Ein zweiter Punkt könnte die Öffentlichkeitsarbeit sein, denn nicht alle wissen, dass sie vieles hierzu selbst positiv beeinflussen können: Wer sein Handy stets eingeschaltet hat, ist dafür mitverantwortlich, wie viele Sendeanlagen rundherum gerade aktiviert sind. Denn diese nehmen immer wieder Kontakt zu allen Handys im Umkreis auf, solange diese eingeschaltet sind, um einen möglichen Bedarf für ein Gespräch festzustellen. Sind in einer Gegend gerade viele Handys in Gebrauch, werden auf dem Senderturm zusätzliche Sender aktiviert, um diese Gesprächsverbindungen möglich zu machen. Die Leistung von Senderseite her verringert sich also bereits, wenn genügend Menschen ihr Handy hautsächlich ausgeschaltet haben und nur selten verwenden.

Über mögliche Risiken des Mobilfunks sollten die Massenmedien endlich realistisch und im gesundheitlichen Sinne der Bevölkerung berichten.

Positive Kräfte im Spiel

Weltweit gibt es Menschen, die sich seit Jahren persönlich mit ihrer ganzen Kraft, all ihren wissenschaftlichen Fähigkeiten und ihrem Renommee dafür einsetzen, auf die möglichen Gefahren der Mobilfunkstrahlung hinzuweisen. Die Zivilcourage dieser

Menschen ist enorm – für Salzburg möchte ich hier explizit Herrn Dr. Gerd Oberfeld nennen, der als Inbegriff für Mut und Ehrlichkeit gelten kann, ist er doch wesentlich dafür verantwortlich, dass in Salzburg die weltweit strengsten Vorsorgewerte für die Mobilfunkstrahlung empfohlen wurden. Auf diesbezüglichen internationalen Kongressen und auch auf Treffen von Verbänden Betroffener wird immer wieder die Vorbildfunktion dieser Empfehlungen hervorgehoben. Viele weiterführende Informationen können Sie bei der hierfür zuständigen öffentlichen Einrichtung des Landes Salzburg – der Landessanitätsdirektion, in der auch der Dr. Oberfeld wirkt – erhalten.[47]

Die *Bioinitiative Working Group*

Unter diesem Namen gibt es eine Vereinigung renommierter Ärzte und Wissenschaftler aus aller Welt, die es sich zum Ziel gesetzt haben, medizinisch erforderliche Grenzwerte für die Senderleistungen von Mobilfunkanlagen und für magnetische Felder von Hochspannungsleitungen zu erarbeiten und durchzusetzen. Auch hier geht es um das Vorsorgeprinzip, denn die derzeit geltenden Grenzwerte erscheinen den meisten, die sich damit medizinisch auskennen, um Größenordnungen zu hoch.

Die *Bioinitiative Working Group* hat u. a. einen 660 Seiten starken Bericht über die bis Mitte des Jahres 2007 vorhandenen Forschungsergebnisse zusammengestellt.[48] In Reaktion auf diesen Bericht gab es im Herbst 2007 erstmals eine öffentliche Warnung der offiziellen Umweltbehörde der Europäischen Union, die klar benennt, dass die derzeit gültigen Grenzwerte viel zu hoch seien, und dass gesundheitliche Risiken bestehen, die bislang von vielen unterschätzt wurden. Inzwischen haben zahlreiche Wissenschaftler erkannt, dass es an der Zeit ist, endlich zu handeln, und so gab es Ende 2007 sogar eine große Notfallkonferenz – eine »Emergency Conference« – in London, die sich mit diesem Thema auseinandersetzte. Es kommt also wirklich Bewegung in die Sache.

Besonderer Schutz der Kinder

Immer wieder hört man die Forderung von Ärzteverbänden, ein generelles Handyverbot für Kinder einzuführen, beispielsweise in Deutschland, in Österreich und zunehmend auch in der Schweiz. Das bedeutet, dass man Kindern kein Handy geben sollte oder ihnen nur ein spezielles Wertkartenhandy zur Verfügung stellt, mit dem sie in Notfällen Kontakt aufnehmen, aber keinesfalls diese heute üblichen Dauerplaudereien durchführen können. Es ist außerdem möglich, ein Handy so zu sperren, dass nur bestimmte Nummern angewählt werden können oder dass man nur angerufen werden kann. Niemand kann ernsthaft glauben, dass es sinnvoll und notwendig ist, dass ein Kind mit einem anderen Kind zum Spaß telefoniert. Das ist ein Bedarf, der geweckt wurde und künstlich am Leben erhalten wird. Stattdessen sollte man Kinder und sich selbst dazu erziehen, das Handy wann immer möglich ausgeschaltet zu lassen.

Ein zukunftsweisendes Modell – das Vorsorgeprinzip

Es gilt als wesentlicher Grundsatz der europäischen Umwelt- und Gesundheitspolitik, die menschliche Gesundheit und die Umwelt im Voraus zu schützen, auch wenn die Beweislage für die Schädlichkeit bestimmter Dinge noch nicht hundertprozentig und zweifelsfrei ist. Eine Risiko- und Gefahrenvorsorge nach dem Motto: Vorsicht ist besser als Nachsicht.

Der hier oft erwähnte Salzburger Vorsorgewert ist zur Zeit seiner ersten Einrichtung im Jahr 1998 bezogen auf die Leistungsflussdichte schon um das Fünf- bis Zehntausendfache niedriger gewesen als das, was üblicherweise von der Industrie und leider auch von der anscheinend gar nicht so »unabhängigen« Weltgesundheitsorganisation (WHO) als Richtwert empfohlen wird – eine auf den ersten Blick unglaubliche Differenz. Das liegt daran, dass die WHO-Richtwerte hauptsächlich vor einer zu starken Erwärmung des Gewebes schützen sollen und sogenannte nicht-thermische Wirkungen im Niedrigdosisbereich nicht entsprechend einbeziehen.

Inzwischen ging die Forschung natürlich weiter, und meiner Ansicht nach ist es unbedingt notwendig, diesen Vorsorgewert von einer Kann- auf eine Muss-Bestimmung zu ändern und überall gesetzlich zu verankern. Er sollte sogar dringend noch weiter nach unten korrigiert werden – im Land Salzburg wurde das bereits offiziell empfohlen. Die Hinweise aus der Forschung empfinde ich als erdrückend. Auch in unserer Studie haben wir bereits biochemisch messbare Wirkungen gefunden, wenn der Strahlenwert unterhalb der Hälfte dessen war, was als »alter Salzburger Vorsorgewert« gilt.

Salzburger Empfehlungen

Die aktuellen Empfehlungswerte der Landessanitätsdirektion Salzburg für die elektromagnetische Strahlung aus den Bereichen Mobiltelefone, GSM, UMTS, Bluetooth, WLAN, DECT, gemessen als Spitzenwert mittels positivem Spitzenwertdetektor[49]:

☐ Im Freien: 0,01 mW/m²
☐ Im Innenraum: 0,001 mW/m²
☐ Bei niederfrequenten Feldern, die vom Stromnetz ausgehen: 0,1 Mikrotesla als Mittelwert, 1 Mikrotesla als Spitzenwert

Auch dabei kann das Land Salzburg erneut als Vorreiter angesehen werden: Ende 2007 gab es einen gemeinsamen Beschluss aller vier im Landtag vertretenen Parteien, daran zu arbeiten, den Geltungsbereich dieser Vorsorgewerte auf ganz Österreich auszuweiten und gesetzlich zu regeln. Der Beschluss umfasste auch eine verbesserte Öffentlichkeitsarbeit und eine viel kritischere Betrachtung des möglichen Einsatzes von WLAN in Schulen. Da ein angepeilter Vorsorgewert jedoch leider nicht gesetzlich bindend ist, weil dazu auch die Bundesregierung ein entsprechendes Gesetz oder eine Verordnung beschließen müsste, dürfte es

vermutlich noch ein langer Weg sein, bis endlich offiziell verbindlich dem Schutz der Bevölkerung hinreichend Rechnung
getragen wird.

Schutzmaßnahmen im privaten Bereich

Aus Sicht der Wissenschaft gibt es einige Möglichkeiten, wie sich
der Einzelne vor den inzwischen überall vorhandenen elektrischen, magnetischen und elektromagnetischen Feldern wenigs-
tens zum Teil schützen kann. Zwar wäre es richtig, das Übel
grundlegend zu beseitigen, dies erscheint jedoch zum jetzigen
Zeitpunkt unrealistisch. Der erste Schritt im Privat- und Arbeitsbereich muss natürlich eine Bestandsaufnahme sein, also die
Messung durch unabhängige Sachverständige mit entsprechenden Geräten. Es hat keinen Sinn, alle möglichen Abschirmvor-
richtungen zu installieren, wenn man gar nicht weiß, ob und wie
viel der möglicherweise schädlichen Strahlung vorliegt. Die hierzu befähigten Fachleute sind vor allem baubiologisch versierte
Messtechniker von Spezialfirmen.

Logisch ist, dass man den Plätzen, an denen man sich lange
aufhält, besondere Aufmerksamkeit schenken sollte. Das sind
bei den meisten Menschen der Schlafplatz, der Arbeitsplatz und
vielleicht der Fernsehsessel. Diese Bereiche sollten möglichst
feldarm und gut abgeschirmt sein. Ganz allgemein kann man
sagen, dass in alten Häusern mit ihren zumeist dicken Mauern
weniger Strahlung hereinkommt, dass dort jedoch meist mehr
Handlungsbedarf bezüglich der alten Leitungen und der Art der
Installation besteht als in neuen Gebäuden.

Abschirmmöglichkeiten bei Strahlung von außen

Wenn Messungen ergeben, dass im Wohn- oder Arbeitsbereich,
in dem man sich lange Zeit aufhält, elektromagnetische Strahlung gesundheitlich relevanter Feldstärke von außen eindringt,
etwa von Mobilfunksendern, empfehlen sich Materialien, die die

Strahlung im Inneren eines Raumes reduzieren können. Diese Abschirmungsmaßnahmen funktionieren nicht in jedem Fall auf die gleiche und befriedigende Weise. Deshalb ist es unbedingt notwendig, einen Fachmann hinzuzuziehen. Bei nicht fachgemäßer Anwendung kann es leicht passieren, dass sich die Strahlung durch Reflexionen sogar noch verstärkt.

Empfehlenswert ist beispielsweise eine gute Abschirmfarbe, die eine große Zahl von Graphitteilchen – also Kohlenstoffpartikel – enthält. Nach fachgemäßem Auftragen muss das Ganze noch entsprechend geerdet werden – eine Angelegenheit, die nur ein geschulter Elektriker vornehmen sollte. Vor allem ist es wesentlich, dass man beim Streichen nicht die kleinste Lücke lässt, auch nicht an den Fensterrahmen, denn durch diese würde die Strahlung eindringen und sich schlimmstenfalls im Raum verstärken.

Ähnlich funktionieren auch Abschirmvorhänge, die innen und überlappend vor den Fenstern angebracht werden können. Auch diese Vorhänge müssen komplett dicht und lückenlos hängen. Für Fensterscheiben gibt es spezielle Beschichtungen, die die eindringende Strahlung vermindern können, wenn sie fachgerecht angebracht werden. In Kombination mit speziellen Fliegengittern aus Metall – beispielsweise aus Nirosta, Kupfer oder Aluminium – und den besprochenen Spezialfarben und Spezialvorhängen erzielt man insgesamt recht beachtliche Effekte, oftmals sogar eine Reduktion um den Faktor hundert.

Was allerdings nicht funktioniert, sind geerdete Abschirmdecken oder solche mit zusätzlicher Wärmedeckenfunktion, die man ins Bett einlegt: Nicht nur, dass alle von uns bislang getesteten Modelle keinerlei Abschirmwirkung zeigten, häufig kam es sogar zu einer Erhöhung der elektrischen Felder bzw. bei den Wärmedecken auch der magnetischen Felder.

Elektrosmog im Haushalt reduzieren

Zusätzlich zur Vermeidung der bereits beschriebenen Gefahrenquellen gibt es eine ganze Reihe von Maßnahmen, die elektromagnetische Strahlung in der eigenen Wohn- oder Arbeitsumgebung zu reduzieren.

☐ Abstand zu den Geräten halten, keinen Radiowecker direkt neben dem Kopf

☐ Unterbrechung der gesamten Stromversorgung im Schlafbereich während der Nacht durch Freischalteinrichtungen

☐ Stets alle Geräte, die gerade nicht benötigt werden, komplett ausschalten – also auch nicht im Stand-by-Betrieb lassen, sondern das Gerät von der Stromversorgung trennen

☐ »Kabelsalat« unter dem Bett oder in der Nähe des Schlafplatzes vermeiden; solche Kabel auch im Nebenzimmer mit Schaltsteckdosen während der Nacht stromfrei machen

☐ Verlängerungskabel möglichst kurz halten

☐ Kabel für Nachttischlampen und ähnliche Geräte nicht unter dem Bett entlangführen

☐ Möglichst keine Energiesparlampen auf Leuchtstoffröhrenbasis verwenden; bei Glühlampen nur geerdete Metallfassungen verwenden und nicht die heute üblichen Plastikfassungen

☐ Körper-Piercing, aber auch Metalle im Bett möglichst meiden; sie wirken oftmals wie Empfangsantennen

☐ Unnötige Quellen für Elektrosmog vermeiden: Trennen Sie sich also von Geräten oder schaffen Sie diese gar nicht erst an, wenn Sie sie nicht wirklich brauchen

☐ Generell dreipolige Schukostecker und Verkabelungen nutzen, weniger die zweipoligen, die leider heute sehr häufig sind

☐ Ausschließlich Computermonitore und Flachbildschirme mit TCO-03-Prüfzeichen verwenden

☐ Mindestens zwei Meter Abstand zu Mikrowellenherden einnehmen, sie strahlen während des Betriebs meist auch nach außen. Zudem kann man sich ernsthaft überlegen, ob man seine Nahrung wirklich in diesen Herden zubereiten möchte, denn auch Verträglichkeit, Qualität und Geschmack solcher Speisen sind nicht unumstritten

☐ Bürostühle mit Antistatikrollen und -Bezug benutzen

☐ Schnurlostelefone sollten durch schnurgebundene Telefone – beispielsweise in jedem Stockwerk – ersetzt werden

☐ Babyphon in großem Abstand zum Kind aufstellen; bei der Anschaffung darauf achten, dass es nur dann funkt, wenn ein Geräusch vorhanden ist – auch hier gibt es große Unterschiede von Gerät zu Gerät

WLAN und Handy

Was all die funkenden Technologien zur Kommunikation und Informationsübertragung betrifft, so ist auch hier als erste Maßnahme zu nennen, diese so wenig wie möglich zu benutzen und ansonsten ausgeschaltet zu lassen. Aus medizinischer Sicht kommt man immer mehr zu der Einsicht, dass die Benutzung dieser Geräte generell nicht zu empfehlen ist. Anstelle von WLAN wird die Verwendung von Computerkabeln empfohlen.

Wenn Sie nicht aufs Handy verzichten wollen, können Ihnen folgende Tipps dabei helfen, die Strahlenbelastung so niedrig wie möglich zu halten:

☐ Handymodelle unterscheiden sich bezüglich der abgegebenen maximalen Funkleistung. Aktuelle Testberichte dazu finden Sie bei Konsumentenschutzorganisationen und in der Fachliteratur.[50] Verwenden Sie nur ein Handy, das einen niedrigen Strahlungsindex und trotzdem gute Empfangseigenschaften aufweist.

☐ Beim Verbindungsaufbau senden die meisten Handys einige Sekunden lang mit voller Leistung. Halten Sie Ihr Handy dann nicht direkt an den Kopf, sondern vom Körper weg.

☐ Benutzen Sie kabelgebundene Freisprecheinrichtungen. Je größer der Abstand des Handys zum Kopf ist, umso niedriger ist die Funkbelastung.

☐ Tragen Sie Ihr Handy nicht direkt am Körper, sondern stecken Sie es in eine Umhängetasche. Jeder Zentimeter mehr Abstand verringert die Strahlung.

☐ An Ihrem Arbeitsplatz: Legen Sie das Handy möglichst weit von sich und anderen weg. Besser ist es aber, das Handy ausgeschaltet zu halten und die Gespräche auf das Festnetz umzuleiten.

☐ Im Auto sind die Empfangsbedingungen schlechter, deshalb regelt sich das Handy hier auf eine höhere Sendeleistung: Benutzen Sie also eine Außenantenne und verwenden Sie nur ein Handy mit Anschlussbuchse für eine externe Antenne, bei dem bei Außenantennenbetrieb die interne Antenne automatisch deaktiviert wird.

☐ Telefonieren Sie auch an anderen Orten mit schlechtem Empfang so wenig wie möglich – das Handy regelt an solchen Plätzen die Sendeleistung hoch, die Folge ist eine höhere Belastung.

☐ Lassen Sie das Handy nachts möglichst ausgeschaltet, und legen Sie es keinesfalls eingeschaltet in Bettnähe.

Alle bis jetzt von uns und anderen[51] getesteten »Entstrahlungsvorrichtungen« für Handys – beispielsweise Aufkleber, Hologramme, Teslaspulen und ähnliche Geräte – zeigten keine alltagstaugliche Strahlungsminderung. Bei Hüllen aus Abschirmgewebe umgeht das Handy die versuchte Strahlungsdämpfung, indem es seine Sendeleistung hochregelt. Oftmals ist mit Strahlungsblockern gar kein Empfang mehr möglich. Der beste Schutz bleibt also nach wie vor, gar kein Handy zu verwenden. In vielen Bereichen hat es jeder selbst in der Hand, verantwortungsbewusst für sich und andere zu handeln.

Strahlung und Schwingung aus der seelischen Perspektive

Unsere Kommunikationsmöglichkeiten sind gigantisch im Vergleich zu früheren Epochen – und doch sind heute so viele Menschen unfähig zu echter Begegnung und Austausch, sowohl mit anderen Wesen als auch mit sich selbst. Viele täuschen sich mit Dauerberieselungen und Small Talk darüber hinweg, dass sie sich eigentlich unverbunden und einsam fühlen und einander nichts zu sagen haben.

Ausstrahlung und Anziehung

Durch unsere Gedanken und Gefühle schaffen wir eine Art Energiefeld, das magnetisch wirkt. Das bedeutet, wir ziehen das an, was wir ausstrahlen. Wenn verschieden starke Schwingungen zusammentreffen, wird sich die stärkere durchsetzen. Ein Beispiel: Wir treffen gut gelaunt unseren miesepetrigen Nachbarn, und plötzlich fühlen wir uns unzufrieden. Das bedeutet, dass unsere »Gute-Laune-Schwingung« schwächer war als das »Unzufriedenheitsfeld« des Nachbarn. Ansonsten wären wir in unserer guten Stimmung nicht beeinträchtigt worden, und wahrscheinlich hätte sich sogar die Stimmung unseres Nachbarn gebessert.

Es beeinflussen uns nicht nur die Schwingungen, die von uns bewusst wahrnehmbar sind, sondern alle, mit denen wir in Resonanz treten – ob sie nun von anderen Menschen kommen oder beispielsweise in Räumen »gespeichert« sind. Das lässt sich in manchen Aspekten durchaus mit der Strahlung eines für uns nicht sichtbaren Mobilfunksenders vergleichen.

Energiefelder umgeben uns immer

Es bedarf einiger Bewusstheit, um mit dem Phänomen der Energieübertragung umgehen zu können. Wer gänzlich unbewusst durch sein Leben taumelt, wird ununterbrochen zum Spielball der Schwingungen anderer. Viel besser ist es, sich stets darüber bewusst zu sein, wie man sich gerade fühlt, mit welchen Gefühlen man in eine Situation oder eine Begegnung hineingeht und wie sich die eigene Stimmung dann unter Umständen verändert. Wenn wir uns gleich gut oder noch besser fühlen, braucht man nichts zu ändern; wenn aber unser Stimmungsbarometer fällt, gilt es zu handeln.

Wenn wir mit jemandem direkt zu tun haben oder auch nur an jemanden denken, dann übertragen sich sein Stimmungsfeld, seine Gedanken und Gefühle schnell auch auf uns. Wir registrieren vielleicht, dass wir uns ohne ersichtlichen Grund plötzlich mutlos fühlen, unsere Stimmung ist gedrückt, obwohl sie noch vor einigen Minuten völlig in Ordnung war. Wenn man so etwas bemerkt, ist es wichtig, sich auf etwas Schönes zu konzentrieren. Ist das negative Energiefeld, in das wir geraten sind, stärker als unsere momentanen Fähigkeiten, sich auf etwas Erfreuliches zu fokussieren, dann gibt es nur eins: Rückzug, so bald wie möglich. Tun Sie sich etwas Gutes. Gehen Sie in die Natur, nehmen Sie ein entspannendes Bad, lesen Sie ein schönes Buch oder machen Sie die Übung »Die eigene Energie anheben« (siehe S. 144), bis Sie sich wieder gut fühlen.

Wir alle kennen Energiefelder, in denen wir im Alltag die Beeinflussung unserer Stimmung in negativer Weise erleben. Wer beispielsweise häufig mit öffentlichen Verkehrsmitteln unterwegs ist oder Nachrichten anschaut, weiß, wovon ich rede. Auch das Arbeitsumfeld zieht viele Menschen in eine negative Spirale. Dann kommen Sie jeden Morgen in relativ guter Stimmung am Arbeitsplatz an und merken, wie Ihre Stimmung Stunde um Stunde tiefer in den Keller sinkt. Wenn Sie dies erleben und alle Ihre Versuche, etwas an diesem Umfeld und Ihrer Reaktion darauf zu ändern, scheitern, sollten Sie in Erwägung ziehen, ob es nicht eine Alternative zu diesem Arbeitsplatz geben könnte, denn er überfordert Sie und beraubt Sie Ihrer Energie.

Viele Menschen sind gerne mit Tieren zusammen. Tiere haben eine sehr angenehme Ausstrahlung, wenn man sie Tier sein lässt und gut behandelt. Sie haben eine stabile positive Energie, die sich natürlich auch auf den Menschen wohltuend übertragen kann. Auch mit der Natur, etwa mit Bäumen und Blumen, verhält es sich so. Aufpassen hingegen sollte man bezüglich der Ausstrahlung von Menschen und all ihren Produkten: Zeitungsberichte, Bücher, Filme, Meinungen usw. können uns auch sehr negativ beeinflussen.

Unser persönlicher Energielevel wandelt sich ständig nach oben oder nach unten. Er ist nicht konstant. Es ist deshalb wichtig, auch darauf zu achten, wenn es einem gerade gut geht. Dann kann man gegebenenfalls sofort reagieren, um eine beginnende Abwärtstendenz möglichst rasch aufzufangen.

Übung: Die eigene Energie anheben

Suchen Sie sich einen ruhigen Platz, an dem Sie für einige Zeit ungestört sind, und setzen Sie sich entspannt hin. Stellen Sie sich nun vor, wie Sie sich in göttliches Licht einhüllen wie in eine Sonne, und atmen Sie dieses Licht tief ein. Mit dem Ausatmen geht alles weg, was nicht gut für Sie ist. Wenn Sie wollen, können Sie diesem Licht auch eine schöne Farbe geben, die Sie gerade besonders anspricht, und auch eine zusätzliche positive Eigenschaft, die Sie fühlen möchten, beispielsweise Freude, Gesundheit oder Kraft. Genießen Sie es, Ihr ganzes Wesen von dieser hohen wunderbaren Energie durchströmen zu lassen, Ihren Körper, Ihre Gefühlswelt und Ihre Gedankenwelt. Fühlen Sie, wie Ihre Gefühle ruhiger und friedlicher werden und wie Ihr Geist klarer und weiser wird.

Nehmen Sie wahr, wie Sie dieses wunderbare Licht erleben und wie Sie sich selbst in diesem Licht erfahren. Vielleicht wird es immer heller um Sie herum und auch in Ihrem Inneren, und vielleicht bemerken Sie dabei einige dunkle Flecken. Lassen Sie auch diese dunklen Stellen von göttlichem Licht durchströmen, bis sie strahlend hell sind. Auf diese Weise kann sich das Schmerzliche und Ungesunde, das sich in dieser Dunkelheit verbirgt, mehr und mehr auflösen.

Übung: Den göttlichen Funken
in sich und allem erfahren

Stellen Sie sich dann vor, dass Ihr eigener göttlicher Funke, das Licht Ihrer Seele immer heller erstrahlt, sich nach allen Seiten in Ihnen ausbreitet und sich mit dem göttlichen Licht um Sie herum verbindet. In diesem Licht können Sie nun wahrnehmen, was es mit höheren Schwingungen auf sich hat. Denn dort empfangen Sie – wie ein Radio, das auf einen anderen Sender eingestellt wird – andere Schwingungen: Es läuft ein anderes Programm als in Ihrem Alltag. Wenn Sie Fragen haben, können Sie jetzt umfassendere und befriedigende Antworten erhalten. Und vielleicht spüren Sie auch, dass es keine Einsamkeit gibt, wenn man mit seiner Seele im Einklang ist.

Von dieser hohen Ebene aus können Sie beginnen, auch überall in Ihrem alltäglichen Umfeld das Licht, den göttlichen Funken zu erspüren, denn er ist in allen und allem enthalten. Wenn Sie sich darauf konzentrieren, werden diese Funken kraftvoller und heller. Üben Sie sich darin jeden Tag! Sie können Ihr inneres Licht der Seele in alles einbringen, was Sie denken, fühlen und tun. Wenn Sie eine andere, eine höhere Ebene des Seins einnehmen, dann werden Sie auch etwas anderes, etwas Höheres und Lichtvolles ausstrahlen und in Ihrem Leben anziehen, und Sie haben mehr Kraft, Positives zu bewirken.

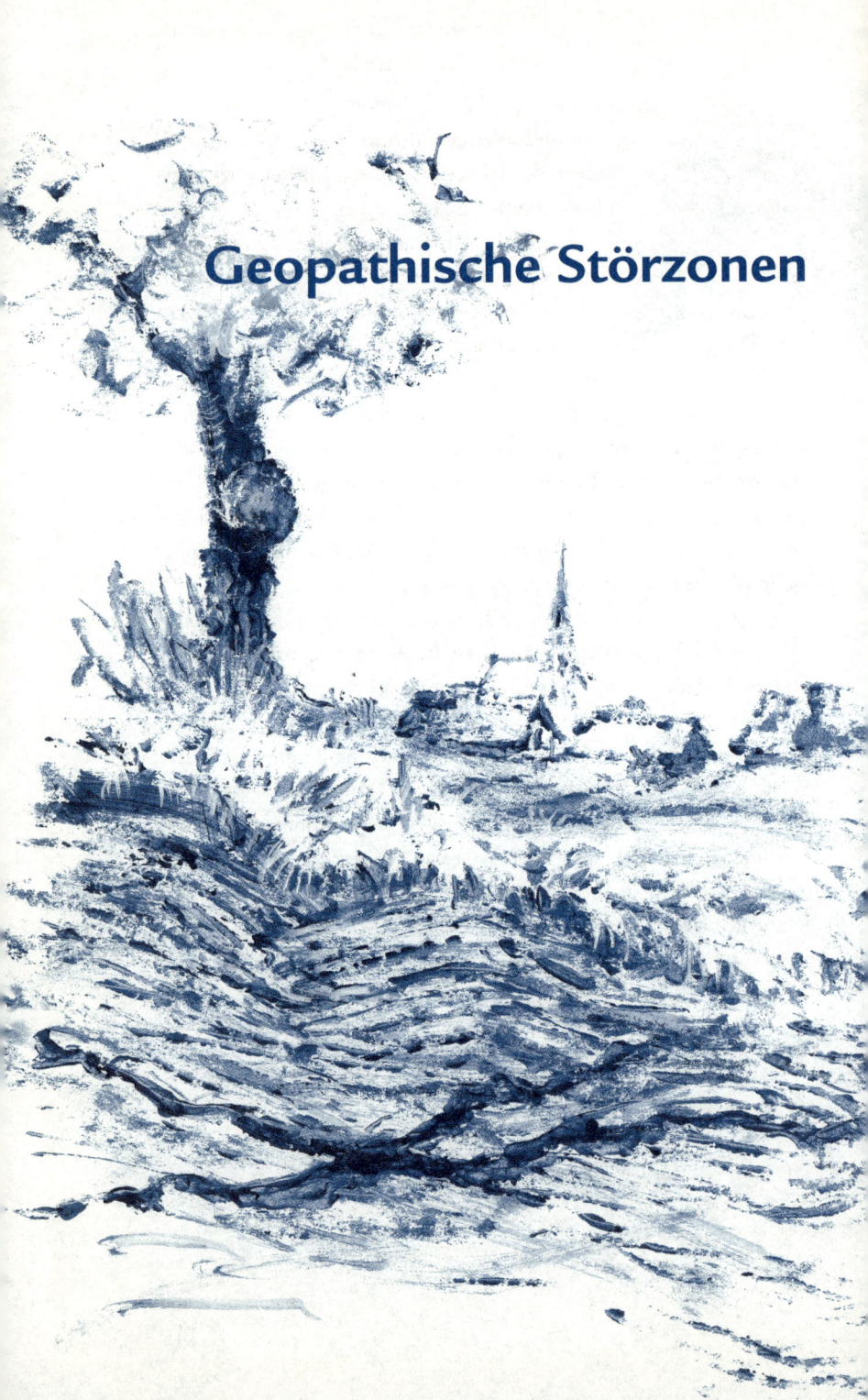

Geopathische Störzonen

Schlafen Sie schlecht? Ohne erkennbaren äußeren Grund? Die Ursachen dafür können vielfältig sein. Doch vielleicht befindet sich Ihr Bett auf einer sogenannten geopathischen Störzone. Im Volksmund sagt man dazu meist Erdstrahlen oder Wasseradernkreuzung. Als ich als damals rein molekular orientierter Wissenschaftler das erste Mal von solchen Dingen hörte, tat ich das alles als Hirngespinste ab, als Geschäftemacherei und Religionsersatz. Aber auch ich schlief zu jener Zeit meist schlecht. Oft wälzte ich mich stundenlang nervös von einer Seite auf die andere, und war ich endlich eingeschlafen, wachte ich immer wieder auf. An ein Durchschlafen war nicht zu denken. Ich half mir daher öfter mit Schlaftabletten. Oder mit größeren Mengen von Baldrian.

Wahn oder Wahrheit?

Dann aber kam mein Aha-Erlebnis: Ein Kollege aus dem Nachbarkrankenhaus hatte mir erzählt, dass dort etwas sehr Ungewöhnliches passiert sei. Beim Umbau der renovierungsbedürftigen Krankenzimmer wollte man den Patienten ein angenehmeres Ambiente bieten. Eine Idee dazu kam vom Hersteller von Zimmerdeckenelementen. Dieser hatte Reste einer anderswo verwendeten Deckenverkleidung mitgebracht, deren Oberflächenstruktur verändert und daraus ein wellenförmiges, von der Seite gesehen wie ein »S« geformtes Lampendesign fabriziert, das er in der Mitte der Krankenzimmer an die Decke hing – hintergrundbeleuchtet. Das Leben sei eine Welle, ein Auf und Ab. Dieses spezielle Gestaltungsobjekt, leicht wellig geformt, könnte entspannend wirken, wenn man es betrachtet, so meinte dieser Mann.

In einem Fernsehbericht über die erfolgten Umbauarbeiten sprachen befragte Patienten jedoch davon, sich in diesen Räumen »wie im Urlaub« zu fühlen. Das verwunderte Adolf Wiebekke, der das Deckenelement gebastelt hatte, doch sehr. Seit vielen Jahren war er nämlich Hobby-Wünschelrutengeher. Und er meinte, dass man sich gerade in jenem Raum, der im Fernsehen gezeigt worden war, wirklich nicht wie im Urlaub fühlen könnte. Seiner Meinung nach war gerade das ein geopathisch besonders stark belasteter Ort.

Ein Wunder aus gewelltem Blech?

Doch die begeisterten Äußerungen der Patienten ließen ihn nicht los. Also begann er, systematisch den Raum auszuräumen und nach jeder Änderung mit seinen Wünschelruten herumzuprobieren, ob sich etwas Wesentliches geändert hätte. Die Betten wurden entfernt, Kästen und Tische ausgebaut – nichts war zu bemerken, keine Änderung der energetischen Verhältnisse. Bis er dann auch noch die Welle abbaute. Er untersuchte nun abermals den Raum mit seinen Wünschelruten – und zu seinem großen Erstaunen zeigte sich, dass nun eine erhebliche energetische Änderung eingetreten war.

Nun versuchte er es blind: Er verwendete die Wünschelrute im Nebenraum, während jemand anderes die Welle im Krankenzimmer mal horizontal und mal vertikal aufhängte. Man kam aus dem Staunen nicht mehr heraus: Der Versuch ergab eine auffallend hohe Trefferquote. Mithilfe seiner Wünschelrute erkannte Adolf Wiebecke im Nebenraum »blind« fast jedes Mal, wie seine Welle angebracht worden war!

An diesem Ding, dieser Welle, musste also irgendetwas dran sein – durch die Welle fühlten sich die Patienten im Zimmer plötzlich sehr wohl. Der Wirtschaftsdirektor des Krankenhauses fragte mich, ob ich daran interessiert sei, das vermeintliche Wunder mit naturwissenschaftlichen Methoden zu untersuchen. Meine erste Reaktion kam ganz spontan: Er solle doch bitte nicht solchen Unsinn reden. Ein Stück Blech würde solche Änderungen bewirken? Und noch dazu, wo Wasseradern sowieso von allen Wissenschaftlern als Hirngespinst Unwissender abgetan würden!

Was wäre, wenn?

Bald aber kamen erste Zweifel in mir auf. Ich schlief ja selbst immer schlecht. Ich beschloss, die Probe aufs Exempel zu machen. So bat ich meinen Spitalkollegen, den Designerherren bei uns zu Hause vorbeizuschicken, um zu untersuchen, ob die Welle auch bei mir etwas bewirken würde.

Herr Wiebecke kam, zusammen mit einem weiteren Mann und einem für mich damals dubiosen Messgerätepark. Zuerst ging er mit mehreren Wünschelruten von außen um das Haus herum und zeichnete auf einem Stück Papier akribisch genau ein, wo seiner Meinung nach Störzonen existierten. Er wusste von außen nicht, wo sich welche Zimmer befanden, aber seine Zeichnungen zeigten Areale auf, die mich neugierig machten: Eine Stresszone war seiner Ansicht nach tatsächlich dort, wo – für ihn uneinsehbar – unsere Betten standen. In anderen Räumen gab es weitere »energieraubende« Zonen.

Wir gingen ins Haus. Im Wohnzimmer wurden die Instrumente aufgestellt, ich wurde ins Schlafzimmer geschickt. Nun wiederholte man den Versuch vom Krankenhaus: Die beiden Männer hängten die Welle, für mich nicht sichtbar, an einer ihrer Meinung nach gut geeigneten Stelle an der Decke des Wohnzimmers auf – einmal horizontal, einmal vertikal. Ich sollte im Schlafzimmer erspüren, ob es mir energetisch besser oder schlechter ginge.

Dabei geschah etwas für mich bis dahin Unfassbares: Tatsächlich erkannte ich auf dem Bett liegend allein vom Gefühl her zwei völlig unterschiedliche Befindlichkeitszustände. Einmal fühlte ich mich kribbelig, nervös und rastlos und ein anderes Mal »ins Bett hineingezogen«, beruhigt, erdverbunden, schwer und entspannt. Und jedes Mal – so erfuhr ich – entsprachen diese Gefühle dem, was im Wohnzimmer mit der Welle passierte. Die Treffergenauigkeit lag bei 100 Prozent. Ich konnte es nicht glauben und ließ die beiden immer wieder neu probieren: die Welle horizontal oder weggeklappt. Unglaublich: Ich selbst erfühlte es jedes Mal, wie das Ding montiert war!

Der Rest ist heilsame Geschichte für mich: Ab dem Tag schlief ich bestens, nunmehr bereits seit vielen Jahren. Die Welle hängt im Haus, und Schlafmittel brauche ich seither nicht mehr: Ich bin am Morgen erholt statt gerädert, ich fühle mich insgesamt gesünder und besser.

Bereits eine Woche nach den eindrucksvollen Experimenten hatte ich eine Runde aus Fachleuten verschiedener Forschungsrichtungen zusammengestellt: Physiker, Geologen, Ärzte, Messtechniker, Architekten. Was ich nun brennend erforschen wollte, bedurfte des Zugangs von verschiedensten Richtungen, echte interdisziplinäre Zusammenarbeit. Und es waren Visionäre nötig, Menschen, die nicht von vornherein alles ablehnen, was nicht in ihr Glaubenssystem passt.

Einem Phänomen auf der Spur

Die Geopathie ist keineswegs ein neu erkanntes Phänomen. Das Wissen um Zonen, die Menschen schlecht schlafen und in der Folge auch krank werden lassen, dürfte so alt sein wie die Menschheit selbst. Es ist auch nicht auf den Menschen beschränkt, sondern betrifft die gesamte belebte Natur: Auch Tiere meiden oder bevorzugen gewisse Plätze. Selbst bei Pflanzen, vor allem bei Bäumen, gibt es tumorartige Gewächse und Verdrillungen an gewissen Plätzen, und manchmal wirkt es, als wenn Bäume von einer bestimmten Stelle wegwachsen wollten.

Uraltes Wissen

Bereits jahrtausendealte Abbildungen und Texte enthalten Hinweise auf das Störzonenphänomen. Eines der ältesten Dokumente aus China stammt aus der Zeit um Christi Geburt: Ein Holzschnitt aus der Han-Dynastie zeigt den vor etwa 4000 Jahren regierenden chinesischen Kaiser Yü mit einem eigenartig gegabelten Gegenstand in der Hand. Die Reliefinschrift weist darauf hin, dass dieser Mann immer wieder erfolgreich unterirdische

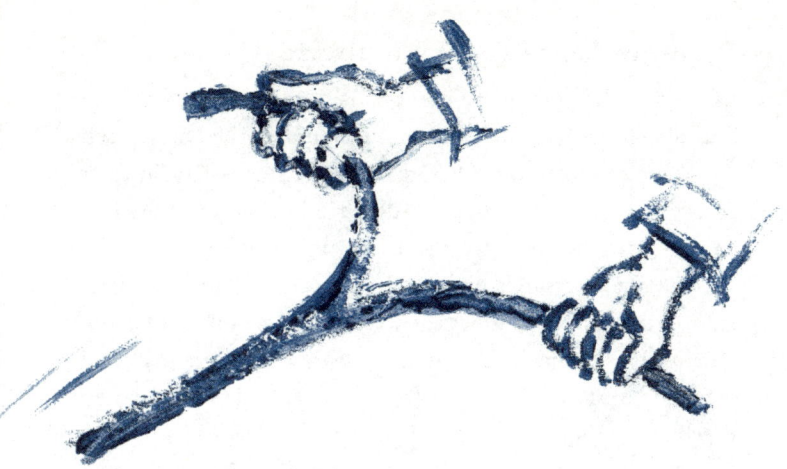

Wasserläufe gefunden hat. Im Text ist auch von »bösen Erddämonen« die Rede – etwas, was wir heute wohl als geopathische Störzonen bezeichnen würden. Die Chinesen haben schon vor langer Zeit ein System entwickelt, mit den uns »verschiedenartig gesinnten Geistern« umzugehen: Wir kennen es als das klassische Feng Shui.

Etwa 15 000 Jahre alte Höhlenmalereien im südfranzösischen Lascaux zeigen ebenfalls etwas, das man als Wünschelruten deuten könnte. Texte von Cicero oder Virgil bezeugen, dass auch im alten Ägypten bereits Wünschelruten verwendet wurden.

Von den Nomaden zu den Sitzern

In früheren Zeiten waren die Menschen feiner in ihren Wahrnehmungen, weil sie stärker mit der Natur verbunden lebten. Als Nomaden zogen sie herum und waren flexibel, was den eigenen Lebensraum anging. Der Wechsel zwischen energetisch unterschiedlich wirkenden Standorten trug dazu bei, das körpereigene Abwehrsystem zu stimulieren. Außerdem könnten sich unsere Vorfahren mithilfe bestimmter Merkmale des Erdmagnetfelds im Raum orientiert haben. Einige Forschungsergebnisse sprechen dafür, dass beim Menschen ähnliche Mechanismen vorhanden waren, wie man sie bei Brieftauben, Zugvögeln, Bienen oder Fischen kennt. Heute scheint es diese Art von Sensibili-

Positiv wirkende Zonen – Kraftorte

Es gibt nicht nur energieraubende Zonen, sondern auch Standorte, die als »Kraftorte«, als kurzfristig energetisch aufbauende Plätze wirken. Oft befinden sich solche auf der Spitze von Erderhebungen, Hügeln oder Bergen. Vor dem Christentum waren dies oft Kult- und Gebetsstätten der später vom Katholizismus als Heiden abgeurteilten Andersgläubigen. Kurzerhand wurden solche Stätten in den ersten Jahrhunderten nach Christi Geburt dem Erdboden gleichgemacht und – siehe da – oftmals an den gleichen Stellen Kirchen erbaut.

Solche »geomantischen« Plätze bewirken Eustress, also positiven Stress. Das ist für eine heilige Stätte wichtig, denn er fördert die Verinnerlichung dessen, was in den Zeremonien oder Gebeten geschieht. Würde man allerdings an solchen Stellen zu schlafen versuchen, bekäme man nach einiger Zeit den gegenteiligen Effekt zu spüren: Man würde unruhig, könnte meist nicht ein- oder durchschlafen – ganz so wie auf einer Störzone. Es tritt das Gegenteil von Eustress ein: Disstress, krank machender Stress.

tät beim Menschen allerdings nur noch in kläglichen Resten zu geben.

Der heutige Mensch verbringt sehr viel Zeit an immer genau demselben Standort. Wer aber über Wochen, Monate und sogar Jahre hinweg immer auf dem gleichen Platz schläft – oder über Stunden jeden Tag am Schreibtisch oder vor dem Fernseher an der gleichen Stelle sitzt –, kann unangenehme Auswirkungen zu spüren bekommen, wenn dieser Platz auf einer Störzone liegt. Betroffene Menschen werden mit der Zeit oft regelrecht ausgesaugt, ihre Energie wird immer weniger. In solchen »Reizzonen« kann man nicht nur weniger gut schlafen, es wird dort auch das Immunsystem geschwächt, und die Infektionsanfälligkeit steigt. Es kann sogar so weit kommen, dass etwaige genetisch veränderte Zellen vom körpereigenen Abwehrsystem nicht mehr erkannt und damit auch nicht mehr bekämpft werden – geopathische Störzonen könnten auf diese Weise in Einzelfällen sogar die Entstehung von Krebs begünstigen.

Forschung und Spekulation

Was ich im Folgenden darzustellen versuche, ist das Ergebnis langjähriger Recherchen. Ich habe mich mit Spezialisten aus aller Welt ausgetauscht und viele Datenbanken durchforstet, in denen praktisch alle vorhandenen Beiträge anerkannter Wissenschaftszeitschriften gelistet sind. Anerkannt ist eine Zeitschrift in der Wissenschaft nur dann, wenn sämtliche Texte und Ergebnisse, die jemand dort publizieren will, zuvor noch einmal von führenden Spezialisten auf dem entsprechenden Gebiet geprüft und bestätigt werden. Besteht ein wissenschaftliches Manuskript diese enorm strengen Überprüfungen nicht, kommt es nicht zur Publikation. Riesige Datenbanken gibt es heute beispielsweise für die Medizin, weitaus weniger umfassend allerdings für die Physik und die Geologie.

Nach all meinen Recherchen kann ich sagen, dass wir bis heute keine echte, physikalisch korrekte Messung von geopathischen Störzonen kennen – in dem Sinne, wie sie in Veröffentlichungen für ein breites Publikum immer wieder behauptet werden. Ehrliche Wüschelrutengänger sprechen daher nicht von Messungen, sondern von Mutungen – von Ver-Mutungen. Weil es keine physikalischen Möglichkeiten für eine reproduzierbare Messung geopathischer Störplätze gibt, haben wir in unseren eigenen Studien den menschlichen Körper zu einer Art Anzeigegerät umfunktioniert.

Von naturwissenschaftlicher Seite aus haben sich bislang nur sehr wenige des Themas »Geopathie« angenommen. Es sind dies vor allem Geologen und Physiker, aber nur verschwindend wenige Mediziner und Biologen. Veröffentlichungen in anerkannten Fachjournalen fehlen fast völlig. Dieser Umstand hat der Spekulation natürlich Tür und Tor geöffnet. Generell ist das auch positiv einzuschätzen, denn auch das Spekulieren ist eine Möglichkeit, sich der Wahrheit anzunähern.

Fundierte Erklärungsmodelle

Worüber sprechen wir eigentlich, wenn wir vom Phänomen der geopathischen Störzonen reden? Viele Menschen gehen davon aus, dass es hierbei ausschließlich um Einflüsse aus dem Boden unter uns geht – obwohl auch kosmische Strahlung und andere Faktoren vorhanden sind. In der Radiästhesie, der Lehre vom Aufspüren von Bodenbegebenheiten mittels Wünschelrute, wird üblicherweise ausschließlich die oberste Schicht der Erdkruste betrachtet. Die gesamte Erdkruste ist insgesamt nur wenige hundert Meter bis 40 Kilometer dick – fast ein Nichts im Vergleich zu den tausenden Kilometern darunter und auch dem Raum darüber. Selbst mit modernstem Gerät ausgestattete Geologen können heute keine verbindlichen Aussagen über die Bereiche treffen, die tiefer als ein paar hundert Meter reichen.

Die Radiästhesie befasst sich also mit einem sehr dünnen Rand der äußeren Erdschicht, der aber seine Wirkungen manchmal bis in die obersten Stockwerke des höchsten Wolkenkratzers hinein entfalten dürfte.

Wasser im Boden unter uns

Nehmen wir an, die Hauptursache für geopathische Störzonen läge direkt unter uns. Dann sollte man sich vor Augen halten, aus welchen Materialien der Untergrund aufgebaut ist. Im mitteleuropäischen Raum haben wir zum einen gebirgige Bereiche, die im weitesten Sinne aus kristallinen, silikatischen und Sedimentgesteinen bestehen. Die meisten Menschen leben allerdings in den Tälern, in Talbecken oder gleich im Flachland. Dort eingesickertes Grundwasser bewegt sich überwiegend in ausgeschwemmten Zonen. Geologen nennen das bevorzugte strähnige

Wasserwege. Sich in solchen Bereichen unterirdisch bewegendes Wasser ist in Bezug auf geopathische Wirkungen ein entscheidender Faktor.

Wenn Wasser als Niederschlag auf die Erdoberfläche trifft, sinkt es durch das Erdreich nach unten. Irgendwann kommt es dabei an eine Schicht, die es nicht durchdringen kann. Ist diese flach oder beckenförmig, sammelt sich das Wasser, bis es überläuft und irgendwohin weiterfließt. In der Ebene wird es durch die bloße Menge an nachströmendem Wasser weiterbewegt. Ist ein Gefälle da, wird es sich nach unten bewegen. In beiden Fällen handelt es sich um fließendes Grundwasser.

Der Begriff »Wasseradern«, den die meisten Radiästheten verwenden, lässt vermuten, dass sich unter dem sichtbaren Boden eine Art Kanalsystem verbirgt, in dem das Wasser fließt. Tatsächlich ist das aber nur sehr selten der Fall.

Wasser beeinflusst Wasser
Wasser hat die Eigenschaft, anderes Wasser zu beeinflussen, wenn es daran vorbeifließt oder in der Nähe ist. Energetisch minderwertigeres Wasser, das neben einem Gefäß mit energetisch sehr hochwertigem Wasser steht, scheint dessen »positive Schwingung« aufzunehmen. Es könnte dabei also eine Art Informationsübertragung stattfinden.

Wasser ist ein wesentlicher Bestandteil des menschlichen Körpers. Zwischen dem Wasser im Boden und dem körpereigenen Wasser der sich darüber befindlichen Lebewesen dürfte eine Art energetischer Austausch stattfinden. Dabei ist es von Bedeutung, was im jeweiligen Grundwasser enthalten ist, ob es an der betreffenden Stelle rinnt und ob es dabei breit und langsam oder wie in einem schmalen Kanal schnell fließt.

Elektromagnetische Felder aus dem Boden
Während sich das Grundwasser durch den Porenraum von Schotterwerk und Kies bewegt, nimmt es Substanzen daraus auf und sorgt über oxidative und reduktive Prozesse dafür, dass eini-

ge feste Bodenmaterialien verwittern. Im Gestein sind Ionen in Kristallgittern gebunden, Kalzium, Magnesium oder Eisen beispielsweise. Wenn sich diese lösen und zudem noch durch das Wasser bewegt werden, induziert dies geoelektrische Felder. Je nach Art und Konzentration der enthaltenen Metallionen und abhängig davon, wie viel Wasser sich mit welcher Geschwindigkeit dort bewegt, entstehen Felder unterschiedlicher Stärke und Wellenlängen. Aber auch durch den Verwitterungsprozess selbst wird Energie freigesetzt. Insgesamt gesehen entsteht durch Verwitterung sogenannter meta-stabiler Elemente und Moleküle sowie im Grundwasser bewegter (Metall-)Ionen ein sich ständig veränderndes, sehr breites Frequenzspektrum elektromagnetischer Wellen.

Eine solche Mischung von höchst unterschiedlichen Frequenzen könnte zu Veränderungen der Höhe des sogenannten Grundrauschens führen, das manchmal auch kosmisches Rauschen genannt wird. Wenn das zutrifft, wäre es auch eine Erklärung dafür, warum man die Felder geopathischer Zonen bislang nicht physikalisch messen kann: Veränderungen des Rauschlevels sind nur schwer aufzuspüren. Wären es einzelne, dominant vorhandene Frequenzen, würden sich diese zeigen. Von den Wasserläufen induzierte elektromagnetische Wellen könnten eine nur so geringe Feldstärke aufweisen, dass sich die erzeugten Frequenzen auch mit den derzeit modernsten Geräten nicht vom Umgebungsrauschen unterscheiden lassen.

Bei den »Wasseradern« handelt es sich nicht um Adern im eigentlichen Sinne und erst recht nicht um Kreuzungen von Wasseradern – denn dafür müssten sich zwei unterirdische Wasserläufe, durch irgendeine undurchdringliche Schicht voneinander getrennt, in unterschiedlicher Erdtiefe kreuzen. So etwas gibt es ab und zu einmal, aber längst nicht so oft, wie in den Aussagen vieler Rutengänger behauptet. Auf jeden Fall sollte man Wasser jedoch als wesentlichen Faktor bei der Entstehung geopathischer Wirkungen einstufen.

Wie Feuerzeuge im Boden?

Wasser ist aber nicht die einzige Ursache für geopathische Belastungen. Meinen Hypothesen zufolge könnten auch von bestimmten Gesteinseinheiten durch stetigen oder wechselnden Druck entstehende piezo-elektrische Entladungen einen gewichtigen Teil des Geopathiephänomens ausmachen. Die letztlich auch hier wieder entstehenden elektrischen oder elektromagnetischen Feldveränderungen gehen möglicherweise von geologischen (tektonischen) Verwerfungen aus und sind sozusagen kleinflächige, lokale geologische Auswirkungen von Bewegungen innerhalb der Erdkruste.

Allgemein bekannt sind die Kontinentalverschiebungen, beispielsweise zwischen Afrika und Europa, wo tektonische Verschiebungen von »Platten« unterhalb der Erdkruste letztlich dazu führen, dass sich die beiden Kontinente einander annähern. Auch innerhalb der Kontinente findet ständig Bewegung statt; so haben sich Faltengebirge wie beispielsweise die Alpen gebildet. Daraus resultierende Verwerfungen existieren an unzähligen Stellen der Erdkruste. Man sieht es manchmal an Felsböschungen: Da zeigen sich schräg verlaufende Kalkplatten, die wie gefältelt wirken. Die Faltung lässt darauf schließen, dass ein hoher Druck von der Seite wirkt.

Auch zwischen Kalkgesteinsplatten finden sich häufig Quarzteilchen, die mit der Zeit durch Wasser, Eis oder Wind aus anderen Regionen dorthin transportiert wurden. Quarz ist nach den Feldspaten – einer Gruppe unterschiedlicher Silikatminerale – das zweithäufigste Mineral auf der Erde, es macht zwölf Prozent der weltweit vorkommenden Mineralien aus. Diese Quarzteilchen können als eine mögliche Ursache für Entladungsfelder angesehen werden, die vom Boden aus auf Menschen, Tiere und Pflanzen einwirken. Auch bestimmte andere Gesteinsbestandteile können durch Druck entstehende Energieentladungen erzeugen.

Was hier beobachtet werden kann, ist der piezo-elektrische Effekt, wie ihn die Brüder Curie 1880 nachweisen konnten: Quarz ist aus Silizium und Sauerstoff aufgebaut, in Form eines trigonalen oder hexagonalen Kristallgitters. Quarze sind exakt regelmäßig aufgebaute Kristalle, in der Mitte der Moleküle findet sich ein Siliziumatom, das vollkommen gleichmäßig von Sauerstoffatomen umgeben ist. Unter dem ständig wirkenden Druck in der bewegten Erdkruste wird dieses in sich perfekt aufgebaute Molekül zusammengepresst, die Atome werden gegeneinander verschoben. Dadurch entsteht ein Ladungsungleichgewicht, und es kommt zu einer Entladung: Elektromagnetische Energie wird freisetzt. Vergleichen lässt sich das mit einem Gasfeuerzeug, in dem ein synthetischer Quarzkristall zusammengepresst wird und durch seine Entladung den Funken erzeugt, der immerhin das Gas zu entzünden vermag.

Nach dem gleichen Prinzip kommt es vermutlich auch im Boden ständig zu piezo-elektrischen Entladungen. Ein einzelner Quarzkristall mag auf diese Weise nicht viel bewirken, doch in Summe könnten diese unzählbar vielen Entladungsprozesse beträchtliche Auswirkungen auf den Menschen haben.

Magnetfeld-Unregelmäßigkeiten

Wie man schon vom Kompass her weiß, ist unsere Erde von einem natürlichen Magnetfeld umgeben. Im Wesentlichen treten die Magnetfeldlinien auf der Südhalbkugel aus der Erde aus und auf der Nordhalbkugel wieder in die Erde ein. Im Erdmantel verändert sich die Form des Magnetfelds. Seit den ersten Messungen im Jahr 1830 hat die Stärke dieses Feldes um zehn Prozent abgenommen, in den letzten hundert Jahren um sechs Prozent – warum, wissen wir nicht. Viele vermuten, dass eine Art Umpolung des Erdmagnetfelds begonnen hat. Auch sind die magnetischen Pole nicht ortsfest; man spricht von Veränderungen des in Kanada liegenden magnetischen Nordpols von 30 Kilometer pro Jahr in Richtung Asien.

Erzeugt wird das Erdmagnetfeld vermutlich durch die Drehbewegung der Erde, aber auch die von Mond und Sonne ausgehenden Gezeitenkräfte dürften eine Rolle spielen. Durch sie rotiert der Erdkern ein wenig schneller als der Erdmantel, was

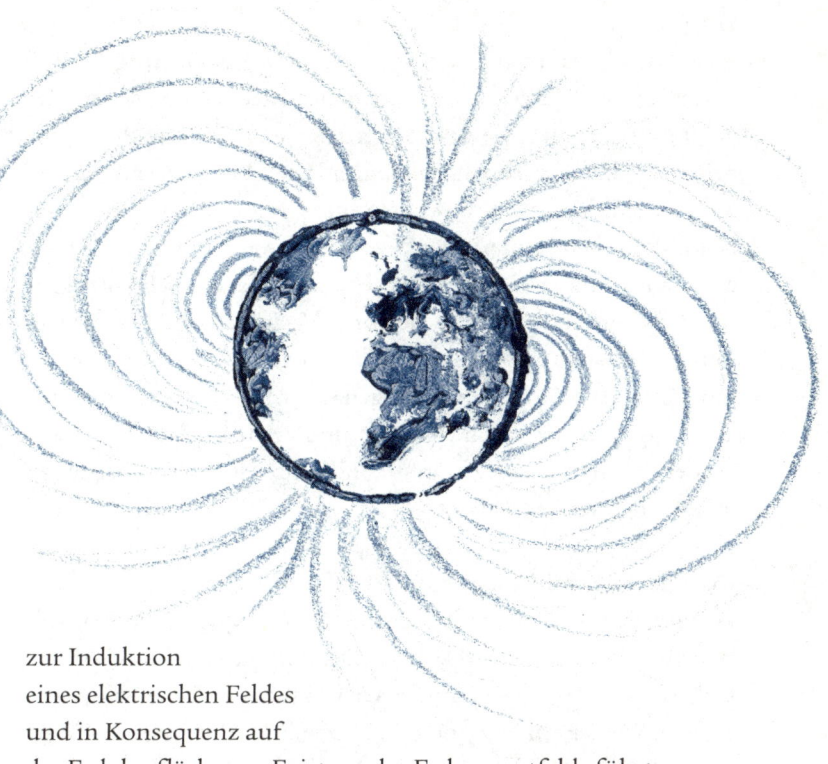

zur Induktion
eines elektrischen Feldes
und in Konsequenz auf
der Erdoberfläche zur Existenz des Erdmagnetfelds führt.

Einige Tiere wie Zugvögel, Tauben, Bienen oder Haie nutzen das Erdmagnetfeld zur Orientierung, mithilfe kleinster Magnetpartikel, die in ihren Körpern vorhanden sind und die es auch im Gehirn des Menschen gibt. Im bodennahen Magnetfeld der Erde gibt es lokale Unterschiede, je nachdem, wie das Gestein oder Erdreich beschaffen ist. Mithilfe spezieller Messinstrumente, sogenannter Magnetometer, kann man Abweichungen gut feststellen. Kleinflächig, etwa dort, wo sich ein Schlafplatz befindet, gibt es dabei manchmal sogar belegbare »Peaks«, Stellen, an denen das Magnetfeld eine auffallend höhere oder niedrigere Feldstärke aufweist. Ob dies gleichzeitig auch geopathische Störzonen sein können, ist umstritten, erscheint mir jedoch relativ wahrscheinlich.

Gitternetze

Viele Radiästheten sprechen von völlig regelmäßig aufgebauten Gitternetzen (Curry- und Hartmann-Gitter), von denen die gesamte Erdoberfläche überzogen sei. Geologisch ist dies nicht belegt; denkbar ist jedoch, dass hiermit die eben angesprochenen Magnetfeldlinien, die innerhalb der Erdoberfläche gewissen Modifikationen unterliegen, gemeint sein dürften. Jedoch erscheint es mir relativ unwahrscheinlich, dass solche Strukturen, falls vorhanden, derart gleichmäßig aufgebaut sein würden, unbeeinflusst von den verschiedensten geologischen und anderen Variablen. Auch wäre die genaue Lage dieser Gitternetze abhängig von Sonnenaktivitäten und weiteren Faktoren, was wiederum dynamische Orts- und Intensitätsveränderungen implizieren würde.

Kosmische Strahlung

Die Erde unterliegt Einflüssen aus dem Kosmos, die man als Weltallwetter bezeichnen könnte. Dass Sonne und Mond unsere Erde stark beeinflussen, dürfte jedem klar sein. Der Mond wirkt auf das Wasser ein; vor allem bei Ebbe und Flut in den Meeren ist das zu beobachten, die bei Vollmond deutlich stärker ausfallen als während der anderen Mondphasen. Dass der Mond auch einen Einfluss auf das körpereigene Wasser im Menschen hat, kann man sich demnach denken.

Die Sonne wirkt beispielsweise auch auf den Funkverkehr ein. Der kann gestört sein, je nachdem, wie viele Sonnenflecken gerade vorhanden sind. Doch auch lokal unterschiedliche Wirkmechanismen gibt es. Bei der Kernfusion auf der Sonne wird Wasserstoff in Helium umgewandelt – dieser Prozess ist eine der wichtigsten Grundvoraussetzungen für das Wunder des Lebens. Während dieses Vorgangs entstehen unglaubliche Hitze und gleißendes Licht. Es bilden sich dabei unzählige Mengen an Neutrinos, masselosen Elementarteilchen ohne elektrische Ladung, die ins All hinausgeschleudert werden und als »Neutrinostrahlung« auch die Erde erreichen. Beim Eintreffen der Sonnenstrahlung auf der Erde werden zusätzliche Neutrinos erzeugt. Es erscheint möglich, dass diese Teilchen an manchen Stellen der Erdkruste, je nach Bodenbeschaffenheit, unterschiedlich stark reflektiert werden und dies Auswirkungen auf biologisches Leben hat.

Erdstrahlen?

Der landläufig gebrauchte Begriff »Erdstrahlen« ist eigentlich nur gerechtfertigt, wenn es um radioaktive Strahlung aus dem Boden geht, die tatsächlich vielerorts vorhanden ist – eine weitere mögliche Form geopathischer Belastungen. Ursache sind auch hier wieder bestimmte Arten der Bodenzusammensetzung. In manchen Gesteinsschichten kann Radon als Edelgas austreten, meist nicht in großen Mengen und zudem schnell zerfallend, dafür aber tritt es beständig aus. Bekannt ist dies von Gegenden mit Granit im Boden, aber auch von Thermalquellenregionen. Dort wird Radon manchmal als gesundheitsförderlich beworben – denn tatsächlich kann es bei kurzzeitiger Anwendung rheumatische Schmerzzustände u. Ä. lindern, es regt gewissermaßen Selbstreparaturmechanismen im Körper an. In den meisten Bädern allerdings filtert man es heraus, was mir auch wesentlich zuträglicher für die Gesundheit erscheint. Denn ein möglicher Effekt dieser Strahlung ist, dass sie die Erbsubstanz schädigt.

Standortabhängigkeit

Auf einem definierten Platz wirken meist nicht nur Faktoren direkt aus dem Boden und dem Weltraum auf uns ein. Zusätzlich gibt es fast überall auf der Welt auch technische, also künstlich erzeugte elektrische, magnetische und elektromagnetische Felder (siehe Kapitel Elektrosmog, S. 97ff.). Auch Einflüsse aus der umliegenden Natur und von Artefakten, etwa Bauwerken, die der Mensch erschuf, können zu Stress führen, und möglicherweise gibt es weitere Störfaktoren, die noch nicht entdeckt und erforscht worden sind. Allgemein kann man deshalb auch die Bezeichnung »Standortabhängigkeit« verwenden. Trotz dieser vielen möglichen zusätzlichen Störquellen scheint es Plätze zu geben, an denen geologische Reize dominieren und an denen man deshalb die beschriebenen, teilweise sogar krank machenden Effekte beobachten kann.

Wir befinden uns hier in einem Bereich, in dem es sehr viele Lücken in der wissenschaftlichen Erklärung gibt. Dennoch kann man uneingeschränkt feststellen, dass die beschriebenen Parameter einen Einfluss auf die Menschen haben können, die sich an einem entsprechenden Platz aufhalten. Alles, was bislang hier erläutert wurde, ist der Versuch einer Erklärung. Da sich hier viele Faktoren überlappen, die noch dazu mit den heute zur Verfügung stehenden physikalischen Methoden nicht immer messbar sind, lässt sich derzeit keine letztlich gültige, unumstößliche Theorie aufstellen.

Die Wirkung auf den Menschen

Gibt es bestimmte Mechanismen im menschlichen Körper, die geopathische Einflüsse registrieren? Gibt es irgendeine Form von »Antenne« dafür, die nebenbei auch einen Hinweis darauf liefern könnte, warum das Wünschelrutengehen funktionieren kann? Fakt ist, dass wir Menschen zumeist unbewusst auf das Phänomen reagieren. Das ist nicht selbstverständlich, sondern eher erstaunlich, denn eigentlich müsste man ja davon ausgehen, dass man es bemerkt, wenn einem etwas nicht guttut und permanent Energie entzieht. Doch die meisten von uns haben verlernt, auf ihren Körper und ihre innere Stimme zu hören. Zudem dürfte auch die in unserer Alltagswelt sich ständig ändernde Mischung verschiedenster anderer Störfaktoren hierbei eine Rolle spielen.

Wir schwingen mit

Wenn man davon ausgeht, dass Geopathie in irgendeiner Weise auch auf elektromagnetischen Feldern beruht, müsste es zu deren Registrierung in unserem Körper physikalische und physiologische Sensoren geben. Die von außen kommenden, extrinsischen Faktoren wirken als Störquelle, und intrinsische, körpereigene Strukturen empfangen diese externen »Störungen« und reagieren zum Teil auch darauf.

Der menschliche Organismus besteht, je nach Fettanteil, Geschlecht und Alter, zu durchschnittlich rund 60 bis 70 Prozent aus Wasser. Beim Säugling sind es noch um die 80 Prozent, bei älteren Menschen geht der Wasseranteil auf etwa 50 Prozent zurück. Unser Kopf enthält sogar 85 bis 90 Prozent Wasser. Die viele Flüssigkeit in unserem Körper ist aber kein klares Wasser, sondern liegt in einer kolloidalen Form vor: »Körperwasser« enthält fein verteilte kleinste Teilchen – beispielsweise Blutkörperchen – und auch in Wasser unlösliche Substanzen. Zusätzlich sind im körpereigenen Wasser noch eine ganze Menge anderer, gelöster Moleküle vorhanden. Es dient uns als Transport- und Lösungsmittel und erfüllt noch viele weitere Funktionen. Vor allem die Eiweiße (Proteine) können ihre unterschiedlichsten Funktionen in den Zellen und im Gesamtorganismus erst durch Wasser erfüllen. Man kann davon ausgehen, dass körpereigenes Wasser in einen energetischen Austausch mit dem der Umgebung tritt und sich dadurch auch Beeinflussungen der im Wasser gelösten oder emulgierten Moleküle ergeben können.

In unserem Organismus gibt es Strukturen und Moleküle, die bereits aufgrund ihrer physikalischen Beschaffenheit mit bestimmten von außen kommenden Frequenzen mitschwingen. Man kennt so etwas aus Experimenten mit künstlich erzeugten Hochfrequenzfeldern – im Mikrowellen- und Mobiltelefon-Frequenzbereich –, in denen man zeigen konnte, dass sich in Eiweißmolekülen das sogenannte Ausschwingverhalten von Bereichen dieser sehr komplex dreidimensional aufgebauten

Moleküle verändern und dadurch deren Funktion beeinflusst werden kann.

Zudem gibt es in unserem Körper auch Strukturen, die selbst eine Frequenz erzeugen, etwa die Schrittmacher des Herz-Kreislauf-Systems, wie man sie vom Elektrokardiogramm (EKG) her kennt. Auch im Gehirn gibt es interne Schwingungsmuster. Diese lassen sich im Elektroenzephalogramm (EEG) messen und variieren je nach Aktivitätszustand. Unter bestimmten Umständen dürften die körpereigenen Taktgeber in Resonanz mit von außen einwirkenden Schwingungen gehen. Aus diesem Grund sind sie auch von außen beeinflussbar.

Minimagnete in unserem Nervensystem

Erst seit 1992 weiß man, dass es im Nervensystem des Menschen schier unglaubliche Mengen magnetischer Kristalle gibt. Kirschvink entdeckte, dass im Gehirn pro Gramm Nassgewicht etwa fünf Millionen solcher Minimagnete vorhanden sind, in den Hirnhäuten sogar bis zu 100 Millionen. Sie sind nur etwa 50 Nanometer, also 50 Milliardstel Meter, groß, haben aber vergleichbare Eigenschaften und den gleichen grundlegenden Aufbau wie größere Magnetitkristalle. Und das bedeutet: Sobald ein Magnetfeld von außen anliegt, richten sich diese Unmengen von Nanomagnetchen in unserem Inneren gleichförmig danach aus. Schwingt dieses Magnetfeld noch dazu (wie das bei technischen Feldern der Fall ist), könnten die körpereigenen Magnetitteilchen in der gleichen Frequenz mitschwingen. Wenn sich ein Mensch längere Zeit unbewegt auf einem von der Natur gegebenen Magnetfeld befindet, weil z. B. sein Bett auf einer entsprechenden Störzone liegt, sind solche Reaktionen denkbar, was wiederum gesundheitliche Auswirkungen haben könnte.

In der Medizin diskutiert man bereits mögliche Zusammenhänge zwischen Magnetiten und Krankheiten wie Alzheimer. Kleinste Magnetitkristalle gibt es auch im Schnabel der Brieftaube und im Organismus von Zugvögeln, Fledermäusen und Fröschen. Diesen Tieren helfen sie bei der Orientierung.

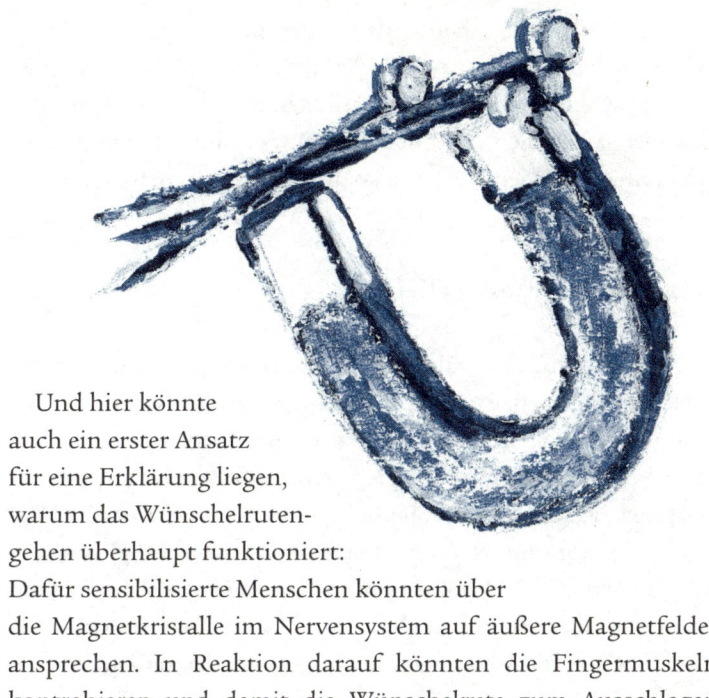

Und hier könnte
auch ein erster Ansatz
für eine Erklärung liegen,
warum das Wünschelruten-
gehen überhaupt funktioniert:
Dafür sensibilisierte Menschen könnten über
die Magnetkristalle im Nervensystem auf äußere Magnetfelder
ansprechen. In Reaktion darauf könnten die Fingermuskeln
kontrahieren und damit die Wünschelrute zum Ausschlagen
bringen. Ein Indiz dafür, dass diese Hypothese richtig ist, ist die
Tatsache, dass Wünschelrutengehen nicht mehr funktioniert,
wenn man den Kopf des Radiästheten abschirmt. Lässt man den
Kopf frei und schirmt den restlichen Körper ab, ergeben sich
erfolgreiche Mutungen. Kopfinterne Sensoren dürften demnach
eine wesentliche Rolle spielen.

Schutz vor Störzonen

Es gibt unterschiedliche Möglichkeiten, sich vor Störzonen zu
schützen. Um sie erst einmal zu finden, ist der preiswerteste Weg
das bereits erwähnte Wünschelrutengehen. Dafür begabte und
geübte Menschen sind oftmals wirklich in der Lage, energieraubende oder auch -förderliche Plätze auszumachen. Das bedeutet
aber noch lange nicht, dass sie auch die Ursachen dafür richtig
angeben könnten. Leider argumentieren oftmals auch erfolgreiche Wünschelrutengänger auf wissenschaftlich überhaupt nicht

haltbare Weise und schaden damit der Sache, weil sie in ihren Erklärungen zumindest zum Teil nicht ernst genommen werden können. Wie immer im Leben wäre es besser, zu versuchen, voneinander zu lernen und das Phänomen interdisziplinär zu beleuchten. Schauen wir uns also die Radiästhesie näher an.

Das Wünschelrutengehen

Bereits im Mittelalter gab es Wünschelrutenschulen in Europa. Erfahrene Wünschelrutengänger wurden gerufen, wenn man die bestmöglichen Stellen für den Bau von Brunnen erfahren wollte. Oder wenn man möglichst ergiebige Erzabbaustellen suchte.

Ab den 1920er- und 1930er-Jahren griff man dieses alte Wissen wieder auf und experimentierte neu mit den Möglichkeiten der Radiästhesie. Es ging oftmals darum, Wasser zu finden; vor allem aber war man nun auch verstärkt daran interessiert, Zonen zu entdecken, die Menschen oder auch Haustieren nicht zuträglich sein könnten.

Die Methode

Es gibt die verschiedensten Arten von Wünschelruten. Bereits mit einer einfachen Astgabel kann ein damit geübter Wünschelrutengeher alle nötigen Informationen erhalten. Außerdem gibt es Einhand- und Zweihandantennen aus unterschiedlichen Materialien. Man kann auch einen metallenen Kleiderbügel in zwei »L«-förmige Teile schneiden und entsprechend zurechtgebogen als Rute verwenden. Zu sogenannten Spannruten gebogene Plastikstäbe lassen sich ebenfalls nutzen, darüber hinaus existieren heute komplexere Systeme und technisiertere Varianten von Wünschelruten.

Der Rutengänger bewegt sich mit der Absicht, etwas Bestimmtes zu finden, über den Boden oder durch den Raum – bis sich die Wünschelrute »bemerkbar« macht, bis sie ausschlägt, zuckt, sich bewegt. Immer sind dabei ausreichend Übung und auch

Die Münchner Scheunenexperimente

In einer Scheune mit doppeltem Boden mussten Rutengänger Wasser und elektrische Leitungen finden. Unter dem Boden konnten die Versuchsleiter König und Betz diese Wasser- und Strombahnen horizontal in alle Richtungen und in der Höhe verschieben und immer wieder neu anordnen. Zudem wurden Leitungen aus Plastik, Metall oder Glas und unterschiedliche Stromstärken und Wasserfließgeschwindigkeiten verwendet. Probanden waren Wünschelrutengeher, die selbst von sich glaubten, dass sie auch Details wie Wassermenge und exakten Ort und Tiefe des Wasserrohrs im Boden benennen könnten. Es stellte sich heraus, dass nur einige wenige von ihnen in der Lage waren, dies richtig festzustellen – etwa fünf Prozent. Diesen wenigen Personen aber gelang es tatsächlich, wiederholbar und in allen Varianten, weit über den Zufallseffekt hinaus. Die anderen etwa 95 Prozent glaubten, dass sie Strom und Wasser finden würden, doch lagen sie bei den Untersuchungen meist daneben. Ungeachtet dessen wurde wissenschaftlich belegt, dass es den Wünschelruteneffekt tatsächlich gibt: Menschen können die Fähigkeit haben, mithilfe einer solchen Rute Wasser oder elektrische Leitungen aufzuspüren. Die hohe Trefferquote derjenigen, die sich wirklich als fähig erwiesen, erstaunte sogar die Studienleiter.[52]

bestimmte Abläufe oder Rituale beim Gehen wichtig. In jedem Fall reagieren dabei die Hilfsmittel durch die Sensibilität des Menschen. Es bewegt sich also nie die Wünschelrute an sich, sondern sie ist nur eine Art verlängerter Arm des Rutengängers, der daraus ablesen kann, was seine eigene feine Muskelbewegung aussagen könnte. Was also angezeigt wird, sind hochsensible Reaktionen des eigenen Körpers auf die Umgebung. Sehr hoch ist zudem auch die gedankliche Beeinflussbarkeit der »Wünschelrutenreaktion«.

Wissenschaftlich haltbar

Dass Einzelne das Rutengehen beherrschen, wurde immer wieder wissenschaftlich belegt. Berühmt wurden die 1989 publizierten sogenannten Münchner Scheunenexperimente, meiner Auffassung nach die ersten wirklich wissenschaftlich haltbaren Untersuchungen zum Phänomen der Radiästhesie (siehe »Die Münchner Scheunenexperimente«, S. 167).

Bei diesen wegweisenden Experimenten ging es nicht darum, Störzonen aufzufinden. Ich bin der Ansicht, dass so etwas bei einem sehr viel höheren Prozentsatz von Radiästheten möglich sein dürfte. Auch der nicht dafür ausgebildete Mensch kann hier einiges erkennen und lernen: Man kann sich selbst sensibilisieren. Mit einiger Übung kann man spüren, welche Plätze einem guttun und welche nicht.

Die erste Studie
zur Wirkung von Störzonen

Wie wirken sich Störzonen nun konkret auf den Menschen aus? Hierzu haben wir in Salzburg Untersuchungen durchgeführt, die in einem wissenschaftlich anerkannten Journal publiziert worden sind.[53] Sie belegen weltweit erstmals mit medizinischen Verfahren, was zuvor immer nur angedeutet und vage umschrieben worden war. Wir haben stichhaltige Hinweise darauf gefunden, dass bestimmte Standorte den menschlichen Organismus

Kirlian-Fotografie & Gas-Entladungs-Visualisierung

1937 entdeckte der Ukrainer Semjon Davidowitsch Kirlian bei der Reparatur eines medizinischen Geräts zufällig das heute als Kirlian-Effekt bekannte Phänomen der Koronagasentladungen: Unter Verwendung eines elektrischen Wechselfelds hoher Spannung werden Leuchterscheinungen an Objekten erzeugt, die zu einer Schwärzung fotografischer Platten führen.

Die Weiterentwicklung dieser Methode geht vor allem auf den in St. Petersburg lebenden Professor Konstantin Korotkov zurück und heißt heute Gas-Entladungs-Visualisierung (GDV). Der Proband legt seine Fingerkuppe auf eine Spezialglasplatte, die auf der Unterseite mit einer elektrisch leitenden und gleichzeitig lichtdurchlässigen Schicht belegt ist. Die Glasplattenelektrode wird mit dem einen Pol, das Handgelenk der Versuchsperson mit dem zweiten Pol eines Hochspannungsgenerators verbunden. Zur Messung wird in kurzen Impulsen Hochspannung angelegt, 3000 bis 5000 Volt, und zwar immer für ein Zehntausendstel einer Sekunde. Die dabei auftretende nur sehr kleine Stromstärke spürt man allenfalls als leichtes Kribbeln, wenn man feuchte Hände hat.

Die dabei entstehenden Blitzentladungen werden heute mit einer sehr lichtempfindlichen, linear abbildenden Spezialkamera aufgezeichnet, sie sind mit dem bloßen Auge nicht oder kaum sichtbar. Im Computer werden bildanalytische Auswertungen durchgeführt, auf Basis der aufgezeichneten Lichtpunkte (Pixel) rund um die untersuchten Fingerkuppen. Experimente mit Tausenden von Einzelpersonen haben gezeigt, dass ein Mensch dann entspannter ist, wenn der Mittelwert der Gesamtpixelanzahl einen höheren Wert ergibt. Niedrigere Werte zeigen dagegen Stress an. Derzeit sind nur die speziell für wissenschaftliche Zwecke entwickelten, relativ kostspieligen GDV-Geräte von Prof. Korotkov in der Lage, tatsächlich reproduzierbare Messungen zu ermöglichen und so wissenschaftliche Testkriterien zu erfüllen. Aber auch damit ist viel Erfahrung und eine fundierte medizinisch-biologische Ausbildung vonnöten, um die erzielten Ergebnisse richtig bewerten zu können.

tatsächlich beeinträchtigen, indem sie Stress erzeugen, damit unser Abwehrsystem schwächen und unsere Lebensqualität spürbar mindern.

Die Verfahren
Wir untersuchten die Auswirkungen von Störzonen mit unterschiedlichen Verfahren. Zum einen mithilfe eines Geräts zur Gas-Entladungs-Visualisierung (GDV). Dabei handelt es sich um eine sehr sensitive Technik, Stressreaktionen im Körper zu messen. Die zugrunde liegende Methodik stammt ursprünglich aus dem Bereich der Kirlian-Fotografie, die leider oft einen suspekten Beigeschmack hat. Auf Esoterikmessen verwendet man den Begriff beispielsweise, wenn man das vermeintliche Messen und Sichtbarmachen der Aura verkauft. Ich halte das für sehr unseriös, denn beim Kirlian-Effekt geht es um etwas ganz anderes (siehe »Kirlian-Fotografie & Gas-Entladungs-Visualisierung«, S. 168f.).

Unsere Untersuchungen haben wir zusätzlich mit komplementärmedizinischen und auch mit schulmedizinisch breiter anerkannten Verfahren durchgeführt. Beispielsweise haben wir die sogenannte Herzratenvariabilität überprüft. Mit dieser Methode, die insbesondere in der Sportmedizin angewandt wird, sind Aussagen möglich, wie schnell sich unser Herzschlag auf veränderte Umstände einstellen kann. Kollegen aus Wien und auch wir konnten feststellen, dass sich der erhöhte Herzschlag nicht wieder so gut ausgleicht, wenn sich der Mensch auf einer Störzone befindet.

Des Weiteren haben wir kinesiologische Experimente mit dem sogenannten Muskelspannungstest durchgeführt, den wir recht passabel standardisieren konnten – es wurde beispielsweise nicht wie sonst üblich mit Muskelkraft auf den Arm gedrückt, da wir dies nicht für objektiv genug hielten; wir hängten Gewichte an den Arm, die immer mit der gleichen Kraft wirkten. Unter dem Einfluss der Störquellen konnten die Probanden längst nicht so viel Gewicht halten, wie es ihnen ohne stressende Einflüsse und unter Verwendung der am Anfang des Kapitels genannten Welle (siehe S. 147ff.) möglich war.

All dies sind Verfahren, die nicht hundertprozentig wissenschaftlich anerkannt sind. Um also sichergehen zu können, dass wir mit der Methode der Gas-Entladungs-Visualisierung auch das Richtige festgestellt haben, kamen daher zusätzlich biochemische Techniken zur Anwendung. All unsere Ergebnisse lieferten deutliche Hinweise darauf, dass geopathische Zonen chronischen Stress bewirken, wenn sich jemand über längere Zeit darauf aufhält – wie es ja beim Bett, dem Bürostuhl oder auch dem Fernsehsessel der Fall ist. Die zum Vergleich herangezogenen neutralen Plätze zeigten diese Wirkungen nicht oder in viel geringerem Ausmaß.

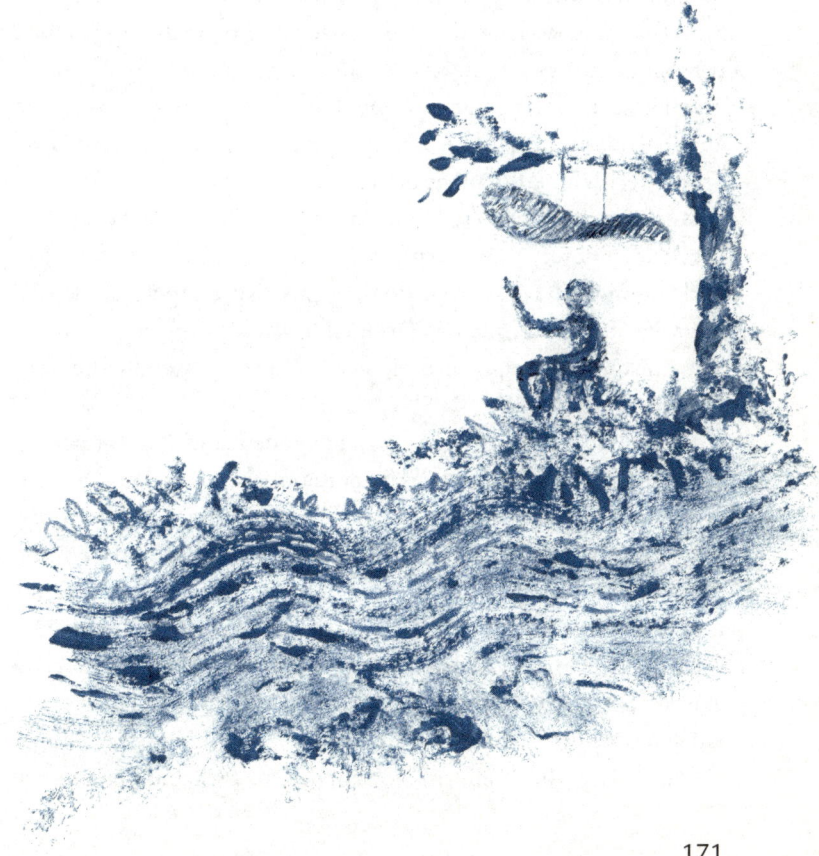

Die Vorgehensweise

Um Ihnen einen Eindruck von einem solch umfangreichen Versuch zu vermitteln, möchte ich die Vorgehensweise etwas genauer schildern: Wir haben zuerst fünf bewährte Wünschelrutengänger beauftragt, in einem geeigneten Laborraum eine möglichst neutrale und eine geopathische Zone ausfindig zu machen. Keiner der fünf wusste von den Ergebnissen der anderen. Sie mussten die Zonen auf einem Plan markieren – und die Zeichnungen aller fünf stimmten erstaunlich gut überein. Die Stellen wurden dann von uns auf dem Boden des Labors markiert, allerdings so, dass äußerlich kein Unterschied erkennbar war und nur wir wussten, welches die neutrale und welches die Störzone ist. Auch die später die Tests durchführenden Experimentatoren wussten nicht, welche Markierung der gemuteten Störzone und welche der Neutralzone entsprach. Wir haben penibel darauf geachtet, dass es in diesem Raum keine weiteren Störfaktoren wie nennenswerten Elektrosmog o. Ä. gab – eine annähernd störungsfreie Neutralzone und eine geopathische Störzone, mehr sollte nicht da sein.

Während der Versuchsreihen wurden auf diese beiden Plätze Probanden gesetzt. Das Experiment ist als randomisierte – d. h. in der jeweiligen Messsituation dem Zufallsprinzip folgende Reihenfolge der Experimente – Doppelblindstudie angelegt worden; nur ein solches Design wird in der Medizinforschung heute üblicherweise akzeptiert.

52 Probanden waren beteiligt, 28 Frauen und 24 Männer im Alter von 17 bis 68 Jahren. Wir setzten diese Menschen abwechselnd auf beide Zonen, stets ohne dass die beteiligten Personen wussten, was gerade untersucht werden sollte. Zudem kam die Geowave-Welle[54] mit ins Spiel: Wir testeten beide Zonen mal mit und mal ohne den Einfluss der Welle. Letztere war entweder horizontal in einem anderen Raum schräg über dem Labor, etwa acht Meter von den Probanden entfernt, aufgehängt – oder vertikal weggeklappt. Die an den Versuchen teilnehmenden Personen konnten also die Welle nicht sehen. Die Probanden saßen je

nach Testmethode unterschiedlich lange dort, 15 bis 50 Minuten, und mussten in den Zwischenzeiten genaue Rituale einhalten, also Händewaschen, ein Glas Wasser trinken, gleiche Pausenlänge usw. Auch die jeweiligen Messungen erfolgten standardisiert.

Die Ergebnisse
Es hat sich mit allen Verfahren gezeigt, dass die untersuchte Störzone auf fast alle getesteten Personen stressend wirkte: Die Gas-Entladungs-Visualisierung zeigte deutlich, dass Stress vorlag, die Speichelzusammensetzung änderte sich entsprechend, und auch die anderen, hier nicht weiter beschriebenen Messmethoden wiesen in die gleiche Richtung. Wir konnten auch signifikant belegen, dass die Geowave-Welle die Störungen abfing und sogar auf der neutraleren Zone, die ja niemals völlig neutral sein kann, noch Verbesserungen herbeiführte. War die Welle horizontal aufgehängt, war sowohl bei der Störzone als auch bei der Neutralzone eine deutliche Entspannung bzw. Harmonisierung zu verzeichnen.

Der entstandene Stress zeigte sich in verschiedenen Körperbereichen. Mit der Gas-Entladungs-Visualisierung konnten wir über die aus der chinesischen und koreanischen traditionellen Medizin bekannten Meridiananalysen die Systeme im Körper bestimmen, die wohl beeinträchtigt worden waren. In diesen ganzheitlichen Analysen zeigte sich, dass geopathische Zonen schwächende Auswirkungen auf das körpereigene Abwehrsystem, das Herz-Kreislauf-System, die Leber, die Nieren und den Magen-Darm-Trakt haben können. Aus den biochemischen Speicheltests ergaben sich ebenfalls mögliche Auswirkungen auf bestimmte Anteile des körpereigenen Abwehrsystems, genauer gesagt: auf die Bildung von Mundschleimhaut-Antikörpern und das Stresshormon Cortisol. Weitere Experimente ergaben, dass die Schlafqualität beeinträchtigt werden kann, und das kann wiederum weitere gesundheitliche Folgen physischer und psychischer Art nach sich ziehen.

Eine Analyse der GDV-Werte der damit untersuchten Einzelpersonen ergab folgende Ergebnisse: Bei etwa 75 Prozent der Testpersonen bewirkte die Störzone – ohne Welle – deutlich erkennbare bis starke Stressreaktionen. Bei etwa 17 Prozent gab es im Kurzzeitversuch nahezu keine Beeinflussung, und bei knapp zehn Prozent zeigte sich sogar eine leicht gegenteilige Wirkung – also Entspannung.

Unter »verblindeter« Anwendung der Welle war bei 92 Prozent der Probanden auf der Stresszone eine deutliche Stresslinderung feststellbar! Bei sechs Prozent, also drei Personen, war kein Effekt der Welle messbar, und einen Probanden stresste die Welle. Unserer Erfahrung nach führt ein einfaches Umhängen der Welle an eine andere Stelle, also eine individuelle Anpassung, auch bei solchen Personen zumeist zu Entspannung.

Unsere Studie, in der wir den Menschen als »Messinstrument« bzw. Anzeiger einer möglichen geopathischen Störzone eingesetzt hatten, erschien den Verantwortlichen der medizinischen Fachzeitschrift als zu brisant und vielleicht auch in den Ergebnissen zu eindeutig, um sie mit einem einfachen Gutachtensprozess abzusegnen. Zu »esoterisch« war doch die Thematik in den Augen der üblichen Wissenschaftswelt. Man bestellte deshalb über das gewöhnliche Maß hinaus weitere externe Gutachter, um unsere Arbeit besonders genau zu überprüfen. 2005 erfolgte dann die Annahme und Veröffentlichung dieser Studie. Weltweit war dies die erste Publikation zu diesem Thema, die in einem renommierten Wissenschaftsjournal erschienen ist!

Was hilft?

Zunächst einmal erscheinen die Fakten erschreckend: Es ist kaum möglich, auf einer Störzone erholsam zu schlafen oder längere Zeit effizient zu arbeiten, das haben unsere Untersuchungen recht eindeutig gezeigt. Ausnahmen bilden hier Menschen, die sowieso immer gut schlafen können und die sich durch nichts stören lassen – solche glücklichen Naturen gibt es selbstverständlich auch. Wir haben auch festgestellt, dass Menschen, die seit Langem meditieren, weniger anfällig gegen die untersuchten Störungen sein dürften.

Wer nun aber anfällig ist und nicht gut schläft, schwächt dadurch auf lange Sicht sein Immunsystem, da er nicht ausreichend Melatonin produziert. Bestimmte Aufgaben des körpereigenen Abwehrsystems, die in der Stille der Nacht erledigt werden, sind gestört. In der Essenz bedeutet das: Orte, an denen man sich für längere Zeit relativ unbewegt aufhält, sollten so weit wie möglich störungsfrei sein oder harmonisiert werden.

Störzone oder nicht?

Zunächst einmal muss man feststellen, ob der Platz, an dem man sich nicht wohlfühlt, tatsächlich auf einer Störzone liegt. Worauf sich jeder von uns bewusster konzentrieren kann, ist das Wahrnehmen, wo er sich wohlfühlt. Wenn jemand sein Gespür sensibilisiert und merkt, dass ein Raum »keine gute Energie« hat, beginnt die Suche nach den Ursachen. Diese können geopathischer Art sein, ebenso könnte eine elektromagnetische Belastung infolge technischer Felder vorliegen. Auch ungünstige Bau- und Einrichtungsmaterialien könnten ihre Gifte ausdünsten. Das Modell des Bettes ist ebenso wichtig für die Schlafqualität. An jedem Ort kommen immer mehrere Faktoren zusammen. Wir fanden experimentelle Hinweise darauf, dass sich ungünstige Wirkungen von Funktelefonanlagen oder von drahtlosen Computernetzwerken auf den Menschen verstärken können, wenn der betreffende Sender (etwa die Basisstation des Schnurlostelefons) auf einer Störzone steht. Geopathie und Elektrosmog könnten einander also in der Gesamtwirkung auf den Organismus verstärken.

Erste Maßnahmen am Schlafplatz

Wenn man genauer auf seine Empfindungen achtet, wird man feststellen, dass man sich an einem gestörten Platz eher unruhig, rastlos oder flatterig fühlt. Beim Bett ist es am deutlichsten zu merken; man hat dann Ein- und Durchschlafprobleme, und zwar immer wieder und über lange Zeiträume hinweg.

Wenn eventuelle medizinische Ursachen für mangelnden Schlaf oder erhöhte Nervosität abgeklärt sind und man in seinem Bett die hier aufgezählten Empfindungen erlebt, sollte man genau prüfen, welche anderen Ursachen vorhanden sein könnten. Schließlich könnte auch nicht weit vom Schlafzimmerfenster entfernt eine sichtbare oder versteckte Mobilfunksendeanlage stehen, auf die zumindest manche Menschen sensibel reagieren. Um das herauszufinden, bedarf es allerdings oft eines Messtechnikers. Wenn man solche und baubiologische Faktoren ausschließen kann, ist die Wahrscheinlichkeit sehr hoch, dass eine geopathische Zone vorhanden ist.

Man kann aber auch ganz einfach einmal sein Bett an einen anderen Platz im Raum stellen, um zu prüfen, ob die Schlafprobleme dann verschwinden. Oder man legt sich für ein paar Nächte in einen anderen Raum und testet es dort. Wenn bei einem Paar der eine Schlafprobleme hat und der andere nicht, dann könnten auch die Betten getauscht werden, um zu prüfen, ob sich die Schlafqualität dadurch verändert. Ebenso kann man mit den Füßen am Kopfende des Bettes schlafen – da der Oberkörper sensibler zu reagieren scheint als die Beine, könnte sich die Situation auch dadurch schon bessern bzw. weiß man dann, dass die Schlaflosigkeit wirklich durch eine Störzone (mit-)verursacht sein kann. Spätestens nach einigen Tagen müsste man es merken. In einer relativ störzonenfreien Umgebung hat man eher das Gefühl, dass man schwer ins Bett sinkt, man fühlt sich richtiggehend »hineingezogen« und geerdet.

Wichtig beim Hausbau

Beim Hausbau ist es nur bedingt sinnvoll, das Baugrundstück vorher durch einen Wünschelrutengänger überprüfen zu lassen. Zum einen lässt sich das Haus selbst meist nicht beliebig an einer anderen Stelle planen. Zum anderen entstehen durch die heute oft verwendete Bauweise mit Stahlbetonbodenplatten und -wänden zusätzlich mögliche Quellen gesundheitlicher Beeinflussung, die sich im ungünstigsten Fall mit Einflüssen aus natürlichen und technischen Störquellen noch multiplizieren. Durch Metallflächen, Fußboden- oder Deckenheizungen und technische Installationen, aber auch durch die Erdarbeiten selbst können sich geopathische Störzonen gegenüber dem, was man zuvor auf dem noch unbebauten Grundstück gemutet hatte, verschieben. So wäre es besser, beispielsweise Schlafplätze erst nach der Errichtung des Hauses festzulegen.

Man muss sich beim Bauen von Anfang an über mögliche Parameter und Baustoffe Gedanken machen. Will man Stahlbeton verwenden, sollte man jede Stahlgittereinheit vor Eingießen des Betons gewissenhaft erden lassen, ohne Ausnahme und jeweils an mehreren Stellen. Über solche und viele weitere Möglichkeiten informieren heutzutage Baubiologen, auf deren Rat auch Architekturbüros immer mehr zurückgreifen.

Der Arbeitsplatz

Am Arbeitsplatz sind geopathische Belastungen schwieriger zu bemerken. Wenn an einem Arbeitsplatz alles schiefgeht, wenn die Menschen dort gereizt oder abgekämpft sind, sollte man prüfen, woran das liegen könnte. Natürlich kann auch hier eine ganze Reihe von Faktoren hineinspielen, eingeschlossen die vielen elektrischen und/oder elektronischen Geräte im Raum und natürlich auch die Arbeit an sich sowie das soziale Klima. Man kann auch hier ein bisschen herumprobieren, ob ein einfacher Wechsel des Standorts, auf dem der Arbeitsstuhl steht, Verbesserung bringt.

Neben gesundheitlichen und sozialen Konsequenzen von Störzonen sollte man auch die dadurch entstehenden wirtschaftlichen Folgen – etwa durch Krankenstände – und deren positive Beeinflussung durch »Störzonenfreiheit« nicht unterschätzen.

Die beste mir bekannte Hilfe – die Welle

Sie kam bereits zur Sprache: die Geowave-Welle[55]. Was steckt hinter diesem wellenförmigen Stück »Blech«? Seit dem ursprünglichen Designprototyp hat sich der Aufbau der Welle stark verändert: Sie wurde für den Zweck, dem sie nun dienen soll, verfeinert und modifiziert, um den harmonisierenden

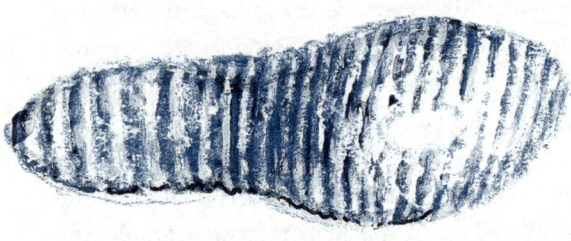

Effekt noch zu verstärken. Sie sieht noch immer aus wie ein sigmoid geformtes, ovales Stück Wellblech, besteht nun aber aus Speziallegierungen mit einer besonderen Oberflächenbehandlung. Diese kann man sich wie eine Ansammlung von Millionen kleinster Parabolspiegel dicht an dicht an der Oberfläche vorstellen, mit unterschiedlichen Durchmessern und in unterschiedliche Richtungen weisend. Dadurch, so kann man sich die Wirkung erklären, kommt es zu einer Dispersionswirkung: Sich relativ ausgerichtet verbreitende geopathische »Strahlen« verschiedenster Natur, die auf der Welle auftreffen, werden breit verstreut wieder in den Raum geleitet. Das Gegenteil wäre ein Laserstrahl, der auf einen Spiegel auftrifft, reflektiert wird, auf ein Hindernis trifft und noch immer die Kraft hat, in dieses ein Loch zu brennen. Würde er hingegen auf einen stark zerklüfteten und mit lauter winzigen schalenförmigen Miniaturreflektoren beschichteten »Spiegel« auftreffen, zersplitterte dieser den vorher kohärenten Strahl, und dessen Einzelbestandteile verteilten sich ohne zerstörerische Wirkung im Raum. So werden auch die »Strahlen« einer Störzone in hunderttausende »Einzelstrahlen« zerlegt und so der zerstörenden Wirkung beraubt. Angemerkt muss noch werden, dass die Welle nicht nur aus diesem hier beschriebenen Hauptelement besteht, sondern eine Reihe weiterer, ebenfalls zum Patent angemeldeter Besonderheiten enthält.

Die für den Hausgebrauch vorgesehene Welle hängt an einem Isolator, einem Stück Plastik, horizontal an der Zimmerdecke und wirkt in einem Umkreis von etwa zehn Metern und mehrere Stockwerke nach unten. Wird sie vertikal aufgehängt, ist keine Wirkung zu verzeichnen. Die meisten Menschen spüren deutliche Verbesserungen, wenn sie die Welle an der höchsten Stelle im Haus oder im Flur der Wohnung anbringen. Wenn sich dadurch keine Änderung in der Schlafqualität zeigt, sollte man andere Aufhängungsorte ausprobieren oder einen Spezialisten hinzubitten, der die Welle so umhängt, dass sie optimal für diesen Wohn- und Schlafbereich wirken kann.

Weitere Möglichkeiten und Mittel

Es gibt einige weitere Möglichkeiten, sich bei einer Störzone »technisch« zu helfen – allerdings gibt es auch angepriesene Produkte, die sich nach unseren Untersuchungen als wenig effizient oder sogar selbst als Stressoren erwiesen.

Mit GDV-Untersuchungen fanden wir reproduzierbar Hinweise für entstressende Wirkungen von Quarzen – der Effekt war jedoch in allen unseren Tests niemals auch nur annähernd so stark wie bei der Welle. Leicht entstressende Wirkungen zeigen beispielsweise große Stücke von Rosenquarz und Bergkristallen, aber auch einfache Quarzbrocken aus dem Steinbruch. Diese Quarze müssen, wie übrigens auch die Welle, immer wieder gewaschen und gereinigt werden – sonst lässt mit der Zeit die Wirkung nach. Man stellt die Quarze überall im Zimmer auf, wenige große oder viele kleine Stücke. Bei Salzkristallen, beispielsweise in Form von Lampen, haben wir keine messbaren Effekte gefunden.

Getestet habe ich auch mehrere Arten von Pyramiden, wie sie immer wieder zur Entstörung angeboten werden. Bei einigen Menschen mag eine positive Wirkung festzustellen sein, insgesamt aber wirkten sie auf Dauer eher nicht beruhigend, sondern anregend – oder aufregend: Sobald es sich um kreislauflabile Probanden handelte, etwa mit Bluthochdruck, gab es durch die

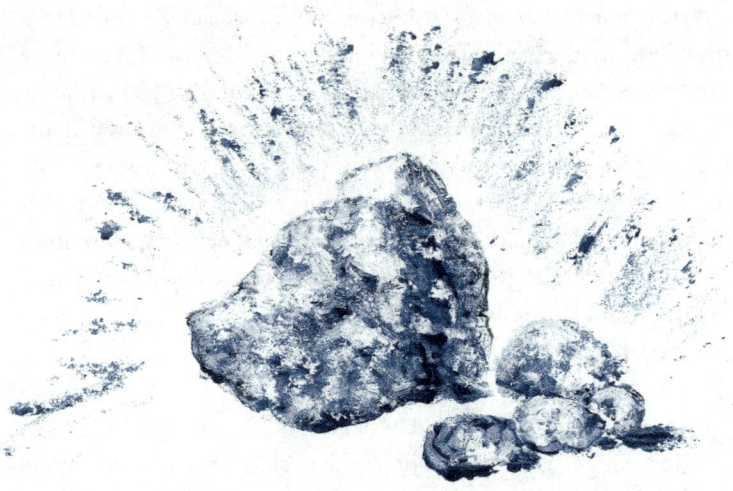

Pyramide Probleme, vor allem wenn diese an das Stromnetz anzuschließen war. Das Gleiche gilt für die ebenfalls untersuchten Typen von »Entstörsteckern«, die in die Steckdose gesteckt für Ausgleich sorgen sollten, jedoch sensible Menschen nervöser machten und den Blutdruck beeinflussten. Die Menschen reagieren insgesamt sehr unterschiedlich; eine Frau beispielsweise schläft nach allem, was probiert wurde, nur mit einer Kombination aus einer bestimmten Pyramide und der Welle gut.

Landläufig bekannt sind ebenfalls »Abschirmmatten« und »-decken«, die man auf Betten legt. Teilweise dienen sie zusätzlich als (Infrarot-)Heizdecken, andere »Abschirmdecken« enthalten ein engmaschiges Kupferdrahtgeflecht. In unseren Untersuchungen haben wir bei keiner dieser Vorrichtungen eine reproduzierbar vorhandene positive Wirkung nachweisen können. Im Gegenteil: Jede der an das Stromnetz angeschlossenen Decken strahlte elektromagnetische Felder ab, wodurch sich das Problem, vor dem sie schützen sollten, verstärkte. Bei einem Produkt gingen von der »Abschirm-Infrarot-Heizdecke« magnetische Felder einer Intenstät aus, die man aus umweltmedizinischer Sicht schon als belastend einstufen muss.

Angepriesen werden auch Hologramme, kleine dreidimensionale Darstellungen von magischen Zeichen, Runen o. Ä. Ich habe mehrere davon nach wissenschaftlichen Kriterien getestet und konnte keine signifikante Wirkung feststellen. Sobald man die Versuchsreihe randomisierte und die Beteiligten nicht mehr wussten, was gerade getestet wurde, gingen die Ergebnisse nicht mehr über Zufallstreffer hinaus. Die positiven Effekte, von denen viele Menschen berichten, würde ich daher eher dem Placeboeffekt zuschreiben.

Störzonen – ein Blick aus der seelischen Perspektive

Bei den Dingen, die uns stören, die unsere Gesundheit beeinträchtigen könnten, ist es wichtig, sie möglichst von allen Seiten anzugehen. So ist es nicht die Frage, ob man sein Bett umstellen und bei der Reduktion der Handystrahlung und des Zigarettenkonsums ansetzen soll oder bei einer Vertiefung von Meditation und Gebet. Es geht immer um alle Ebenen. Wir sind eine Einheit aus Körper, Seele und Geist, eingebettet in einen größeren Kosmos und ein größeres Bewusstsein. Nichts lässt sich vom anderen lösen, alles gehört mit einbezogen, wenn unser Denken, Fühlen und Handeln uns zum Immer-heiler-Werden führen soll. Natürlich wirken sich Veränderungen, die wir auf einer Ebene vornehmen, auch auf andere aus. Das sollten wir durchaus nutzen. Im Blick behalten müssen wir dabei aber immer das große Ganze. Daher gilt es, möglichst ganzheitlich anzusetzen.

Immer weitergehen

Alles Irdische ist polar; so gibt es auf der Erde Orte, die uns guttun, und andere, die uns nicht guttun. Aber nicht alles wirkt sich für jeden gleich aus. Je bewusster wir leben und je sensibler wir in uns hineinfühlen und mit unserer Seele in Kontakt gehen, desto mehr fühlen wir, was uns wann guttut und was nicht. Das ist auch eine Frage der passenden Dosierung. Oft ist weniger mehr. Man nimmt ja auch nicht eine Überdosis von Tabletten zu sich, weil das noch besser sein könnte als die vorgeschriebene Menge. Auch die alten Ägypter setzten sich nicht unter die Spitze der Pyramide und warteten, bis sie der Wahnsinn packte.

Wir haben zwei Beine, die es uns ermöglichen, verschiedene Standpunkte und verschiedene Blickwinkel einzunehmen. Im ständigen Weitergehen von Erfahrung zu Erfahrung kann sich das Gespür für das umfassendere eigene Innerste entwickeln. In dieser Verbindung wissen wir, wo unser bester Platz von Moment zu Moment ist.

Der Lebensweg hat Hürden, die wir als Herausforderungen annehmen können, als Antrieb für unsere Entwicklung. Alles, was einen aus der Ruhe bringt, kann man auch als Hilfe zu weiterem Wachstum ansehen. Es verlangt Bewegung. Sich weiterzuentwickeln heißt, neue Standpunkte einzunehmen, weiterzugehen, in die Weite, in die Tiefe, in die Höhe.

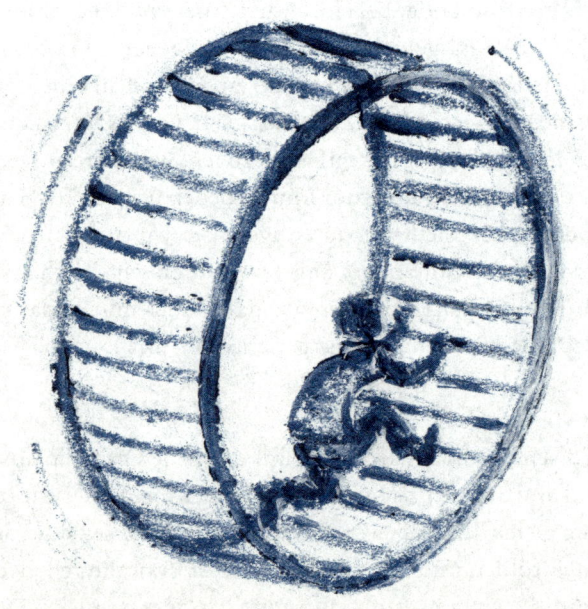

Vorsicht vor dem immer Gleichen

Haben Sie manchmal das Gefühl, dass sich in Ihrem Leben allzu vieles wiederholt, dass Sie auf der Stelle treten? Es gibt Alltagsrituale, die durchaus sinnvoll sind, sie helfen uns beim Entspannen und geben uns Sicherheit und Halt. Es gibt aber auch den Trott, der nicht gesund ist: Der Tagesablauf ist immer der Gleiche, man stellt seine Ansichten nie infrage, fährt immer an denselben Urlaubsort, läuft immer die gleichen Wege entlang, trägt immer den gleichen Kleidungsstil – das ist eben mein Typ, heißt es dann. Ich würde aber sagen, das ist der Trott im Typ. Denn wir alle sind vielschichtige Wesen, wir brauchen uns nicht unnötig einzuengen und mit etwas zu identifizieren, wenn es eigentlich längst nicht mehr zu uns passt. Beispielsweise mithilfe meiner dafür entwickelten CD *Licht im Spiegel*[56] kann einem das in der Tiefe bewusst werden, und das Aussteigen gelingt leichter.

Die Gewohnheit gibt uns ein vermeintliches Gefühl von Sicherheit, aber in Wirklichkeit wird unsere Erlebniswelt immer kleiner und die Angst vor allem Unbekannten immer größer. Zu viel Gewohnheit und Trägheit wirken sich wie ein Hemmschuh auf die Lebensfreude und das innere Wachstum aus. Die folgende Übung hilft Ihnen, auf eine spielerisch leichte Art den Alltagstrott zu durchbrechen.

Übung: Raus aus dem Trott

Machen Sie es einfach anders als gewohnt: Setzen Sie sich an einen anderen Platz am Tisch, gehen Sie einen anderen Weg zur Arbeit, tragen Sie eine neue Frisur, lassen Sie sich einen Bart wachsen oder rasieren Sie ihn weg. Tragen Sie andere Kleidungsstile und Farben. Gehen Sie in andere Lokale, hören Sie andere Musik, schauen Sie sich andere Filme an, lesen Sie Bücher oder Artikel zu neuen Themen, finden Sie neue kreative Hobbys. Und befassen Sie sich auch mit anderen Meinungen und Ansichten, die Ihnen interessant erscheinen.

Machen Sie diese Übung spielerisch und liebevoll, mit Entdeckerfreude und natürlich keinesfalls auf Kosten anderer! Und steigern Sie sich langsam, aber stetig in Ihrem Mut, für Sie interessantes Fremdes auszuprobieren.

Bleiben Sie so lange bei dem »Fremden«, bis es Ihnen vertraut und angenehm ist. Sie lernen dadurch auch, sich besser in andere hineinzuversetzen und das Leben und sich durch deren Augen zu sehen. Das bringt echte Toleranz! Nach einiger Zeit werden Sie sich lebendiger, energiegeladener und freudiger fühlen. Sie sind freier und kreativer geworden. Sie stehen mehr zu sich selbst, nehmen Ihre Bedürfnisse klarer wahr und entwickeln stärker eine eigene Meinung.

Übung der Persönlichkeitsentwicklung

Mit dieser Übung, die Sie nach Belieben ausdehnen und erweitern können, lernen Sie immer mehr die Vielschichtigkeit Ihres Wesens kennen. Sie werden mutiger und unabhängiger von der Meinung anderer, und die »Alltagsscheuklappen« fallen von Ihnen ab. Ihre Persönlichkeit gewinnt an Ausstrahlung. Sie wirken interessanter und spannender und ziehen auch mehr solche Menschen an.

Ergänzen Sie nun die Übung, indem Sie sich täglich fragen, was Sie an diesem Tag bewusst besser machen könnten: im Hinblick auf Ihre Gesundheit und die des Planeten und der Mitlebewesen. Dazu haben Sie in diesem Buch sehr viele wertvolle praktische Tipps erhalten. Animieren Sie auch andere zu dieser Haltung, vor allem, indem Sie selbst ein gutes Vorbild sind!

Sie sind viel mehr, als Sie glauben

Raus aus dem Trott – das bringt Sie raus aus unsinnigen und überholten Gewohnheiten und raus aus dem, was Sie nur deshalb tun, weil es alle tun. Der Weg jedes einzelnen Menschen ist individuell.

Das Bild des Lebens hat viele Facetten und Farben, und es ist nicht sinnvoll und der Entwicklung nicht dienlich, wenn man sich sein ganzes Leben lang mit nur möglichst wenigen Teilen dieses Puzzles identifiziert. Trauen Sie sich also und wachsen Sie bewusst immer mehr hinein in das ganze vollkommene Bild des Seins. Sie lernen dadurch viele neue Aspekte Ihres eigenen Wesens kennen. Zugleich kommen Sie immer stärker zu dem, was die Essenz von allem ist, zum Ewigen, dem Einen, das bleibt, egal, in welcher Erscheinungsform und in welchem Teilaspekt es sich gerade offenbart. Man könnte es auch als Gott, als Ursprung oder die Quelle allen Seins bezeichnen. Sie sind ein Teil dessen und bereichern es durch Ihre ganz persönliche, einzigartige Weise, wie Sie Ihren göttlichen Funken in materieller und immaterieller Form leben.

Mitgefühl und Hilfsbereitschaft

Alle Übungen, die Sie bislang hier kennengelernt haben, dienen dazu, den Reichtum des Lebens um uns herum wahrzunehmen, schätzen zu lernen und mitfühlender und hilfsbereiter zu sein. Wenn man die verschiedenen Epochen der Menschheit betrachtet, gab es kaum eine Zeit, die uns eine solche Fülle an Reichtum beschert hat. Und es gibt sie für einen großen Teil der Menschen auch heute nicht. Sogar für uns sogenannte Wohlstandsbürger kann sich das Blatt sehr schnell wenden, vielleicht schon im jetzigen Leben. Oder man findet man sich im nächsten Leben in ganz anderen, weniger angenehmen Gegebenheiten wieder.

Es ist wichtig, sich all der Schätze, die uns zur Verfügung stehen, bewusster zu werden. Die Dankbarkeit dafür bringt uns zur Lebensfreude und zum Herzen. Das Herz führt uns zur bedingungslosen Liebe, zur Demut und zum Mitgefühl für sich und andere – und das sind die Wege zur unsterblichen, göttlichen Seele und zur Vollkommenheit.

Wenn wir Kontakt zu unserer Seele haben, finden wir unseren Platz im Leben. Dieser bezieht sich dann nicht mehr nur auf das eigene Ich, man fragt sich vielmehr, welchen Beitrag man leisten

kann, dass es anderen Menschen und anderen Wesen auch gut-
geht. Die Freude am Schenken, am Teilen, an der Hilfsbereitschaft steht im Vordergrund unserer Bestrebungen. Die tiefe
Befriedigung, einem anderen, sei es ein Mensch, ein Tier, eine
Pflanze oder auch ein Stück Natur, zu helfen und Freude zu
bereiten, ist eines der beglückendsten und bewegendsten Gefühle, das ich kenne. Es lässt sich mit keiner oberflächlichen und
egoistischen Lustbefriedigung vergleichen.

Ich habe einmal beobachten dürfen, wie fünf Schweine, die
immer nur in einem engen finsteren Stall eingepfercht waren,
plötzlich in ein geräumiges Gehege ins Freie durften. Es dauerte
ein paar Tage, bis sie dort überhaupt die ersten Schritte wagten.
Zuerst standen sie nur ganz verunsichert und starr an einer Stelle. Doch ich hatte Geduld und konnte schließlich erleben, wie sie
sich Stück für Stück die Freiheit, die Freude und das Vertrauen
in das Gute des Lebens zurückeroberten. Und die Beschenkten
waren nicht nur diese Schweine, sondern auch die Menschen, die
ihnen das Stückchen Freiheit geben konnten – und auch ich, die
dies miterleben durfte.

Wenn man in sich die Gabe des Mitgefühls entdeckt und
stärkt, erkennt man allmählich, dass sehr viele unserer vermeint-
lichen Sorgen keine echten Probleme und sehr egoistisch sind.
Wir bekommen wieder ein Gespür für das wirklich Wichtige,
Gesunde und Kostbare im Leben – und das schließt immer das
Wohlergehen aller Lebewesen mit ein.

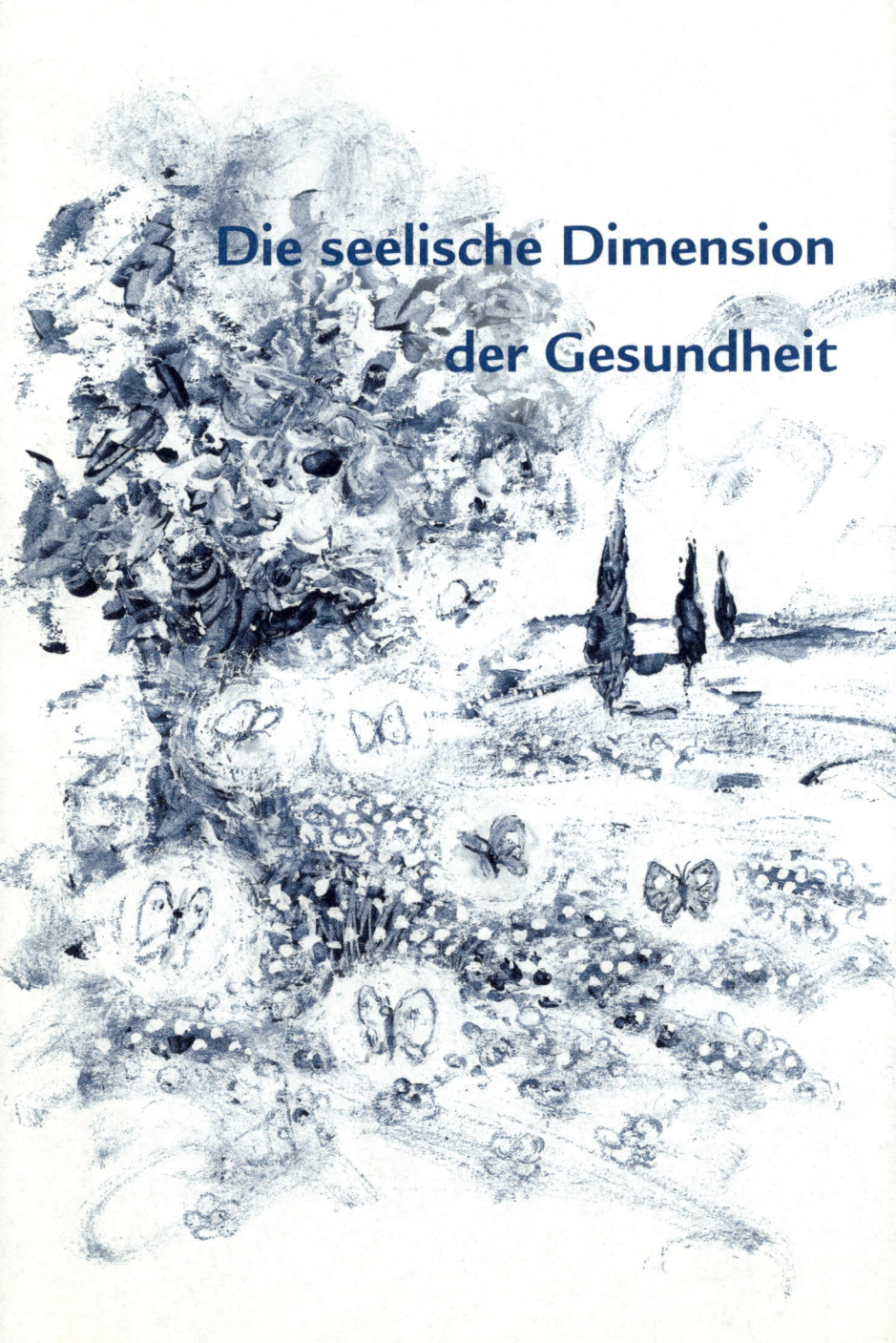

Die seelische Dimension

der Gesundheit

Wir sind mehr als nur der Körper

Wenn wir darüber sprechen, wie wir gesund bleiben können, beziehen wir uns meist nur darauf, wie es uns im
ganz normalen Alltag körperlich gut gehen kann, und
das trotz all der Gefahren, die um uns herum lauern.
Aus der spirituellen Sicht ist Gesundheit jedoch noch
etwas ganz anderes, etwas Umfassenderes als das, was der Begriff
für uns im Allgemeinen bedeutet.

Gesundheit – ein Entwicklungsweg

Krankheiten gehören zum Leben auf der Erde dazu, es ist nicht
möglich, hier auf Dauer ohne Krankheit zu sein. Aber Gesundheit fühlt sich sehr viel besser an, sodass wir uns ständig darum
bemühen, spätestens dann, wenn wir unangenehme Symptome
verspüren. Gesundheit heißt für mich, dass Körper, Geist und
Seele in harmonischem Einklang miteinander schwingen. Die
Seelenqualitäten eines in diesem Sinne gesunden Menschen
drücken sich in all seinen Gedanken, Gefühlen und Handlungen
aus. Sie durchströmen sein ganzes Wesen. Das versuchen wir zu
erreichen, in jedem Leben mit seinen ganz spezifischen Gegebenheiten, Lebensumständen und Herausforderungen aufs Neue. Es
ist ein ständiges Sich-hinein-Entwickeln. Gesundheit zu erreichen, ist in diesem Sinne ein Entwicklungsweg.

Alles, was ist, wandelt sich, und alle materiellen Erscheinungsformen zerfallen irgendwann wieder, so auch der Körper. Selbst
wenn man bis ins hohe Alter gesund ist, irgendwann ist der Körper eines jeden Lebewesens mit seinem Funktionieren am Ende –
dann muss man aussteigen. Aus der irdischen Sicht erscheint
uns das meist wie eine große Tragödie, die einzige, der wir wirklich nicht entkommen können.

Aus spiritueller Sicht ist es ein großer Segen, weil wir nur vorübergehend hier auf der Erde verweilen und mit dem Tod wieder
zurück in unsere ewige himmlische Heimat, die spirituelle Welt,
gelangen. Als Menschen haben wir zu diesem Wissen aber

zunächst keinen Zugang. Erst wenn es uns gelingt, die Schleier des Vergessens und der Illusionen mehr und mehr zu lüften, erkennen wir, dass wir unsterbliche Seelen und nur zu Gast auf der Erde sind. Keine Seele würde hier inkarnieren, wenn sie nicht wüsste, dass sie nach jedem Erdenleben wieder nach Hause, wieder zurück in die spirituelle Welt geht. Doch während des Erdenlebens entwickeln wir oft die Idee, für immer hier bleiben zu wollen. Dann klammern wir uns an diesen irdischen Körper und das irdische Leben, in dem Irrtum, dass das die eigentliche Erfüllung wäre.

All die spirituellen Übungen und Praktiken – Gebet, Meditation, religiöse Zeremonien, Energiearbeit, Spirituelle Rückführungen – wollen uns dabei helfen, den Kontakt zu unserer göttlichen Seele zu finden. Das, was wir für unsere körperliche Gesundheit tun, indem wir bewusst essen, ausreichend Sport treiben, nicht rauchen und dergleichen mehr, dient dazu, unseren Körper funktionstüchtig und lebensfähig zu erhalten. Beides ist wichtig. Sehr oft wird aber die körperliche Seite überbetont, dann fühlt sich jemand körperlich vielleicht sehr gesund – aber da ist trotzdem eine Leere, er ist unerfüllt, weil der Bezug zur Seele, zu einem tieferen Lebenssinn fehlt.

Auf einer tiefen inneren Ebene ist es die Sehnsucht nach der allumfassenden göttlichen Liebe, die uns vorantreibt und all unseren Bestrebungen zugrunde liegt. Selbst eine perverse und bösartige Tat basiert unbewusst auf dieser Suche, auch wenn sie den Seelenqualitäten krass entgegensteht. Denn jede Seele ist lichtvoll, glücklich und liebevoll, jede Seele ist frei von Angst und Egoismus.

Rahmenbedingungen

In jedem unserer Leben auf der Erde ist ein Teil unserer Seele im menschlichen Körper inkarniert, der andere Teil bleibt im Jenseits, in der spirituellen Welt. Immer finden wir einige unabänderliche Gegebenheiten vor: beispielsweise die Eltern, das Geburtsland, unseren Körper, das Geschlecht und die Hautfar-

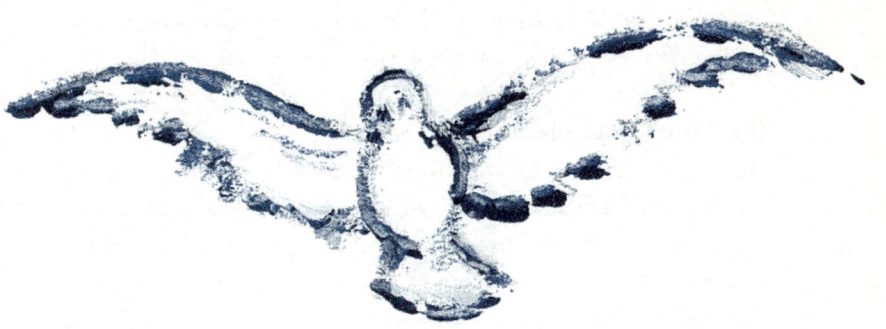

be, das Zeitalter u. Ä. Und es gibt vieles, was veränderlich ist, etwa die Wahl unserer Freunde, unseres Wohnorts, der Verhaltensweisen, Meinungen und Entscheidungen, wie auch unsere Gedanken, Gefühle und Handlungen. Jedes Leben hat seine eigenen Herausforderungen und Chancen. Ziel und Aufgabe ist es jedes Mal, unsere Seelenqualitäten – Güte, Liebe, Freude, Kreativität, Selbstlosigkeit – zu entdecken und in die jeweiligen Lebensumstände einzubringen. Dabei geht es darum, sich immer stärker bewusst zu werden, dass wir göttliche Seelen sind, die in einem menschlichen Körper Erfahrungen sammeln.

Wir alle haben, bis wir letztlich zu unserer Vervollkommnung gelangen, enorm viele Leben auf der Erde durchlebt. Wir inkarnieren auf vielfältigste Weise, mal klein, mal groß, mal schön und mal weniger hübsch, intelligent oder weniger gescheit, bei reichen oder bei armen Eltern. Worauf es ankommt, ist letztlich nur, was wir aus den Gegebenheiten machen.

Erst im Einklang mit unserer Seele erleben wir wahre Zufriedenheit. Aus dieser Verbundenheit heraus spürt man, dass alle anderen Wesen um einen herum, die Mitmenschen, die Tiere, die Pflanzen, die ganze Erde, das Universum in den persönlichen Wunsch nach Harmonie mit einbezogen sind. Das Ich löst sich auf im Du und Wir. Dann geht es um das Wohl des Gesamten.

Alles ist beseelt, es gibt keine Ausnahme. Wir unterscheiden in unseren Definitionen zwischen belebter und unbelebter Natur, aber beseelt ist alles, denn alles ist Teil des göttlichen Ganzen, der Gesamtseele. So sind wir alle immer miteinander verbunden, in ein Ganzes eingebettet und als Seele unsterblich.

Das Gesetz der Polarität

Die Erde ist eine polare Welt. Es gibt immer Dinge, die gerade im Werden begriffen sind, und Dinge, die vergehen. Es ist ein ständiger Wechsel, wie die Sonne es uns jeden Tag zu zeigen scheint. Erst einmal mögen wir Menschen nur den einen Pol, das Werden, den Sonnenaufgang. Doch wenn man tiefer geht, bekommt man eine Ahnung von der Schönheit des Abschieds, des Vergehens, des Sonnenuntergangs – in dem Wissen, dass beide Pole einander bedingen und gleichwertig sind. Je reifer ein Mensch wird, desto sanfter wird er die polaren Geschehnisse emotional erleben und hervorrufen; er begegnet dem Leben mit innerer Ausgeglichenheit. Alles, was Menschen tun, ist immer ein Versuch, zunächst unbewusst, dann bewusster, diese Ganzheit jenseits der Polarität in sich wiederzufinden. Wenn ich also von Gesundheit aus spiritueller Sicht spreche, meine ich damit immer den Prozess der Ganzwerdung, den Versuch, beide Seiten der Polarität zu vereinen und dadurch die ewige Quelle des Seins zu finden. Aus unserer weltlichen Sicht sieht die Erde wie ein sehr unsicherer Ort aus: Selbst in den schönsten Momen-

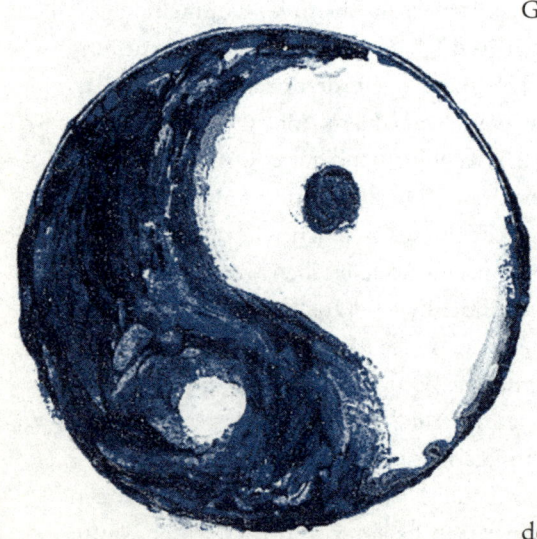

ten lauern überall die Gefahr, der Schrecken, das Furchtbare, das Kranke. Wir finden in jeder Epoche der Weltgeschichte Freuden und Leiden – es ist immer das gleiche irdische polare Spiel, wie ich es auch sehr eindrücklich bei den Rückführungssitzungen meiner Klienten miterleben darf.[57] Es ist ein Spiel in unendlich vielen Variationen.

Der Mensch vergisst, dass er in Wirklichkeit eine göttliche Seele ist, und verliert sich in der materiellen Welt. Er erlebt sich als Opfer oder als Täter – was letztlich keinen großen Unterschied macht. In diesem Feld bewegt er sich hin und her, bis er endlich genug gelernt hat und diese beiden Seiten der Polarität nicht mehr braucht, sondern kreativer Schöpfer seines Lebens wird, ohne auszunutzen oder ausgenutzt zu werden.

Verdrängung hilft nicht

Um Verfall und Tod kommt keiner herum, auch wenn sich die meisten Menschen an dieser Wahrheit vorbeizumogeln versuchen, indem sie Leid und Elend auf mannigfaltige Weise verdrängen. Es gibt sehr viele Dinge, mit denen wir uns einige Zeit ablenken können: das Anhäufen von Besitztümern, Machtspiele, Unmengen an Arbeit, die verschiedensten Drogen und Süchte, Sex und vieles mehr.

Je hartnäckiger wir uns weigern, die höheren Gesetzmäßigkeiten des Lebens wahrzunehmen, dem Ruf unserer Seele zu folgen und unsere Seelenqualitäten zu entdecken, desto lauter, schriller und perverser müssen unsere Verdrängungsmechanismen sein.

Wenn man sein Herz öffnet und es fühlen lässt, dann wird man mit enorm viel Elend, Perversem und Krankmachendem auf der Erde in Berührung kommen. Es gibt so viel Leid, dass man das Gefühl bekommen kann, dass man das nicht aushält, dass man es einfach nicht sehen und nicht spüren kann und will – Kinder werden vergewaltigt, Menschen verhungern, Tiere werden missbraucht und im wahrsten Sinne des Wortes gefoltert. Alles ist so stark auf Gewalt, auf Ausnutzen, Benutzen, Zerstören und Manipulieren ausgerichtet. Der ganze Planet, unsere gesamte Lebensgrundlage wird mehr und mehr zerstört! Man möchte sich fragen, ob denn alle wahnsinnig geworden sind.

Viele machen sich hart, sie wollen diese dunkle Seite nicht spüren und verschließen ihr Herz, sie spielen mit und wurscheln sich so durch, aber sie leiden dennoch. Andere werden rücksichtslos und versuchen, für sich herauszupressen, was möglich ist. Im tiefen Inneren wissen sie, dass das der falsche Weg ist, aber sie laufen so lange wie möglich vor ihrer inneren Stimme und auch vor ihrem schlechten Gewissen davon.

Formen der Selbstsabotage

Es gibt eine schier endlose Palette an ungesunden Verhaltensweisen. Wir rauchen, bewegen uns zu wenig, essen zu viel und das falsche Zeug, wir trinken zu viel Alkohol, schauen zu viel Fernsehen, machen uns zu viele Sorgen usw. Ich kenne etliche Ärzte, die selbst extrem ungesund leben; beispielsweise Lungenärzte, die täglich das Elend des Lungenkrebses sehen – und trotzdem Kettenraucher sind. Einige Menschen sagen, dass es außerordentlich gefährlich sei, mit dem Handy zu telefonieren und meiden es strikt, aber sie sind schwere Alkoholiker. Andere ernähren sich und ihre Familien bewusst gesund, streiten aber ständig miteinander. Es gibt so viele ungesunde Gewohnheiten und Lebensweisen, dass man dahinter persönliche und sogar kollektive Selbstzerstörungsmechanismen vermuten kann. Wir wissen, dass so vieles ungesund für uns ist, uns sogar ernsthaft schadet. Warum tun wir es trotzdem?

Keine Verbindung zur Seele – keine echte Gesundheit

Solange wir unsere Seele nicht gefunden haben, sind wir im spirituellen Sinne nicht gesund. Wir wissen das im Innersten. So verhalten wir uns ungesund oder all unsere Versuche und Bestrebungen, das zu ändern, fruchten letztlich nicht. Wir bekommen auf diese Weise gezeigt, dass wir noch nicht am Ziel sind; es ist eine indirekte Aufforderung, weiterzusuchen. Man könnte es auch göttliche Gnade nennen. Denn wir sind als Seelen in einen menschlichen Körper inkarniert, um unser Seelenbewusstsein erst einmal zu vergessen, uns dann aber wieder bewusst daran zu erinnern und unsere Seelenqualitäten in Harmonie mit allen Geschöpfen zu leben und so die Gesamtseele um unseren ganz persönlichen Erfahrungsschatz zu bereichern.

Trotzdem ist es natürlich sehr wichtig und wesentlich, sich auch in den äußerlichen Dingen um ein gesundes, ausgeglichenes Leben zu bemühen. Doch der Weg zur wirklichen Gesundheit geht tiefer. Erst wenn wir in Verbindung mit unserer Seele leben, haben wir unseren höheren Lebenssinn gefunden und bekommen immer befriedigendere Antworten auf unsere immer weiseren Fragen.

Unser Lebensweg wird dann immer heller, friedlicher, liebevoller und kraftvoller, und es ist uns ein großes Bedürfnis, andere Menschen bei ihrer Bewusstwerdung zu unterstützen und uns gleichermaßen für das Wohlergehen der Tiere, der Natur und der Erde einzusetzen. Eines bedingt das andere, und niemand ist mehr oder weniger wert; zu werten wäre absurd, da wir alle Teile des göttlichen Ganzen sind.

Der tiefere Sinn der Krankheit

Schauen wir uns den gefürchteten Gegenpol von Gesundheit an: die Krankheit. Bei genauerer Betrachtung ist es gar kein Gegenpol, sondern ein Weg, der uns eigentlich zur Gesundheit hinführen will.

Lernschritte

Krankheit hat viele Botschaften. Krankheit kann enorm viel bedeuten. Es heißt nicht pauschal, dass wir etwas falsch gemacht haben, dass wir auf der falschen Spur gehen – es kann dies aber heißen. Sehr oft ist Krankheit als Korrektur gedacht, als Aufforderung, unser Verhalten, Denken, Fühlen und unseren Lebensweg zu überdenken und die Weichen neu zu stellen.

Oftmals meinen wir, unser Leben im Griff zu haben. Doch ein einfacher Schnupfen oder eine Darmgrippe kann uns bereits das Gefühl von Unglück vermitteln – das sind harmlose Dinge, die schnell wieder geheilt sind. Aber sie machen uns die Vergänglichkeit deutlich, sie zeigen uns, wie schnell sich alles ändern kann, und dass wir unser Leben erst einmal nicht wie bisher weiterleben können. Manchmal folgen wir der Aufforderung, tiefer zu gehen, und ändern Verschiedenes. Dann ist erst einmal kein weiterer Hinweis von außen nötig.

Gesunde Lebensausrichtung

Eine gesunde Lebensausrichtung würde ich deshalb so definieren, dass wir unterwegs und willig sind, bewusster zu werden, intensiv unsere Seelenqualitäten zu suchen und ins Leben einzubringen, im Wissen und Akzeptieren unserer körperlichen Sterblichkeit. Unser ganzes Verhalten ist dann von innen heraus gesünder, und das zeigt sich auch im Außen, sodass wir krank machende Lebensweisen nicht mehr brauchen. Wir werden dann nicht mehr sinnlos fressen, saufen und rauchen. Dafür entwickeln wir Qualitäten wie Geduld, Selbstwertschätzung und Dankbarkeit.

Die Lektionen, die Krankheiten und Schicksalsschläge, werden im Laufe unserer vielen Erdenleben im Allgemeinen feiner und umso sanfter, je entwickelter eine Seele ist und je bewusster sie sich auf der Erde einbringen kann. Es gibt aber auch sehr weise Menschen, die uns zeigen, wie man eine Krankheit tragen, wie klaglos, demütig und frei man mit einer schweren Krankheit umgehen kann.

Ein Beispiel aus meiner Rückführungspraxis
Heinz war rastlos auf der Suche nach seinem Platz im Leben. Er hatte sich in diversen Berufen versucht, machte Extremsport, war sexsüchtig, und als auch das nichts half, flüchtete er sich in Drogen, um sein Gefühl der inneren Leere zu betäuben. Mehr und mehr war ihm alles egal geworden, und so fuhr er auch unter Drogen Motorrad. Dabei kam er von der Straße ab und landete in einem Graben.

Als er im Krankenhaus aufwachte, realisierte Heinz, dass er nie mehr würde laufen können, dass er fortan in jedem Moment des Alltagslebens auf fremde Hilfe angewiesen sein würde. Es war für ihn entsetzlich und ließ ihn völlig verzweifeln. Er versuchte, sich mit Schlaftabletten zu töten. Im letzten Moment wurde er aber gerettet, und eine Krankenschwester erzählte ihm von Spirituellen Rückführungen.

Heinz hat dann mehrere Sitzungen bei mir erlebt, und dabei zeigte sich, dass er auch schon in früheren Leben die Tendenz hatte, sich so sehr ins Weltliche und Materielle zu verbohren, dass er letztlich tief unzufrieden wurde. Immer wieder, wenn er nach seinem physischen Tod in die spirituelle Welt zurückkam, musste er erkennen, dass es ihm nicht geglückt war, als Mensch ein sinnvolles Leben zu führen. Aus der seelischen Perspektive wollte er in die Dankbarkeit, in die Zufriedenheit finden und dann anderen Menschen helfen, immer mehr Freude im eigenen Leben zu entwickeln. Aber auf der Erde schaffte er es nicht, sich daran zu erinnern. Im aktuellen Leben waren Heinz etliche Schicksalsschläge widerfahren, die ihn aufrütteln sollten. Aber es hatte nichts geholfen. Dann kam der Motorradunfall.

Indem er all dies in der Rückführung begriff, schaffte Heinz es endlich, auf der Erde in die Gänge zu kommen. Und kürzlich sagte er zu mir einen Satz, der mich wirklich tief berührte: »Ich bin heute so viel glücklicher als vor dem Unfall, weil ich meinen

Glauben an Gott und meinen Lebenssinn gefunden habe.« Das bedeutet natürlich nicht, dass er nicht gern wieder unversehrt wäre. Aber er tut jetzt das, was ihm wirkliche Zufriedenheit bringt, das, was er als Seele schon immer auf der Erde tun wollte: Er hilft anderen Menschen. Er erzählt Suchtkranken von seinem eigenen Schicksal und seinem Entwicklungsweg und ermutigt sie, einen tieferen Lebenssinn zu finden.

Wege zu einem erfüllten Leben

Es ist zunächst gar nicht so einfach, sich im Leben zurechtzufinden. Zu viele äußere und innere Stimmen fordern Gehör – Gelerntes, Anerzogenes, Meinungen aus den Medien und dem Bekanntenkreis, dazu all die Gedanken und Gefühle im eigenen Inneren. Oft haben wir in diesem Buch darauf hingewiesen, dass es wichtig ist, der eigenen Wahrheit zu folgen. Wie aber erkennt man sie?

Die entscheidende Instanz – das Gewissen

Es ist wichtig, ethisches Gewissen und Moral zu unterscheiden. Beides sind Instanzen, die Gegebenheiten bewerten können, aber sie tun es nach sehr unterschiedlichen Kriterien.

Die Seele ist nicht moralisch, sie ist ethisch. Das Seelenbewusstsein hat immer etwas mit Ethik zu tun, nicht mit Moral. Moral kann ethisch sein, muss aber nicht. Sie ist kultur- und zeitabhängig.

Es freut mich immer wieder, wenn ich in den Rückführungen Menschen der unterschiedlichsten Religionen begleiten darf: Ob es nun Christen, Buddhisten, Moslems, Juden, Mitglieder anderer Religionen oder auch Atheisten sind – sobald sie nach dem Tod im Vorleben ihre irdische Hülle abgestreift haben und als Seele in die spirituelle Welt zurückgekehrt sind, erleben sie, dass wir alle gleichwertig sind. Konfessionelle Zugehörigkeitsgefühle sind dann kein Thema mehr.

Moral und Gewissen

Die Moral hat mit dem eigentlichen Gewissen nichts zu tun. Es gibt sogar sehr viele Gewissenskonflikte, die genau deshalb entstehen, weil die Moral etwas ganz anderes verlangt als das Gewissen: So kann es beispielsweise die herrschende Moral sein, dass man im Krieg Frauen und Kinder schont, die Männer aber möglichst zahlreich tötet.

Das Gewissen aber, das tiefere Gefühl, wird einem sagen, dass man überhaupt keinen Menschen und kein anderes Lebewesen töten sollte. Als Soldat steht man damit sofort in einem heftigen Gewissenskonflikt.

Das Gewissen ist wie ein Bindeglied, eine Brücke zwischen dem eigenen fühlenden Herzen und der Seele. Deshalb ist ein guter Mensch, wenn wir es einmal so nennen wollen, nicht unbedingt immer jemand, der in bewusstem Kontakt mit seiner Seele ist. Aber er spürt sein Gewissen, er versucht, danach zu handeln, und somit ist er bereits auf dem Weg dahin, sein Seelenbewusstsein zu entdecken und zu leben.

Lebensziele

Immer wieder sind wir herausgefordert zu prüfen, ob diese und jene Regel oder Meinung mit der eigenen inneren Wahrheit übereinstimmt. Manches wird man behalten, bei anderem wird man feststellen, dass man es lieber durch anderes ersetzt.

An dieser Stelle beginnt das, was ich Eigene Erziehung, das eigentliche Erwachsenwerden nenne. Bei der Orientierung auf unserem Lebensweg hilft uns nicht die gerade herrschende Moral, sondern das eigene Gewissen und die Fragen: Was möchte ich erreicht haben, wenn ich eines Tages sterbe? Welche Charaktereigenschaften möchte ich dann mein Eigen nennen? Für welche Werte möchte ich gelebt haben? Welchen Zielen möchte ich möglichst weit gefolgt sein?

Es können die unterschiedlichsten Dinge sein, die man am Ende des Lebens von sich sagen möchte: Ich habe gelernt, Wichtiges von Unwichtigem zu unterscheiden. Ich habe gelernt, mich in andere hineinzuversetzen und sie hilfreich zu unterstützen. Ich habe gelernt, mich durchzusetzen, mich aber auch wenn nötig anzupassen. Ich habe gelernt, liebevoll mit mir selbst und den Menschen, den Tieren und der Natur umzugehen. Ich habe gelernt, mir und anderen zu verzeihen. Ich habe gelernt, bescheidener und dankbarer zu sein. Ich habe gelernt, meine Talente auszubilden, einzubringen und fleißig zu sein. Ich habe gelernt, Freude zu empfinden und das Leben dankbar zu genießen. Ich habe gelernt, zu meiner Seele zu finden. Ich habe gelernt, die Vollkommenheit in den vermeintlich unvollkommenen Erscheinungsformen zu entdecken.

Es geht dabei gar nicht so sehr darum, dass man seine kühnsten Ziele erreicht. Viel wichtiger ist es, dass man es versucht, dass man sich auf den Weg macht, dass man Schritte unternimmt und darin Durchhaltevermögen entwickelt.

Gesunde Grenzen ziehen

Jeder Mensch hat ein natürliches Bedürfnis, so, wie er ist, anerkannt, geschätzt und geliebt zu werden. Nun haben aber die meisten von uns irgendwann einmal, meist in den ersten Lebensjahren, Ablehnung, Strafe und Missachtung erfahren, als sie sich so zeigten, wie sie natürlicherweise sind. Aus dieser Scham und diesem Schmerz heraus beginnt nun dieser verletzte und verunsicherte Mensch sein Verhalten dahingehend zu ändern, dass er das nie wieder erleben muss. Er passt sich seinem Umfeld an und vergisst oft, wo hier eine gesunde Grenze wäre. Denn mit einem natürlichen Gespür für sich selbst würde man eine Grenze ziehen, wenn es etwa heißt, dass man in einen Krieg ziehen soll oder der Chef, der Partner oder andere Personen sich verbale oder körperliche Übergriffe erlauben. Man würde auch nicht Fleisch von Tieren aus Massentierhaltung oder Eier aus Legebatterien essen. Mit einem gesunden Gespür wäre man kritischer und würde nicht jede Modetorheit mitmachen und jeden Blödsinn nachplappern oder seine Verantwortung an andere abgeben. Man würde auch seine Kinder nicht mit materiellen Gütern überhäufen und ihnen nur einen sinnvollen und zeitbegrenzten Umgang mit technischen Geräten erlauben. Dafür könnte man ihnen viel tiefere und für das ganze Leben gültige Werte vermitteln, darauf sind Kinder sehr gut ansprechbar.

Sinnvolle Weiterbildung
Statt uns in den vielfältigen oberflächlichen Zerstreuungen immer mehr vom Wesentlichen zu entfernen, könnten wir auch die reichhaltigen Angebote wie z. B. Bücher und Seminare nutzen, uns in wichtigen Belangen wie Kindererziehung, Partnerschaft, Gesundheit, Ökologie und Spiritualität weiterzubilden. Dies kann den Horizont stark erweitern und helfen, viel größere Gedanken und Modelle des Lebens in seinem Geist zuzulassen, als es im üblichen gesellschaftlichen Rahmen geschieht.

Spirituell ausgerichtete Weiterbildungen helfen uns, dem Alltag auf neue Weise zu begegnen und das Leben mit mehr Freude und Gelassenheit zu meistern. Wir können lernen, in unserem Innersten tiefgreifende Lösungen für Probleme zu finden und wo nötig neue Richtungen einzuschlagen.

Beten kann jeder
Eine wesentliche Hilfe, auch im Alltag mit der spirituellen Welt in Verbindung zu treten, ist das Gebet. Damit kann jeder höhere Führung und Unterstützung bekommen. Es lohnt sich, das Gebet neu verstehen zu lernen und auf eine viel freiere, individuellere und wirklich aus dem Herzen kommende Weise zu leben.

Oftmals steckt man in einer unguten Situation fest, man weiß eigentlich, wie es sein müsste, aber die Missstimmung ist einfach zu groß und hält einen fest umklammert. Man weiß, dass man sich beruhigen und an etwas Positives, Schönes denken sollte, dass man seine Gefühle reinigen müsste – aber es geht einfach nicht. Und in genau diesen Momenten kann ein Gebet Wunder wirken. In einem solchen Moment kann es die entscheidende Erlösung sein, sich betend an die Instanz zu wenden, die man für sich selbst als höheres, liebevolles, mächtiges, eben göttliches

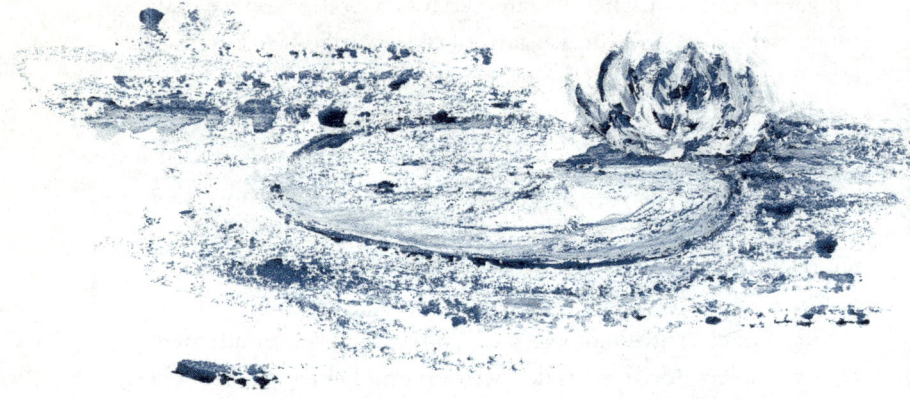

Wesen ansieht und empfindet. Das kann völlig frei von Konfessionen sein, aber wenn es einem hilft, natürlich auch im Rahmen einer Religion, die man kennt und schätzt. Dabei kann man bekannte Gebete sprechen oder Worte wählen, die einem in der Situation von allein in den Sinn kommen – oder man bleibt ganz ohne Worte.

Die spirituelle Welt weiß, wann die ausgesandte Energie ehrlich und innig ist, und antwortet auf passende Weise. Plötzlich spürt man, dass es einem wieder leichter ums Herz wird, dass man sich beruhigt. Vielleicht hat man eine zündende Idee, wie man seine Situation ins Positive wenden könnte, vielleicht schläft man ein und kann sich so endlich entspannen und von einem Problem Abstand gewinnen. Im Glauben an eine liebevolle höhere Macht, an die wir uns mit unseren Bitten wenden können, sind wir auch viel eher bereit und fähig, uns der höheren Weisheit und dem göttlichen Willen anzuvertrauen und zu fügen, selbst wenn sich unsere momentanen Wünsche nicht erfüllen und wir das Geschehen derzeit nicht verstehen können.

Das schönste und reinste Gebet basiert aber nicht auf Bitten, sondern auf Dankbarkeit, es kommt nicht aus der Not, sondern aus der Liebe und Freude. Dann sind wir unserer Seele und Gott am nächsten.

Zwei Beispiele aus meiner Rückführungspraxis

Einer meiner Klienten, ein katholischer Theologe, berichtete mir von einer sehr eindrücklichen Erfahrung aus seinem Leben. Er war in jüngeren Jahren Alkoholiker und darüber verzweifelt. Mehrere Anläufe, mit dem Trinken aufzuhören, scheiterten kläglich. Eines Tages saß er auf einer Wiese und betete zu Gott um ein Zeichen, dass er mit dem Trinken aufhören könne und der Himmel ihn dabei unterstütze. Plötzlich kamen von allen Seiten Schmetterlinge geflogen und hüllten ihn ein. Mein Klient sagte mir dazu: »Für mich waren das keine Symbole, auch keine Schmetterlinge, sondern Boten Gottes, kleine Engel, die mir ein Zeichen gegeben haben.« Er fühlte, wie ihn Leichtigkeit und Zuversicht durchströmten, und schaffte es, dem Alkohol ein für alle Mal zu entsagen.

Iris, eine junge dynamische Frau, teilte mir im Vorgespräch für eine Spirituelle Rückführung mit, dass sie nach der Lektüre meines Buches *Wer war ich im Vorleben?* Zweifel gehabt hätte, ob es die spirituelle Welt und den Seelenführer[58] (Schutzengel) überhaupt gäbe, diese liebevolle göttliche Instanz, an die man sich um Rat zu erbitten wenden könne. Sie stand vor der wichtigen Entscheidung, zwischen zwei verlockenden beruflichen Angeboten wählen zu müssen, und wollte wissen, welches davon am meisten mit ihrer Lebensaufgabe in Einklang stünde. Sie beschloss, den Versuch zu wagen, ihren Seelenführer um Hilfe zu bitten.

Daraufhin hatte Iris einen Traum, in dem sie sich zu Hause sah, wo sie zufrieden mit ihrer kleinen Tochter Maja spielte. Dieser Traum berührte sie zutiefst, denn das Mädchen war in einem Kinderhort untergebracht, und sie sah es deshalb kaum. Aus Karrieregründen hatte sie nie Kinder haben wollen, die Tochter war ein Kompromiss mit ihrem Mann, der sich Kinder gewünscht hatte. Durch diesen Traum erfuhr sie, dass Maja im Hort immer apathischer wurde. Sie hatte diese Tatsache bisher verdrängt.

Ihre berufliche Entscheidung fiel nun ganz anders aus: Sie nahm keines dieser Angebote an, reduzierte ihre bisherige Arbeitszeit um die Hälfte und kümmerte sich dafür liebevoll um die kleine Tochter.

Bei der Rückführung in die spirituelle Welt wurde Iris dann bestätigt, dass sie den Traum richtig gedeutet und die richtige Entscheidung getroffen hatte und dass diese mit ihrem höheren Lebensplan in Einklang stand.

Das Geheimnis des Vertrauens

Vertrauen ist eine wesentliche Qualität, die einem sehr viel Kraft und Gelassenheit schenkt. Vertrauen bedeutet nicht, davon auszugehen, dass einem nichts geschieht, dass immer alles nach dem eigenen Willen gehen müsste oder man sich nicht zu bemühen bräuchte. Das hat mit Vertrauen nichts zu tun, sondern wäre eine naive Verblendung. Ein tiefes Vertrauen baut darauf, dass alles einen tieferen Sinn hat, dass alle, wirklich alle Erfahrungen, die ein Mensch macht, seinem inneren Weiterkommen dienen – auch wenn dies nicht immer erkennbar ist und sich manchmal scheußlich anfühlt. Es ist das Vertrauen in die Unsterblichkeit der Seele, in die Güte und Liebe der spirituellen Welt. Man vertraut darauf, dass man aus allen Erfahrungen, Wahrnehmungen und Begegnungen das Richtige lernen und sich dadurch entwickeln kann.

Lieben als Daseinsmotivation

Es ist ein so großes Geschenk, lieben zu dürfen! Es ist ein noch größeres Geschenk als das, geliebt zu werden, denn wir können dadurch die Essenz der Liebe entdecken. Indem man sich auf das Gefühl zu lieben konzentriert, kann man innerlich erfahren, dass die Liebe überall ist und die ganze Schöpfung umfasst. Man spürt immer mehr die Liebe in allem und findet dadurch unzählige Quellen für dieses beglückende Gefühl. Dann ist man frei, seine Liebe einfach verströmen zu lassen. Natürlich ist es etwas Wundervolles, einen bestimmten Menschen, ein Tier, einen

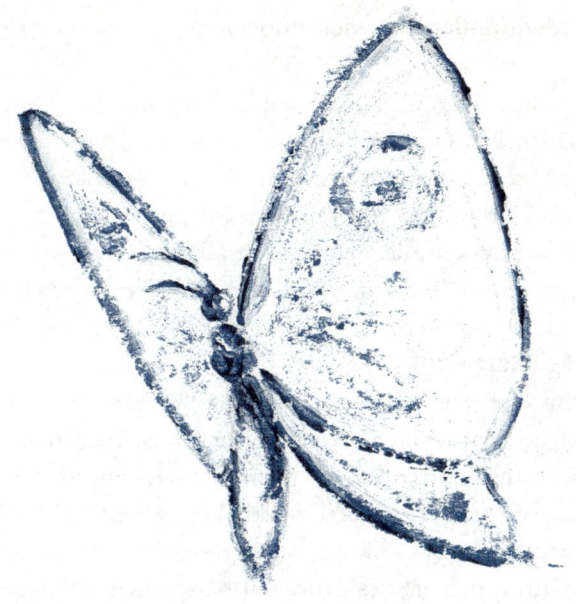

Baum oder eine Landschaft zu lieben – aber darüber hinaus kann man sich der allumfassenden Liebe öffnen. Diese bedingungslose Liebe ist das, wohin uns unser Weg letztlich führt.

Das bedeutet nicht, dass man alles gutheißen und sich nicht gegen Unrecht abgrenzen oder durchsetzen soll. Aber es geschieht mit weniger Emotionen und mit mehr Güte. Es fällt dann leichter, sich selbst und andere zu verstehen und sich und ihnen zu verzeihen. Die Liebe findet in allem den göttlichen Funken und hilft, ihn zu entzünden. Denn dieser Funken will in allen Wesen leben und größer werden. Dafür sind wir hergekommen, ohne Ausnahme alle.

Wenn wir uns bewusst auf das göttliche Licht in allem ausrichten, nimmt das unseren Zweifeln, Sorgen und Ängsten die Macht. Das bedeutet nicht, dass sie verschwinden – sie können durchaus bestehen bleiben. Aber wir nehmen sie als das wahr, was sie sind: Übergänge, die genau wie alles andere vorbeigehen werden und uns zu höherem Bewusstsein und der Fähigkeit führen können, noch stärker zu lieben.

Unsere individuellen Entwicklungswege

Bevor wir in die nächste Inkarnation gehen, legen wir als Seele in der spirituellen Welt gewisse Umstände und Gegebenheiten des zukünftigen Lebens fest. Wir erstellen die Grundpfeiler unseres Lebensplans. Wir wissen bereits zu einem großen Teil in der Essenz, was wir im kommenden Leben erfahren, lernen und tun möchten. Ich vergleiche das gern mit dem Backen eines Kuchens.

Der perfekte Kuchen

Das Ziel eines jeden Erdenlebens ist es – so könnte man in diesem Vergleich sagen –, einen perfekten Kuchen zu backen. Bevor wir aufs Neue inkarnieren, stellen wir im Jenseits mithilfe unseres Seelenführers und anderer göttlicher Wesen, ein paar unserem jeweiligen Entwicklungsstand angemessene Zutaten zusammen. Im Leben geht es dann darum, aus diesen den bestmöglichen Kuchen zu backen – sprich, ein erfülltes Leben zu kreieren. Das eine Mal hat man vielleicht nur Mehl, Zucker, Salz und Mich zur Verfügung. Ein anderes Mal kommen noch Butter und Mandeln hinzu. Oder es können zusätzlich noch Früchte und exotische Gewürze verwendet werden. Außerdem stehen uns je nach Leben verschiedene Backformen und Backöfen zur Verfügung.

Meist gelingt uns der Kuchen nicht gleich. Das eine Mal verbrennt er uns vielleicht, das andere Mal ist er ein teigiger Klumpen, einmal werden wir ihn komplett versalzen usw. Es kann hier vieles schieflaufen. Doch eines Tages haben wir einen köstlichen, exquisiten Kuchen aus unseren Zutaten kreiert. Dann gehen wir zur nächsten Entwicklungsstufe über und haben vielleicht noch ein paar zusätzliche Dinge zur Verfügung oder aber die Herausforderung, mit viel weniger Zutaten auskommen zu müssen. Insgesamt üben wir so lange und über so viele Leben, bis wir die Kunst des perfekten Kuchenbackens beherrschen. Dabei werden wir erfahrener und schließlich weise und erleuchtet.

Besinnung auf das Eigene

Auf der Erde können wir uns dieser Kunst des Kuchenbackens auf mannigfaltige Weise widmen: Da gibt es Menschen, die fleißig und freudig üben, aber auch viele, die das nur halbherzig tun oder voller Angst sind, es falsch zu machen. Es gibt auch solche, die sich nicht anstrengen wollen oder nach dem ersten gescheiterten Versuch aufgeben und mit dem Leben hadern. Und es gibt nicht wenige, die versuchen, andere dazu zu bringen, ihre Aufgaben für sie zu übernehmen; vielleicht sogar mit brachialer Gewalt. Die Sklaverei ist ein Beispiel dafür, aber auch ein unangenehmer Chef, Kollege oder Partner. Es wird auch nicht nur mit offensichtlicher Gewalt versucht; vielleicht gelingt es durch Erpressung oder Verführung oder andere subtilere Formen der Manipulation. Eigene Kinder, die sich weigern, erwachsen zu werden, können solche Fälle sein. So geschieht es, dass der eine Kuchen bekommt, die ihm gar nicht zustehen. Der andere lernt vielleicht eine Menge über das Kuchenbacken, nur vergisst er darüber völlig, an seinem eigenen Kuchen zu üben, wegen dem er hierher gekommen ist.

Manche bekommen vielleicht die Vorstellung, dass ihr Kuchen der allerbeste ist, und dass nun alle genau so einen Kuchen backen müssen. Sie machen ein Dogma daraus: »Wer sich nicht daran hält, landet in der ewigen Verdammnis oder im Gefängnis!« Es kommt auch vor, dass der eigene Kuchen als nicht so toll befunden wird, und deshalb werden die Kuchen der anderen schlechtgemacht, oder das Rezept wird nachgeahmt oder sogar gestohlen. Es gibt Kuchen, die in und solche, die out sind. Wir können die ganze Palette von Spielarten tagtäglich beobachten.

Reflexion nach dem Tod

Viele Menschen begreifen erst dann, wenn sie in die spirituelle Welt zurückkommen, dass jeder nur für seinen »eigenen Kuchen«, sein eigenes Leben verantwortlich ist. So ist die einzige Frage, die dann wichtig ist:»Was habe ich aus meinem Leben gemacht?« Von dieser Perspektive aus durchschaut man alle

Umwege, Abwege und Sackgassen, in die man geraten ist. Man begreift auch, was alles an sinnvoller Teamwork, an Erfahrungsaustausch mit anderen, die auch an ihren ganz individuellen Lebensaufgaben arbeiteten, möglich gewesen wäre. Auch wenn wir Unterstützung erhalten, wenn wir von erfahrenen Lehrern Tipps bekommen können – für das Gelingen unseres Lebens sind wir immer selbst verantwortlich, wir müssen selbst lernen, wie es geht.

Wenn wir das geschafft haben, werden wir im nächsten Leben andere Voraussetzungen vorfinden, sonst üben wir am vorherigen Modell weiter, aber mit ein paar Hilfsmitteln. Hat man sich im letzten Leben vielleicht nur um die Belange eines anderen gekümmert, so wählt man sich für das nächste Leben beispielsweise einen Bruder, der einen die ganze Kindheit hindurch piesackt und gegen den man sich ständig wehren muss. Als Erwachsener hat man es dann wahrscheinlich gelernt: Wenn einen dann irgendjemand wieder dazu bringen möchte, dessen Aufgaben zu erledigen, kann man sich erfolgreich zur Wehr setzten.

Jemand anderer, der im Vorleben zu faul war, seine Entwicklungsschritte anzugehen, sucht sich vielleicht einen Menschen an seiner Seite, der ihn immer wieder begeistert und mitreißt, oder der Seelenführer rät ihm zu strengen Eltern, damit er lernt, sich zu disziplinieren.

Verantwortungsvoll sein Bestes geben
Die Umstände, die wir in unserem Leben vorfinden, passen genau zu unserer nächsten Wachstumsstufe. Wir haben die Freiheit, uns Schritt für Schritt zu entwickeln und zu lernen. Aber alles, was wir begonnen haben, müssen wir zu einem guten Ende bringen. Die Verantwortung, die wir einmal übernommen haben, müssen wir tragen. Bei Kindern dauert das so lange, bis sie erwachsen sind, bei Haustieren gilt es für deren ganzes Leben, bei der Natur, der Erde für unser gesamtes Leben.

Viele Menschen sehnen sich nach Veränderungen und suchen sie im Außen statt im eigenen Inneren. Dabei müssten sie sich dort, wo sie gerade stehen, erst einmal ganz einbringen und lernen, ihr Bestes zu geben, anstatt sich etwas Neuem zuzuwenden oder sich zu beklagen, herumzunörgeln und andere zu beneiden.

Der Weg zur Lebensaufgabe

Alles, was uns wirklich interessiert und tief innen Freude macht, ist Teil der oder führt uns weiter in Richtung Lebensaufgabe. Die Lebensaufgabe beinhaltet die Ziele, die wir uns als Seelen für die jeweilige Inkarnation vorgenommen haben. Sie schenkt uns tiefe Erfüllung und wirkt zum positiven Nutzen aller. Dann hören diese ganzen Fragen auf, wie: Was soll ich hier überhaupt tun? Wozu bin ich eigentlich auf der Erde?

Wünsche und höhere Visionen

Durch Visionen können wir den Willen der spirituellen Welt erkennen und schrittweise auf die Erde bringen. Eine Vision davon, wie es optimal sein könnte, ist eine innere Ausrichtung, nach der man seine Energien bündeln kann, damit sie auch im Außen eine klare Richtung bekommen. Das bringt so viel Energie, so viel Befriedigung, dass man über sich hinauswachsen und Ziele erreichen kann, die man zuvor für unmöglich hielt.

Die Menschheit ist heute begeistert dabei, zu entdecken und zu lernen, dass wir tatsächlich Schöpfer sind und uns viele unserer Wünsche erfüllen können. Durch unsere Gedanken, Gefühle und natürlich auch Handlungen formen wir die Materie – es ist sogar so, dass wir diesen Aspekt unseres Lebens in der spirituellen Welt vor unserer Inkarnation planen und wir uns darauf freuen, uns in bewusster Materialisierung auf der Erde zu üben. Sobald wir dann aber hier sind, vergessen wir das erst einmal. Das Gesetz der Anziehung, der Magnetismus aber bleibt davon unberührt: Unsere Ausstrahlung, all unsere Gedanken und Gefühle gehen im Außen mit dem in Resonanz, was auf eine ähnliche Weise schwingt – genau das ziehen wir an und bringen es in unser Leben.

Sich für etwas einsetzen anstatt gegen etwas kämpfen
Unsere Lebensaufgabe beschreibt das, was wir hier auf der Erde zum Wohle des Ganzen am allerliebsten tun wollen. Das hat nichts mit Kampf zu tun, sondern geschieht in Freude und mit Leichtigkeit. Natürlich ist solch ein Einsatz mit Willenskraft und manchmal durchaus auch mit ernsthaftem Ringen verbunden. Aber es ist kein Kampf gegen etwas.

Sobald wir uns in den Gedanken und Gefühlen dabei aufhalten, was wir ablehnen, oder gar in Hass, Rachsucht und Mutlosigkeit kommen, verlieren wir unsere Kraft und schaden der guten Sache und uns selbst. Sind wir in der Energie des Kampfes gefangen, dann befassen wir uns hauptsächlich mit dem, was wir am wenigsten wollen, und dadurch ziehen wir es an und verstärken es! Deshalb ist es so wichtig, dass wir schöne, positive Visionen haben und unsere Gedanken und Gefühle darauf lenken. Das ist sicher nicht immer leicht, da man überall auch von Schmerzvollem und Destruktivem umgeben ist. Aber es ist der einzige Weg, der anhaltend Erfolg und lichtvolle Veränderungen bringt.

Wunscherfüllung für Fortgeschrittene
Immer mehr Menschen üben das Erschaffen ihrer Realität durch die bewusste Lenkung ihrer Gedanken und Gefühle. Damit versuchen sie, ihr Leben, die Gesundheit, die Beziehungen und den materiellen Besitz nach ihren individuellen Wünschen zu gestalten. Das ist ein wichtiger erster Schritt, durch den man viel lernen und erreichen kann. Doch auf dieser Stufe sollte man nicht stehen bleiben, sonst lösen sich die scheinbaren Erfolge schon sehr bald wieder auf!

Im nächsten Schritt sollte man sich deshalb den wesentlichen Fragen unseres Erdendaseins zuwenden: Was ist der tiefere Sinn meines Lebens? Was möchte ich für andere, was möchte ich für alle erreichen, und wo soll es mit uns als Menschheit, mit der ganzen Erde, mit der Schöpfung hingehen? Nun werden alle mit einbezogen – das ist eine Bewusstwerdung und Ausrichtung, die zur Harmonie des ganzen Planeten führen kann, zu einem echten Entwicklungssprung und zur eigenen Vervollkommnung. Vielleicht verbindet man sich dazu auch mit anderen Menschen und Gruppen, um noch mehr erreichen zu können. Zwar erscheinen persönliche Visionen erst einmal wichtig, aber wie viel fruchtbarer und befriedigender ist es, wenn immer mehr Menschen gemeinsame Visionen entwickeln und verfolgen, die das Wohlergehen aller im Sinn haben!

Die kollektive Aufgabe

Als Seele in der spirituellen Welt wussten wir, dass die heutige Zeit eine sehr entscheidende Phase für diesen Planeten ist, denn die Menschheit scheint dabei zu sein, die Erde für all ihre Bewohner zu zerstören. Jede der heute inkarnierten Seelen wusste darum und war bereit, ihre persönliche Vision für das Überleben einzubringen und sich auch mit anderen für größere Gruppenvisionen zusammenzutun. Jeder Mensch möchte aus seinem Innersten heraus seinen ganz persönlichen Beitrag dazu leisten. Das ist Teil der Lebensaufgabe eines jeden Menschen. Niemand ist hergekommen, um die Erde auszunutzen und andere Wesen, aus welchen Gründen auch immer, direkt oder indirekt zu quälen oder es zu dulden, wenn andere das tun. Niemand ist inkarniert, um sein Leben im bequemen Massentrott zu verdämmern.

Auch hier geht es um eine fruchtbare Verbindung von sogenannten weltlichen und spirituellen Bereichen. Alles, was wir geistig erfahren und erfassen, alles, was uns mit den Qualitäten unserer Seele verbindet, gilt es auch in die irdische Form umzusetzen. Wir müssen nicht perfekt sein – das geht gar nicht –, aber wir sollten jeden Tag ehrlich unser Bestes geben und dadurch immer besser werden: Das ist die Aufgabe eines jeden einzelnen Menschen. So ist es beispielsweise wichtig, auch wenn es manchmal unbequem ist oder Kraft, Geld und Mut kostet, möglichst pflanzliche Nahrungsmittel aus biologischem Anbau und tierische Produkte aus artgerechter Haltung einzukaufen, das Telefonieren mit dem Handy sehr einzuschränken, auf Missstände hinzuweisen und diese nach Möglichkeit zu beheben. Ebenso wichtig ist es, dass wir mit Ideen, Taten und finanziellen Mitteln Bedürftigen helfen oder Hilfsorganisationen dabei unterstützen und dass wir unsere Visionen ernst nehmen und zu unseren spirituellen Erkenntnissen stehen.

Die entscheidenden Antworten finden

Es gibt wertvolle Übungen, die uns helfen können, mit tieferen Schichten unseres Unterbewusstseins in Kontakt zu kommen, um immer stärker zu spüren, wo es in unserem Leben wirklich hingehen soll. Ich möchte Ihnen zwei unterschiedliche innere Reisen vorstellen, mit deren Hilfe Sie die höhere Dimension Ihres Lebens immer stärker leben können.

Übung: Die perfekte Zukunft erträumen

Nehmen Sie sich immer wieder Zeit zum Tagträumen, etwa bei einer Musik, die Sie besonders lieben. Lassen Sie sich von der Musik verzaubern und wegtragen ins Reich der Fantasie, und hängen Sie dort leicht und spielerisch Ihren Vorstellungen von einer perfekten Welt nach. Wie würde die aussehen? Was würde dort geschehen? Wie wären die Arbeitsbedingungen, die Bildungssysteme, die persönlichen Beziehungen, das Freizeitgeschehen, das Gesundheitswesen, die Regierung? Wie würde es Ihnen, den anderen Menschen, den Tieren, der Natur dort gehen? Werden Sie immer kühner bei Ihren Vorstellungen und fühlen Sie, wie zufrieden und glücklich es Sie macht!

Überlegen Sie sich nun einen kleinen realistischen Schritt, der Sie in diese Zukunft führen könnte. Bevor Sie die Übung beenden, nehmen Sie sich vor, diesen Schritt in der nächsten Zeit im Alltag umzusetzen, und sehen Sie innerlich, wie Sie es freudig tun. Auch wenn er wie ein Nichts erscheint im Vergleich zu Ihren Visionen – wenn Sie ihn umsetzen, kommen Sie ihnen dadurch ein Stückchen näher.

Bei der zweiten Übung geht es darum, an einem inneren Ort zu entspannen und Energie zu tanken und ein Symbol für den eigenen weiteren Lebensweg zu empfangen. Ein Symbol, das aus tieferen Schichten in unser Bewusstsein aufsteigt, hat eine sehr große Kraft.

Übung: Der innere Ort der Erholung

Für diese etwas umfassendere Übung sollten Sie sich erst ein wenig Zeit nehmen, um vom Außen abschalten zu können. Suchen Sie sich einen Ort, wo Sie nicht gestört werden. Setzen oder legen Sie sich bequem hin, schließen Sie die Augen und atmen Sie in Ihrer Vorstellung ein helles, freudvolles Licht oder eine für Sie angenehme Farbe tief ein und aus. Fühlen Sie dabei, wie Ihr Körper immer entspannter und schwerer wird.

Dann stellen Sie sich vor, wie Sie eine Treppe mit zehn Stufen nach unten steigen – zu Ihrem persönlichen Ort der Erholung. Es kann ein Ort sein, den es auf der Erde gibt, er kann aber auch Ihrer Fantasiewelt entsprungen und völlig irreal sein. Wenn Sie Ihren Ort der Erholung öfter besuchen, kann er sich immer als der gleiche herausstellen, er kann aber auch jeweils anders aussehen. Lassen Sie alle Erwartungen los und lassen Sie sich überraschen, welchen Ort Sie jeweils bei der untersten Stufe vorfinden werden. An diesem Ort können Sie alles erhalten, was Ihnen momentan zu fehlen scheint: tiefe Entspannung, Reinigung,

Ruhe, Geborgenheit, Lebensfreude, Kraft. Vielleicht ruhen Sie einfach entspannt auf einem weichen Wolkenbett, vielleicht spazieren Sie über eine Blumenwiese oder Sie werden von einem Engel massiert oder genießen eine harmonisierende Dusche aus farbiger Lichtenergie.

Genießen Sie alles, was hier an Gutem mit Ihnen geschieht. Ich empfehle Ihnen, diesen Ort der Erholung immer wieder aufzusuchen, am besten täglich für etwa zehn bis 20 Minuten.

Ein Symbol empfangen

Sobald Sie nach ein paar Reisen zu diesem inneren Ort der Erholung das Gefühl haben, dass Sie sich dort zu Hause fühlen und Ihre innere Ruhe und Verbundenheit mit Ihrem innersten Sein immer leichter spüren können, sind Sie bereit für den nächsten Schritt. Machen Sie sich zuerst Ihr momentanes Ziel bewusst: Vielleicht haben Sie ein Problem, für das Sie eine Lösung suchen; vielleicht brauchen Sie Antwort auf eine dringende Frage; vielleicht möchten Sie stärker mit Ihrer Lebensaufgabe und Ihren höheren Visionen in Kontakt kommen.

Gehen Sie nun wieder an den inneren Ort der Erholung und stellen Sie sich vor, Ihr Seelenführer kommt zu Ihnen. Er wird in der Gestalt auftauchen, in der Sie ihn kennen oder in der er sich gerade zeigen möchte. Vielleicht sehen Sie ihn gar nicht, aber Sie ahnen seine unterstützende Gegenwart, das ist genauso gut.

Stellen Sie ihm jetzt Ihre Frage oder benennen Sie Ihr Problem und bitten Sie ihn um eine Antwort. Schließen Sie dann Ihre inneren Augen und halten Sie Ihre Hände wie eine Schüssel vor sich. Ihr Seelenführer kennt die Antwort, und er legt sie Ihnen in Form eines Symbols in die Hände. Sie werden es wissen, wenn es geschehen ist.

Wenn Sie sich noch nicht so sicher fühlen sollten, zählen Sie bis drei und stellen sich vertrauensvoll vor, das Symbol dann in den Händen zu halten.

Nun können Sie die inneren Augen öffnen und nachschauen, was da ist. Es kann alles Mögliche sein: ein Zugvogel, ein kantiger Stein, eine goldene Krone, ein kaputter Sessel, schmutzige Wanderschuhe, gar nichts, ein Schriftstück, eine Puppe in einem Suppenteller, etwas Abstraktes. Sie brauchen das Symbol auch gar nicht zu sehen, es reicht, innerlich zu wissen, was es ist. Lassen Sie das Symbol auf sich wirken. Vielleicht haben Sie sofort eine Idee, was damit gemeint sein könnte, vielleicht nehmen Sie nur ein Gefühl dazu wahr, vielleicht spüren Sie erst einmal Ratlosigkeit. Das ist alles in Ordnung.

Intuitives Verstehen

Es geht darum, dieses Symbol, was auch immer es sein mag, anzunehmen, zu schätzen und intuitiv zu verstehen, was es Ihnen sagen will. Wenn die Hände leer waren und kein sichtbares Symbol enthielten, kann auch das eine wesentliche Bedeutung haben: Vielleicht geht es darum, dass Sie sich weniger an äußeren Formen orientieren sollten. Eventuell bedeutet es auch, dass es noch nicht an der Zeit ist, ein Symbol zu erhalten, weil erst bestimmte Dinge in Ihnen oder auch im Außen geklärt sein müssen.

Versuchen Sie intuitiv zu erfassen, was das Symbol Ihnen sagt, und vertrauen Sie Ihrem eigenen inneren Wissen. Das gleiche Symbol kann für jemand anderen etwas ganz anderes bedeuten. Vielleicht verstehen Sie es auch erst nach einigen Tagen oder niemals bewusst. Symbole wirken auch, ohne dass wir sie mit dem Verstand verstehen müssen.

Bedanken und verabschieden Sie sich am Ende der Übung bei Ihrem Seelenführer und bei diesem Ort der Erholung, im Wissen, dass Sie jederzeit hierher zurückkommen können. Nun steigen Sie in Ihrer Vorstellung die zehn Stufen wieder nach oben. Dann öffnen Sie die Augen. Es empfiehlt sich nun, aufzuschreiben, was Sie erlebt haben, und das Symbol zu zeichnen. Räkeln, strecken und dehnen Sie sich danach so lange, bis Sie wieder ganz wach und frisch sind.

Im weiteren Alltag sollten Sie sich dieses Symbol immer wieder vorstellen und es auf sich wirken lassen. Haben Sie darum gebeten, dass Ihnen Ihre Lebensaufgabe enthüllt wird? Das Symbol, das Sie erhalten haben, ist vielleicht ein rosa Dreieck, und Sie können damit eigentlich nichts Konkretes verbinden. Doch nach und nach wird es Sie unbewusst in Kontakt mit Ihrer Lebensaufgabe bringen. Sie werden bemerken, wie Sie bestimmte Dinge in Ihrem Leben anders verstehen und anpacken, dass Ihnen plötzlich andere Dinge im Außen begegnen und sich ganz leise Veränderungen in Ihr Denken und Handeln einschleichen. Vielleicht verstehen Sie niemals bewusst, wofür das rosa Dreieck steht. Dennoch aber führt Sie dieses Symbol in Richtung Ihrer persönlichen Lebensaufgabe.

Kreativität und Humor

Antworten und Symbole aus dem Inneren unseres Wesens sind für den Verstand oft nicht direkt fassbar. Das macht aber nichts. Gehen Sie auf spielerische Weise damit um! Lassen Sie mehr Kreativität in Ihr Leben! Neue Ideen, neue Verknüpfungen – und das macht Kreativität aus – kommen aus der Leichtigkeit, der Fantasie, aus dem Loslassen von Bekanntem, von bestimmten Erwartungshaltungen und dem logischen Denken.

Wenn ich Klienten während einer Rückführung in die spirituelle Welt führe, überrascht und freut es mich immer wieder, wie locker und lustig es da oftmals zugeht. Als Seelen haben wir so viel Leichtigkeit, so viel Humor! Auch diese lichtvollen Qualitäten können wir in unsere Erdenleben, in unseren Alltag einbringen. Mit Humor und Freude meine ich immer diese harmlose und unschuldige Freude, die aus dem Herzen kommt. Das hat nichts mit Schadenfreude zu tun, bei der sich jemand auf Kosten anderer amüsiert – Schadenfreude basiert auf eigenen Verletzungen und führt zu weiteren Verletzungen bei anderen wie bei sich selbst.

Die Leichtigkeit, von der hier die Rede ist, geht auch nicht damit einher, dass man es sich zu leicht macht – ganz im Gegenteil. Humor kann schwierigen Situationen ein Übermaß an Gewicht und Druck nehmen. Humor macht uns freier, wirkt ansteckend und schenkt uns Freude. Er lässt uns die Dinge von viel weiter oben und damit viel klarer und in etwas Größeres eingebettet sehen. Außerdem schüttelt Lachen den Energiekörper des Menschen wach und verhilft uns zu tieferem Atmen – die Energien fließen wieder besser.

Die heutige Zeit – eine außergewöhnliche Herausforderung und Chance

Das heutige globale Ausmaß an durch Menschen geschaffenen Umweltkatastrophen und allgemeinem Horror vermittelt vielen ein Gefühl von Resignation und Sinnlosigkeit. Sie denken, dass man gegen die vielen Probleme auf der Welt und deren erschreckende Folgen sowieso nichts mehr machen könne.

Es stellt sich die entscheidende Frage, wie man in dieser grundlegenden Situation sein Leben verbringen will: in Panik, in Frust, in der Anschuldigung, in Selbstvorwürfen, im Gefühl von »Nach mir die Sintflut« – oder im Vertrauen auf einen höheren Sinn, der sich hinter allem Geschehen, auch hinter diesem, verbergen muss?

Solange man lebt, gibt es aus der Sicht der Seele nur eine richtige Entscheidung: Sich an der Stelle, an der man gerade ist, voll einzulassen, sein Bestes zu geben und sich über all seine Ängste hinaus ins Urvertrauen zum göttlichen Sein zu entwickeln. Die Veränderungen, die sich daraus ergeben, können weitreichend und heilsam sein – sie im Einzelnen zu erkennen, liegt nicht in unserer Hand. Vielleicht erfahren wir nach unserem Leben, wenn wir wieder in der spirituellen Welt sind, mehr darüber.

War es früher besser?

Ich hatte einen Klienten, der sich in einem Vorleben als Bauer im 14. Jahrhundert in Frankreich wiederfand. Er erzählte, dass er Kühe im Stall hatte, die bis zum Euter in ihrem Mist standen. An solchen Beispielen ist mir immer wieder deutlich geworden, dass »früher« bei Weitem nicht alles gut oder besser war als heute. Denken Sie an Rom, als man sich auf Kosten der Gladiatoren oder der Tiere amüsierte und zusah, wie diese niedergemetzelt wurden. Oder nehmen Sie all die Kriege, die Inquisition, Folter, Sklaverei, Vergewaltigungen, all die entsetzlichen Gräuel, die die Geschichte der Menschheit durchziehen. Massen von Menschen starben an irgendwelchen Krankheiten, sehr häufig war die Lunge durch den Aufenthalt in feuchten, kalten, rauchigen und nicht selten schimmligen Räumen betroffen.

Auch die Ernährung beispielsweise war in den früheren Jahrhunderten meist extrem einseitig und gar nicht gesund. Im Winter gab es oftmals hauptsächlich nur Brot oder Brei, andere hatten fast nur Fleisch zur Verfügung, was für viele Menschen eklig und kaum zu verdauen war, beispielsweise für Schwangere und Kranke. Kartoffeln gibt es in Europa noch gar nicht so lange, das Getreide war durch die Lagerung oftmals verschimmelt. Wenn in Rückführungen von Suppe gesprochen wird, sieht diese für arme Leute oft so aus: Wasser, ein paar Kräuter und Wurzeln von der Wiese und ein wenig Öl – das war es dann für den Tag. Oder es gab immer nur Kartoffeln, als sie dann da waren, oder immer nur Kohl und Rüben, den ganzen Winter hindurch. Wir – das bedeutet der privilegierte Teil der heutigen Menschheit, der keine existenziellen Sorgen kennt – essen heute so abwechslungsreich, wie es sich in früheren Zeiten nicht einmal ein Herrscher zu erträumen gewagt hätte.

Sorgen gab es in jeder Epoche

Wenn wir also heute von den Bitternissen unserer Zeit sprechen, dürfen wir auf der anderen Seite nicht vergessen, dass es auch in früheren Jahrhunderten nicht das Schlaraffenland war, in dem die Menschen lebten. Das Gefühl des Elends und der Unzufriedenheit hat die Menschen immer schon begleitet. Und allein vom Gefühl her macht es kaum einen Unterschied, ob man sich vor 500 Jahren in einer intakten Natur, ohne Elektrosmog, umgeben von gesunden Wäldern schlecht fühlte oder ob man dies aus Gründen einer zerstörten Umwelt in unserer heutigen Zeit tut.

Jede Epoche hat ihr spezifisches Elend, das ihr zu schaffen macht. Es dient letztlich dazu, uns Menschen zu mehr Bewusstheit zu bringen, uns aufzuschrecken aus dem Trott, uns zu zeigen, dass es etwas Größeres zu lernen und zu begreifen gibt. Ohne diese Anstöße würden die meisten Menschen einfach nur herumsitzen und versuchen, sich ein paar nette Jahre zu machen. Überwiegen aber würde das Gefühl, dass eigentlich alles irgendwie recht sinnlos ist, und es bliebe die große Verzweiflung, dass nach dem Tod nichts von einem bleibt.

Das Gesetz des Ausgleichs

Ich erlebe in den Rückführungssitzungen oft, dass Menschen in einem früheren Leben kaltblütig schreckliche Taten begangen haben, beispielsweise Kinder vergewaltigt oder Tiere gequält. Wenn sie sich dann nach ihrem Tod als Seele erlebten, bereuten sie das sehr, und es flammte in ihnen der Wunsch auf, in einem nächsten Leben wieder mit Kindern oder mit Tieren zusammen zu sein, um auszugleichen, was sie im früheren Leben an Schuld auf sich geladen haben. Sehr oft finden sie sich später auch in einer Situation auf der Erde wieder, in der ihnen selbst etwas Grässliches widerfährt.

Es gibt keine Hölle in der spirituellen Welt, in der wir für schlechte Taten büßen müssen, aber es gibt entsetzliche Lebensumstände auf der Erde. Wenn es etwas »Höllenartiges« gibt, das einen Verstorbenen im Jenseits erwartet, kann das nur so aussehen: Die Seele merkt, was sie in ihrem Erdenleben an Elend, an Leiden und dunklen Spuren hinterlassen hat. Indem ihr das

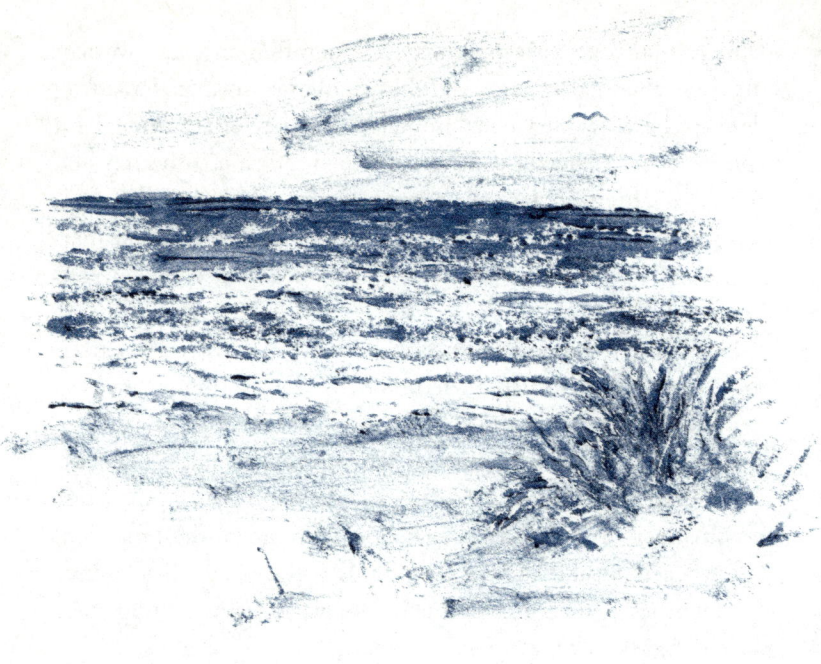

bewusst wird, fühlt sie einen tiefen Schmerz, sie leidet, sie schämt sich – und vor allem entsteht in ihr der dringende Wunsch, auf die Erde zurückzukehren und all das auszugleichen, was sie dort an Schaden zu verantworten hat.

Was immer wir tun, müssen wir zur Vollendung führen. Vollendet ist etwas aber erst dann, wenn es ausgeglichen ist, wenn es für alle beteiligten Wesen, letztlich für das große Ganze, gut und förderlich ist. Alles, was wir in einem Leben nicht geschafft haben, tragen wir ins nächste Leben hinein. So wird jeder, der Kinder missbraucht hat, lernen, die Liebe zu Kindern positiv und gesund zu leben. Genauso wird jeder, der Tiere misshandelt, eine Inkarnation erleben, in der er es endlich geschafft hat, Tiere als Mitgeschöpfe wahrzunehmen und ihnen fortan mit Liebe und Achtung zu begegnen. Wer die Natur als leblose Materie behandelt, wer sie verschmutzt und ausgebeutet hat, wird sie irgendwann als beseelt erfahren und sie in großer Dankbarkeit pflegen und hegen. Das sind die persönlichen Zukunftsvisionen und Lebensaufgaben, die jede Seele in sich trägt.

Der Weg des Herzens

Aus spiritueller Sicht kann es nur den Weg des Herzens geben. Dass es auf dieser reichen Erde Menschen gibt, die verhungern müssen, dass es Kriege gibt, dass Tiere gequält werden und die Umwelt zerstört wird, ist ein absolutes Armutszeugnis für uns Menschen. Es zeigt, dass wir als Kollektiv noch keinen Schritt weiter sind als zu früheren Zeiten, auch wenn wir heute das Gefühl haben, wir seien so viel weiterentwickelt.

Ich habe das Glück, bei Rückführungen manchmal Menschen in vergangenen kleinen Gesellschaftsverbänden zu erleben, die den Begriff »weiterentwickelt« wirklich für sich beanspruchen können: Dort gab es keinen Hunger, keine Unterdrückung, Ausbeutung und Ausgrenzung von vermeintlich Schwächeren, seien es Menschen, Tiere oder die Natur. Dort lebten alle in Harmonie miteinander. Klienten, die das wiedererleben konnten, sind tief bewegt und fühlen den großen Wunsch, sich auch im heutigen Leben trotz aller Schwierigkeiten um solche Formen des liebevollen Miteinanders zu bemühen.

Eine gigantische Chance

Sorgen und Elend gab es schon immer, aber heute stehen wir an einem Punkt, an dem wir bemerken, dass eine deutliche Richtungsänderung erfolgen muss, wenn wir – zumindest auf der körperlichen Ebene – weiterleben wollen, wenn wir nicht zulassen wollen, dass dieser Planet zu einer öden, zerstörten Wüste ohne jegliches Leben wird. Das ist neu. Über die Medien erfahren wir sehr viele der Vorkommnisse, die auf der ganzen Welt stattfinden. Auch das ist neu. Wir alle können in nie da gewesenem Umfang Einblicke erhalten, was auch in den entlegensten Winkeln der Erde gerade geschieht, und wir haben in einem viel größeren Ausmaß denn je Zugang zu allgemeinen und speziellen Erkenntnissen und Errungenschaften.

221

Altes Wissen nutzen

Und damit ist noch etwas ganz Besonderes neu: Sehr viele von uns haben auch Zugang, beispielsweise durch Bücher, zu den alten und neueren Heiltraditionen, zu den spirituellen Wegen, die die Menschheit an den verschiedenen Orten dieser Erde in Tausenden von Jahren entwickelt hat. Ein enormes Wissen steht uns zur Verfügung, wie es in früheren Zeiten nur für einzelne Privilegierte und nie in diesem Umfang vorhanden war.

Wirkliche Gesundheit für die gesamte Menschheit im ganzheitlichen Sinne gab es noch nie, das belegt die Geschichte eindeutig. Aber heute haben wir eine riesige Chance, uns sehr weit in Richtung echter Gesundheit zu entwickeln! Alle Seelen, die jetzt auf der Erde inkarniert sind, wissen darum, sie sind gerade deswegen hier, um sich dieser fantastischen Herausforderung zu stellen. Das bedeutet: Wir alle wollen eigentlich sehr schnell lernen und uns weiterentwickeln – und angesichts der gegenwärtigen ökologischen Lage müssen wir auch sehr schnell lernen, begreifen und handeln.

Handeln als Menschengemeinschaft?

Leider nutzen wir als Kollektiv die angesprochenen Möglichkeiten noch viel zu wenig. Und so steigt der Elendspegel weiter an, bis wir merken, dass wir alle zugrunde gehen, wenn wir nicht bald etwas ändern. Die alten Lösungsansätze greifen nicht mehr: Wir Menschen haben so seltsame und unsinnige Methoden entwickelt, mit Problemen umzugehen, und häufig hat man dabei den Eindruck, dass wir die Probleme dadurch noch verstärken und auf weitere Bereiche ausdehnen. Ich erinnere mich an eine deutsche Stadt, in der es in einem Park Obdachlose gab, die dort auf den Bänken übernachtet haben. Man kam diesem Problem bei, indem man alle Bänke abmontiert hat! Und ich denke beispielsweise an die Massentötungen von Vögeln, weil Fälle von Vogelgrippe aufgetaucht sind. Abgesehen davon, dass die Vogelgrippe ihre Ursachen sehr wahrscheinlich in unserem Versagen, etwa in der Massentierhaltung, hat, kann es einfach keine Lösung sein, Hunderttausende von Tieren umzubringen! In Italien wurden sogar Stimmen laut, systematisch Zug- und Singvögel zu töten, damit sich die Krankheit nicht ausbreiten und auf den Menschen übertragen kann. Das ist sehr kurzfristig gedacht; stellen Sie sich einmal eine Welt ohne Vögel vor, ganz abgesehen vom veränderten ökologischen Gleichgewicht! Solche »Lösungsansätze« sind Höhepunkte an Dummheit, Lieblosigkeit und Ignoranz! Wir brauchen sehr schnell und sehr dringend neue, bessere und weisere Lösungen.

Positive Tendenzen

Die Menschheit ist dabei, die Erde für unsere weiteren Inkarnationen und auch für alle anderen Lebewesen unbrauchbar zu machen. Sollte es wirklich so weit kommen, wäre das ein unbeschreibliches Versagen – und eine riesige Schande! Das Scheitern des »Erdprojekts« hätte Konsequenzen und Auswirkungen in Dimensionen, die wir nicht einmal ahnen können.

Derzeit geschieht aber auch sehr viel Erfreuliches, und auch hier können wir das Gesetz der Polarität erkennen. Ich habe den Eindruck, dass sich auf der eher individuellen Ebene bereits ein großer Teil der Menschen bewusst auf einem guten Weg befindet: Wir üben uns in neuen Denkweisen, wir üben uns darin, unsere Gefühle und unsere innere Stimme wieder wahrzunehmen, wir üben uns darin, die Gesetzmäßigkeiten des bewussten Kreierens zu erlernen, wir setzen uns für höhere Ziele ein – im persönlichen und zunehmend auch im kollektiven Bereich. Wir alle kennen weltumspannende Hilfsprojekte und Friedens- und Umweltbewegungen – so etwas gab es früher nicht, und es ist eine sehr kraftvolle Energie, die da gerade angesichts der großen Krise in uns wächst und wirksam wird.

Jeder wirkt an seinem Platz

Es gibt das Bild, dass wir alle Glieder einer Kette und nur so stark sind wie das schwächste Glied. Jedes dieser kleinen Glieder ist nötig und wichtig für die gesamte Kette, damit sie nicht reißt. Ein anderes Bild ist das eines Puzzles: Selbst wenn es 10 000 Teile hat, ist jedes einzelne wichtig für das gesamte Bild. Fehlt ein einziges Teilchen, ist das Bild nicht vollständig.

Wer in sich selbst Frieden findet, leistet damit einen großen Beitrag zum Weltfrieden. Wer Schritt für Schritt erfährt, was er wirklich braucht, und Geben und Nehmen in seinem Leben in Einklang gebracht hat, wirkt zum Wohle aller. Auch wer seine eigenen Gedanken und Gefühle klärt und seine Kreativität für neue und tiefer greifende Lösungen nutzt, tut eine Menge für die ganze Welt.

Es ist ein Prinzip der Resonanz. Eine Idee kann die gesamte Welt verändern. Wenn man sich das bewusst macht, begreift man, dass man zwar nur ein Sandkorn sein mag, als solches aber einen ganzen Sandsturm auslösen kann. Jesus war ein außergewöhnliches Beispiel für das, was jeder Einzelne erreichen kann, was jeder Einzelne zumindest versuchen kann. Er ist seinen Weg nicht für uns gegangen, weil wir es nicht könnten, sondern um uns ein Beispiel zu sein, um uns Mut zu machen und uns anzuspornen. Jeder trägt den göttlichen Funken in sich, mit dem er auch andere entzünden kann, bis die Flammen einer bewussten, lichtvollen Veränderung um die ganze Welt gehen. Die Geschich-

te hört erst dann auf, wenn das letzte Glied der großen, allumfassenden Kette fest verbunden, wenn das letzte Puzzleteilchen
an seinem Platz ist.

Schlussgedanken

Unsere Erde ist ein wunderbarer Ort. Auf ihr leben zu dürfen, ist ein herrliches, herausforderndes Geschenk. Es gibt hier alles in Hülle und Fülle. Wir brauchen kein kümmerliches Dasein auf dieser reichen Erde zu fristen. Aber wir müssen als Einzelne und als kollektive Weltgesellschaft lernen, die Gesetzmäßigkeiten der Erde und des göttlichen Seins zu erkennen und zu befolgen, dringend und so schnell wie möglich.

Es geht um uns alle

Aus all diesen Überlegungen und verschiedenen Gesichtspunkten, die wir Ihnen in diesem Buch exemplarisch dargelegt haben, lässt sich eine klare Schlussfolgerung ziehen: Wer wirklich gesund sein möchte, muss die Gesundheit aller anderer Wesen in sein Denken, Fühlen und Handeln mit einbeziehen. Wer nur an seiner eigenen Gesundheit und an seinem eigenen Glück interessiert ist, ohne das Wohl der anderen und des gesamten Planeten mit im Auge zu behalten, kann sich zwar für einige Zeit eine gewisse Befriedigung verschaffen. Schließlich aber wird er die schmerzhaften Folgen seines einseitigen und egoistischen Handelns tragen müssen.

Die heutige Situation auf der Erde ist eine Aufforderung an jeden Menschen, sein Bestes für das Überleben des Planeten zu geben. Ganz salopp formuliert könnte man sagen: »Kleinvieh macht auch Mist« – jede Kleinigkeit kann helfen, einem selbst und anderen.

Forschung mit einer gesunden Ausrichtung

Ein ganz spezieller Aufruf ergeht heute an die Wissenschaftler: dass sie ihre Kenntnisse, Talente und Visionen auf das Wohlergehen und Überleben der gesamten Erde und all ihrer Bewohner ausrichten. Die Methoden ihrer Forschungstätigkeit sollten die ethischen Aspekte aller Lebewesen wahren. So mancher Wissenschaftler könnte auch den Sinn seiner Arbeiten hinterfragen: Diene ich hauptsächlich materiell orientierten Interessensgemeinschaften? Oder könnte ich meine Forschung sehr viel zielgerichteter, zum Wohle aller einsetzen?

Für viele Naturwissenschaftler ist Spiritualität ein Fremdwort, sie argumentieren damit, dass ihnen die Einbeziehung spiritueller Aspekte sämtliche Wissenschaftsgrundlage nehmen würde. Aber ist es nicht gerade umgekehrt? Wir glauben, dass man sich einem Verständnis der Essenz des Lebens nur dann nähern kann, wenn man Naturwissenschaft und Spiritualität miteinander verbindet und akzeptiert, dass hinter allem eine göttliche Macht, ein göttlicher Plan und höherer Sinn steht und dass Evolution nicht allein biologischen Kriterien folgt.

Es geht dabei nicht um unnötige Einschränkungen, auch nicht darum, zurück ins Mittelalter zu fallen, wo wir mit der Kerze auf dem Plumpsklo sitzen – auch wenn dies manche in falsch verstandener Ökologie glauben. Vielmehr haben wir Menschen die Aufgabe und vor allem auch unendliche Möglichkeiten, Technologien zu entwickeln oder so gezielt und maßvoll zum Einsatz zu bringen, dass sie nachhaltig dem ganzen Planeten mit all seinen Lebensformen dienen.

Auch das Wie des Forschens gehört hier entscheidend hinein, denn der Zweck heiligt niemals die Mittel: Errungenschaften, die auf Kosten anderer Lebewesen, beispielsweise der Tiere, entstanden, sind ethisch verwerflich und immer ein Ausdruck von Krankheit. Sie sind keine wirkliche Hilfe und bringen längerfristig auch keinen Erfolg – und schon gar keinen Segen.

Es gibt so viele Wege, wie besser geforscht werden könnte. Sicher kennen Sie Beispiele von Wissenschaftlern, die im Halbschlaf, in einer Art Trance, ihre bahnbrechende Erfindung plötzlich wie von einer höheren Ebene geschenkt bekamen. Dies sollten wir uns heute stärker zunutze machen. Wir könnten in

Trance unseren Zielen nachspüren, und wir könnten dafür beten und darum bitten. In Verbindung mit der spirituellen Intelligenz kann uns solches Wissen zuteil werden. Dann erschließen sich uns auch neue Quellen der Energie oder neue Methoden und Technologien, die vorhandenen Energien effizienter zu nutzen, ohne dabei die Nachhaltigkeit unseres Wirkens aus den Augen zu verlieren.

Je reifer wir als gesamte Menschheit werden, in desto größerem Ausmaß werden uns Erkenntnisse und Erfindungen geschenkt, die sich zugunsten aller umsetzen lassen.

Zum Wohle des Ganzen

In immer stärkerem Kontakt mit der spirituellen Welt verändern sich unsere Wünsche und Einsichten. Wir denken in größeren Zusammenhängen und nicht nur ans Heute. Wir erkennen, was auch langfristig für alle das Beste ist, und setzen uns dafür ein. Wir werden selbstloser und bescheidener. Nicht aus einem Mangelgefühl heraus: Aus Angst zu sparen macht eng, schränkt ein und entsteht aus dem unangenehmen Gefühl des inneren Hungers und der Benachteiligung heraus. Wir dürfen und sollen im Bewusstsein der Fülle, die uns umgibt, die Schätze der Erde von Herzen genießen, aber nachhaltig, verantwortungsvoll und gerecht an alle verteilt. Fortschritt ist sehr wichtig, aber nur als Fortschritt »nach oben«.

Win-Win-Situationen – etwas anderes sollte es nicht, etwas anderes braucht es nicht zu geben! Die glücklichen Gewinner sind dann wir alle. Das schließt die Natur, die Tiere, die Kinder, uns, einfach alles mit ein. Visionen, Technologien, Entscheidungen, Handlungen, die sich daran orientieren, bringen Segen für alle und insbesondere auch für diejenigen, die diese Dinge ins Leben riefen.

Jeder Einzelne ist gefragt, jeder ist wichtig und Teil des Ganzen und beeinflusst alles, was auf der Welt geschieht. Dadurch ist letztlich jeder mitverantwortlich für ihr Überleben. Je mehr Menschen aufwachen und sich für das umfassende Gute einsetzen, desto weiter reicht ihr Wirken. Das bringt wahres Glück und wahre Gesundheit sowohl für den Einzelnen als auch für die ganze Erde.

Unser Angebot für Sie

Sie können bei uns Einzelrückführungen und Workshops zu folgenden Themen besuchen:
- ☐ Gesundheit und Ethik im Alltag
- ☐ Erfolg im Alltag und positive Lebensgestaltung
- ☐ Spirituelle Rückführungen in Vorleben und ins Zwischenleben

Ursula Demarmels behandelt die Themen aus spiritueller Sicht in Theorie und Praxis. Der ausführliche Praxisteil beinhaltet spirituelle Trance- und Symbolarbeit, Stressabbau, Motivationstraining und Persönlichkeitsentfaltung, Kontaktaufnahme mit der Seele und dem Seelenführer, Gruppenrückführungen in Vorleben und ins Zwischenleben.

Univ.-Prof. Dr. Gerhard W. Hacker ist bei den Workshops für den biomedizinisch-wissenschaftlichen Teil zuständig. Seine Referate umfassen die Themen dieses Buches und weitere gesundheitlich und ethisch relevante Bereiche. Er referiert auch über Trance und Hypnose und deren physiologische Hintergründe.

Nähere Informationen zu den Kursinhalten und dem Anmeldungsvorgang finden Sie stets aktualisiert auf den Websites www.spiritualregression.de und www.med-grenzfragen.eu

Anmerkungen

1 Einige Buchempfehlungen finden Sie in der Literaturauswahl ab Seite 233.

2 Online-Rechner zur Berechnung des BMI: https://www.uni-hohenheim.de/wwwin140/info/interaktives/bmi.htm

3 OECD-Factbook 2005, ISBN 9264018697

4 Grimm, H.-U.: *Die Ernährungslüge*. Droemer, München 2003

5 Wirth, A.: www.cardiovasc.de/hefte/2001/03/42_1.htm

6 www.cytolisa.de und www.cytolisa.at

7 science.orf.at/science/news/101698, 23.2.2008, und de.wikipedia.org/wiki/Laktoseintoleranz, 23.2.2008

8 Kummeling, I. und Mitarb.: *British Journal of Nutrition*, 99, 598–605 (2008)

9 Persönliche Forschungsmitteilung durch Dr. Lukas Rist, Paracelsus-Spital, Richterswil, Schweiz (März 2008), und Materarbeit, Dipl.-Ing. Maria Elisabeth Ehrlich, Universität Kassel, Fachbereich Ökologische Agrarwissenschaften (2007)

10 Aufhauser, Michael: *Rettet die Tiere*, S. 7, Herbig, München 2007

11 *Süddeutsche Zeitung*, 27.11.2006, www.sueddeutsche.de/wissen/artikel/884/92792/

12 Dantas, G. und Mitarb.: *Science*, 320, 100–103 (2008)

13 Verordnungsblatt der Erzdiözese Salzburg, Januar 2007, Download: www.kirchen.net/upload/18808_VOBL_01-2-2007.pdf

14 www.kirchen.net/upload/19514_VOBL_01-2-2007.pdf

15 Umweltschutzorganisation Global 2000, www.global2000.at

16 Schindlegger, G. H., Diplomarbeit, 2004, www.med-grenzfragen.at

17 Baden-Württembergisches Ökomonitoring 2003

18 Krautter, M., Greenpeace-Analyse von Pestiziden in Früherdbeeren, 2004

19 Jaskowski, F.: *Philosophie des Vegetarismus*. Verlag von Otto Salle, Berlin 1912; Linnemann, M. und Schorcht, C.: *Vegetarismus. Zur Geschichte und Zukunft einer Lebensweise*. Harald Fischer Verlag, Erlangen 2001

20 Deutscher Vegetarierbund und Vegane Gesellschaft Österreich: *Wie viel Fleisch erträgt die Welt?* www.vegetarierbund.de, 23.3.2008

21 TM von Marlow Foods Ltd., UK, www.quorn.ch, und Migros, Schweiz, www.migros.ch

22 Gütesiegel für nachhaltige Fischereiwirtschaft: http://de.msc.org/

23 Greenpeace-Fischratgeber,
http://marktcheck.greenpeace.at/fischfuehrer.html (23.3.2008)

24 Deutsche Gesellschaft für Ernährung e. V., www.dge.de

25 Flemmer, A.: *Die Vitaminlüge.* Neumann-Neudamm, Melsungen,
2005

26 Siehe auch: Bankhofer, H. und Gröber, U.: *Praxisbuch Vitalstoffe.*
Südwest Verlag, München 2006; Knieriemen, H.: *Vitamine, Mineralien,
Spurenelemente. Gesund und fit mit Vitalstoffen. Ein kritischer Ratgeber.*
AT-Verlag, 2007

27 Villanueva, C. M., und Mitarb.: *American Journal of Epidemiology* 165,
148–156, 2007

28 Weitere Informationen finden Sie unter:
www.teeverband.de/texte/download/wit1-2003_02.pdf, 16.3.2008

29 Quelle:
www.krebsinformationsdienst.de/themen/risiken/alkohol.php

30 Quelle: Kongress der Österreichischen Gesellschaft für Psycho-
onkologie (ÖGPO) in Bad Ischl: *»Gibt es eine Krebsprävention?«,*
5.–7. Mai 2006

31 Worlitschek, M. und Mayr, P.: *Säure-Basen-Einkaufsführer.* Haug, 2001

32 Informationen zum Thema »nachhaltige Fischereiwirtschaft«:
www.fair-fish.ch

33 *Schweizer Revue,* Februar 2008, S. 8

34 Medienaussendung des Präsidenten der Österreichischen Gesellschaft
für Lungenkrankheiten (ÖGP), Univ.-Prof. Dr. Michael Studnicka,
März 2008

35 Siehe unter: www.greenpeace.at/blut.html, 28.3.2008

36 Siehe unter:
www.euro.who.int/Document/Trt/Health_costs.pdf, 28.3.2008

37 Huss, A. und Mitarb.: *Environmental Health Perspectives* 115, 1–4, 2007

38 Siehe unter: http://gigaherz.ch/pages/posts/
verbot-fuer-energiesparlampen1187.php

39 Private Mitteilung durch Dr. med. Gerd Oberfeld, Salzburg, 2008

40 Private Mitteilung durch Dr. med. Gerd Oberfeld, Salzburg, 2008

41 Private Mitteilung durch Dr. med. Gerd Oberfeld, Salzburg, 2008

42 Beispiel für Testbericht strahlungsarmer DECT-Telefone:
Computer-Bild 4, 90–99 (2008), www.computerbild.de

43 Friedman, J. und Mitarb.: *Biochemical Journal* 405, 559–568, 2007

44 Doku-DVD erhältlich bei www.puls-schlag.org

45 *pc-magazin.de* 1/2008/; www.bitkom.de

46 Karl, W., Schöpfer, E. C. (Hrsg.): *Mobilfunk, Mensch und Recht.* Österreichisches Institut für Menschenrechte, Aumayer, Salzburg 2006

47 Eingehende Informationen zum Thema »Elektrosmog«: www.salzburg.gv.at/themen/gs/gesundheit/umweltmedizin/ elektrosmog.htm

48 Der *Bioinitiative*-Report ist im Internet abrufbar unter: www.bioinitiative.org

49 Private Mitteilung durch Dr. med. Gerd Oberfeld, Salzburg, 2008

50 Testberichte über Strahlungswerte bei Handys finden Sie z. B. in der Zeitschrift *Computer-Bild,* www.computerbild.de

51 Strahlungsblocker-Testbericht: *Computer-Bild* 2/2008, www.computerbild.de

52 König, H. L., Betz, H.-D.: *Der Wünschelruten-Report. Wissenschaftlicher Untersuchungsbericht.* Eigenverlag König & Betz, München 1989

53 Hacker, G. W. und Mitarb.: »*Biomedical evidence of influence of geopathic zones on the human body.*« Forschende Komplementärmedizin und Klassische Naturheilkunde. Karger, Freiburg i. Br., 12, 315–327, 2005

54 »Geowave« ist ein registrierter Handelsname der Geowave-Research, Salzburg

55 Weitere Informationen zur Welle: www.med-grenzfragen.eu

56 Demarmels, Ursula: *Licht im Spiegel. Eine Fantasiereise zur Persönlichkeitsentfaltung, Sinnfindung und Harmonisierung.* Audio-CD, erhältlich über www.spiritualregression.de

57 Demarmels, Ursula: *Wer war ich im Vorleben? Die positive Wirkung Spiritueller Rückführungen.* Südwest Verlag, München 2007

58 Demarmels, Ursula: *Wer war ich im Vorleben? Die positive Wirkung Spiritueller Rückführungen.* Südwest Verlag, München 2007

Literaturauswahl

Im Folgenden finden Sie eine Auswahl an hilfreicher Literatur, die wir Ihnen empfehlen möchten, auch wenn wir nicht in jedem Fall mit allen Details und Informationen, die dort gegeben werden, in wissenschaftlicher oder ethischer Hinsicht übereinstimmen. Diese Liste umfasst eine kleine Auswahl aus den vielen Tausenden Arbeiten und Büchern zu den in diesem Buch behandelten Themen.

Allgemein

Aufhauser, M.: *Rettet die Tiere.* Herbig, München, 157 Seiten (2007)

Aufhauser, M.: *Umdenken mit Herz.* Langen/Müller, München, 159 Seiten (2006); siehe auch: www.gut-aiderbichl.at

Bankhofer, H.: *Bankhofers kleines Glücksbuch. Meine besten Tipps für gute Laune, Lust & Liebe.* Südwest, München, 190 Seiten (2008)

Bankhofer, H.: *Fit durchs Jahr mit Hademar.* Südwest, München (2008)

Bankhofer, H.: *Gesundheit kennt keine Tabus.* Südwest, München, 191 Seiten (2007)

Bankhofer, H.: *Der kleine Bankhofer. Professor Bankhofers Gesundheitstipps für alle Lebenslagen.* Südwest, München, 236 Seiten (2007)

Dahlke, R. (Hrsg.).: *Das große Buch der ganzheitlichen Therapien.* Integral, München, 559 Seiten (2007)

Demarmels, U.: *Licht im Spiegel. Eine Fantasiereise zur Persönlichkeitsentfaltung, Sinnfindung und Harmonisierung.* CD (2007); zu beziehen über: www.spiritualregression.de

Demarmels, U.: *Wer war ich im Vorleben? Die positive Wirkung Spiritueller Rückführungen.* Südwest, München, 192 Seiten (2007)

Zum Themenbereich »Ernährung«

Brockhaus Ernährung. Gesund essen, bewusst leben. Brockhaus, Mannheim, 704 Seiten (2008)

Brunner, K.-M., Schönberger, G. U. (Hrsg.): *Nachhaltigkeit und Ernährung*. Campus, Frankfurt, 281 Seiten (2005)

Florian, M.: *Nahrungsmittel aus Massentierhaltung und aus tierschutzgerechter Haltung. Eine Literaturstudie*. Dipl.arbeit, Univers. Salzburg, 102 Seiten (2005). Download: www.med-grenzfragen.eu

Grimm, H.-U.: *Alles bio oder was? Der schöne Traum vom natürlichen Essen*. Hirzel, Stuttgart, 200 Seiten (2002)

Grimm, H.-U.: *Die Ernährungslüge*. Droemer, München, 301 Seiten (2003)

Jentschura, P., Lohkämper, J.: *Gesundheit durch Entschlackung*. Eigenverlag Jentschura, Münster, 242 Seiten (2004)

Rajower, I. und Mitarb.: *Ernährung und Krebs: epidemiologische Beweislage*. Schweizerische Krebsliga, Bern, 125 Seiten (1998)

Rauch, E.: *Die Darmreinigung nach Dr. med. F. X. Mayr. Wie Sie richtig entschlacken, entgiften und entsäuern*. Haug, Stuttgart, 134 Seiten (2002)

Rauch, E.: *Die F.-X.-Mayr-Kur und danach gesünder leben. So entschlacken Sie richtig und finden den Weg zur optimalen Ernährung*. Haug, Stuttgart, 133 Seiten (2001)

Rauch, E., Mayr, P.: *Milde Ableitungsdiät*. Haug, Heidelberg, 255 Seiten (2001)

Sabersky, A.: *Bio drauf – Bio drin? Echte Bioqualität erkennen und Biofallen vermeiden*. Südwest, München, 93 Seiten (2006)

Schindlegger, G.: *Nahrungsmittel aus konventionellem Anbau versus biologischem Landbau*. Literatur-Diplomarbeit, Universität Salzburg, 83 Seiten (2004). Download: www.med-grenzfragen.eu

Watzl, B., Leitzmann, C.: *Bioaktive Substanzen in Lebensmitteln*. Hippokrates, Stuttgart, 254 Seiten (1999)

Worlitschek, M., Mayr, P.: *Säure-Basen-Einkaufsführer*. Haug, Stuttgart, 108 Seiten (2001).

Zum Themenbereich
»Luft, Feinstaub, Umweltgifte«

Moriske, H.-J., Turowski, E.: *Handbuch für Bioklima und Lufthygiene*. Wiley-VCH, Weinheim, 1750 Seiten (2006)

Mücke, W., Lemmen, C.: *Schimmelpilze*. Ecomed, Landsberg, 184 Seiten (2004)

Wichmann, H. E., Heinrich, J., Peters, A.: *Gesundheitliche Wirkungen von Feinstaub*. Ecomed, Landsberg, 124 Seiten (2002)

Wichmann, H. E., Schlipkoeter, H.-P., Fülgraff, G.: *Handbuch der Umweltmedizin*. Ecomed, Landsberg, Loseblattwerk in 4 Ordnern (2007)

Zum Themenbereich »Elektrosmog«

Huber, E. R., Knirsch-Wagner, M.: *Nebenwirkung Handy. Schaden Mobiltelefone unserer Gesundheit?* Verlagshaus der Ärzte, Wien, 152 Seiten (2007)

Karl, W., Schöpfer, E. C.: *Mobilfunk, Mensch und Recht.* Österreichisches Institut für Menschenrechte, Salzburg, 148 Seiten (2006)

Runge, M., Sommer, F., Oberfeld, G.: *Mobilfunk, Gesundheit und die Politik. Streitschrift und Ratgeber.* Agenda, Münster, 216 Seiten (2006)

Schorpp, V.: *Hochfrequenzsender verursachen Baumschäden. Eine Beweisführung.* DVD-Video, Karlsruhe, www.puls-schlag.org (2007)

Zum Themenbereich »geopathische Störzonen«

Bergsmann, O.: *Risikofaktor Standort. Rutengängerzone und Mensch. Wissenschaftliche Untersuchung zum Problem der Standorteinflüsse auf den Menschen.* Facultas, Wien, 221 Seiten (1994)

Comunetti, A.: *Was steckt hinter der Wünschelrute?* Eigenverlag Angelo Comunetti, Oberwil/Schweiz, 139 Seiten (2005)

Hacker, G. W., und Mitarb.: *»Biomedical evidence of influence of geopathic zones on the human body.«* Forschende Komplementärmedizin und Klassische Naturheilkunde. Karger, 12: 315–327 (2005)

König, H. L.: *Wetterfühligkeit, Feldkräfte, Wünschelruteneffekt. Der Mensch im Einfluss elektromagnetischer Energieformen.* Moos & Partner, München, 203 Seiten (1987)

König, H. L., Betz, H.-D.: *Der Wünschelruten-Report. Wissenschaftlicher Untersuchungsbericht.* Eigenverlag König & Betz, München, 270 Seiten (1989)

Purner, J.: *Radiästhesie – ein Weg zum Licht? Mit der Wünschelrute auf der Suche nach dem Geheimnis der Kultstätten.* Astrodata, Wettswil/Schweiz, 183 Seiten (2002)

Danksagung

Für die wertvolle wissenschaftliche Beratung danke ich (Gerhard W. Hacker) sehr herzlich Mag. Christoph Augner (Psychologe und Arbeitspsychologe, Salzburg), Dipl.-Ing. Christian Dürr (Spitalingenieur, Chur/Schweiz), Dr. med. Sepp Fegerl (Arzt, Ganzheitsmediziner und Fastenspezialist, Salzburg), Mag. Wolfgang Gadermayr (Ingenieurkonsulent für Erdwissenschaften und Geologe, Hallein bei Salzburg), Dr. Antoine Goetschel (Tierschutzanwalt, Zürich/Schweiz), Dipl.-Ing. Barbara Jung (Architektin, Wien) und Dr. med. Gerd Oberfeld (Umweltarzt, Landessanitätsdirektion Salzburg).

Rückführung spirituell nutzen

Der Glaube an die Wiedergeburt ist so alt wie Menschheit. Durch die Methode der spirituellen Rückführung ist es möglich, sich an frühere Leben zu erinnern und dadurch Ängste und Blockaden aufzulösen.

Die Autorin gibt Antwort auf Fragen wie: Gibt es ein Leben nach dem Tod? Können Rückführungen gefährlich sein oder negative Auswirkungen auf das gegenwärtige Leben haben? Gelingen Rückführungssitzungen immer? Ausgewählte Fallstudien aus ihrer über zwanzigjährigen Erfahrung liefern zusätzliche spannende und hilfreiche Informationen.

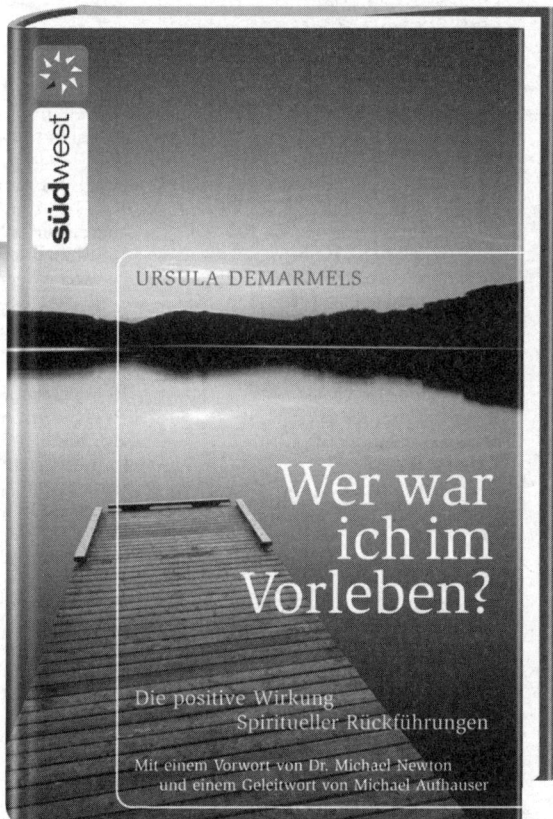

URSULA DEMARMELS

südwest

Wer war ich im Vorleben?

Die positive Wirkung
Spiritueller Rückführungen

Mit einem Vorwort von Dr. Michael Newton
und einem Geleitwort von Michael Authauser

ISBN 978-3-517-08299-8

**Überall, wo es
Bücher gibt**

Impressum

Redaktion: Dr. Ulrike Kretschmer, München
Redaktionsleitung: Karin Stuhldreier
Bildredaktion: Sabine Kestler
Gesamtproducing: Dr. Brunex Zatellka, München
Korrektorat: Text & Form – Nicola von Otto, München
Umschlag: R. M. E.Eschlbeck/Kreuzer/Botzenhardt
DTP/Satz: Dr. Brunex Zatellka, München

Bildnachweis: U1: photodisc/RF/Frank Krahmer

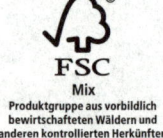

FSC
Mix
Produktgruppe aus vorbildlich
bewirtschafteten Wäldern und
anderen kontrollierten Herkünften
Zert.-Nr.GFA-COC-1278
www.fsc.org
© 1996 Forest Stewardship Council

Verlagsgruppe Random House FSC-DEU-0100. Das für dieses Buch verwendete FSC-zertifizierte Papier Munkenprint Cream liefert Arctic Paper Munkedals AB, Schweden.

Druck und Bindung: Ebner & Spiegel, Ulm
Printed in Germany

ISBN 978-3-517-08435-0
817 2635 4453 6271